本书获2016年贵州省出版传媒事业发

特色中草药及配方
1

主　　编　杨卫平　夏同珩
副 主 编　李朝斗　陈谦海

编辑委员（按姓氏笔画顺序排列）

尹武燕	云雪林	刘　冬	刘　明
李　琼	李文科	李朝斗	沈　明
冷　丽	吴筱枫	陈　芳	陈谦海
何前松	张庆乾	张华海	杨卫平
杨成华	杨传东	周　静	周惟粲
苟光前	姜东辉	夏同珩	梅　颖
黄　敏	董发发	潘晓瑛	

贵州出版集团

贵州科技出版社

图书在版编目（CIP）数据

特色中草药及配方. 1 / 杨卫平, 夏同珩主编. --

贵阳 : 贵州科技出版社, 2016.8（2025.1重印）

ISBN 978-7-5532-0487-1

Ⅰ. ①特… Ⅱ. ①杨… ②夏… Ⅲ. ①中草药—图集

②中草药—验方 Ⅳ. ①R282.7-64②R289.5

中国版本图书馆CIP数据核字(2016)第157293号

出版发行	贵州出版集团　贵州科技出版社	
地　　址	贵阳市中天会展城会展东路A座（邮政编码：550081）	
网　　址	http://www.gzstph.com　http://www.gzkj.com.cn	
经　　销	全国各地新华书店	
印　　刷	北京兰星球彩色印刷有限公司	
版　　次	2016年8月第1版	
印　　次	2025年1月第4次	
字　　数	302千字	
印　　张	10.5	
开　　本	890 mm×1240 mm　1/32	
书　　号	ISBN 978-7-5532-0487-1	
定　　价	69.00元	

天猫旗舰店：http://gzkjcbs.tmall.com

前　言

　　当前，环境问题已成为影响人类生存、经济发展和社会进步的一大问题，世界各国民众普遍关注，各国政府也高度重视，积极投入人力、物力，努力开展科学研究和对被破坏的生态及环境进行治理。与人类生老病死关系最为密切的医药卫生事业，也是环境问题的一个重要方面，一样颇受世人关注。生产各种用于防病、治病的化学药品，需要耗费大量的人力、物力、财力，也能对环境造成一定的影响。全世界工业化、现代化的高度发展，使人们生活在钢筋混凝土的高楼大厦缝隙之中，遭受汽车尾气、工业废气及各种噪声的刺激，再加上工作紧张，难免身心疲惫，渴求返璞归真，回到农耕田园生活之中；与此同时，也对防病治病提出了新的要求，希望能更多地使用天然药物，以避免或减少化学药物在防病、治病中的毒副作用对身体的伤害。这个要求，并不过分，同时也是最现实、能实现的要求。中医中药延续了几千年，在从事诊病治病的医疗实践中，历代医药人员努力工作，积累了丰富的诊病用药经验，使中国医药成了世界医药宝库的一个重要组成部分。中医中药防病治病的宝贵经验，可供世界各国借鉴和参考，这就为人们使用天然药物来防病治病打下了基础。为了充分发挥中草药这一天然药物毒副作用小、易取易得和在防病治病中的优势，本书作者在野外拍摄了近10万张有关中草药的照片，并从中挑选出近1800种常用中草药的照片，为其撰写相关文字，编著成了《特色中草药及配方》一书，分六册出版。

　　全书编排顺序是：植物药按植物分科科名的汉语拼音字母顺序排列，对每一科中的种类，基本上按拉丁学名的字母顺序排列；动物药、矿物药则排列在植物药之后。每个药按来源及药用部位（含拉丁名）、本草论述、形态特征（含生境及分布）、性味功效、常用配方（一般3～5首）、主要化学成分、现代研究等条目列项叙述；每个药配有1～2张具有鉴别特征的在生长实地拍摄的彩色照片。本书具有条理清晰、层次分明、内容新颖、文字简练、图文并茂、通俗易懂的特点。可供执业医师、中医药专业医学生参考学习，也可供广大中医药爱好者使用。

本书在编写过程中，参阅了国内较多的相关书籍及刊物，不能一一作谢，在此，特向相关参考书或文章的作者表示诚挚的谢意。

本书主编杨卫平和编辑委员云雪林、陈芳、刘明、周静、刘冬、梅颖、冷丽、何前松、吴筱枫系贵阳中医学院教师。

由于编著者的学识水平及见识有限，书中难免有疏漏和谬误之处，敬请广大读者批评指正，以备再版时订正，对此特表衷心感谢。

编　者

目　录

安息香

【来源及药用部位】安息香科植物安息香 *Styrax benzoin* Dryand或云南安息香 *Styrax tonkinensis* (Pierre) Craib ex Hartw.的树脂。

【本草论述】《新修本草》："治心腹恶气。"

【形态特征】**云南安息香：**乔木，高5～20m。树皮灰褐色，有不规则纵裂纹；枝稍偏，被褐色长茸毛。叶互生，叶片椭圆形、椭圆状卵形，先端短渐尖，基部楔形或圆形，上面无毛或嫩叶脉上被星状毛，全缘，侧脉5～6对。顶生圆锥花序；苞片小；花萼杯状，5齿裂；花白色，5深裂，花萼及花冠被白色星状毛；雄蕊10，花丝扁平；子房上位，密被白色茸毛。果实近球形，外被星状柔毛。种子坚果状，栗褐色，被小瘤状突起和星状毛。

生于山坡、山谷疏林或林缘。分布于华南和西南等地。

【性味功效】辛、苦、平。开窍，祛痰，行气活血。

【常用配方】**1.治热闭神昏、或中风痰厥** 安息香、麝香、冰片、石菖蒲等适量，制成安息香丸内服。**2.治气滞血瘀，心腹疼痛** 安息香单用研末，2～3g，开水吞服；

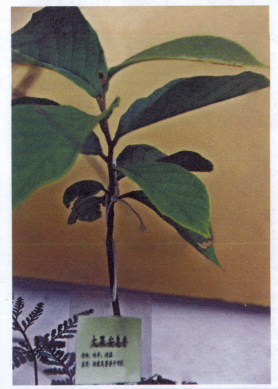

或用木香、丁香各3～6g，水煎送服。**3.治痹证腰痛** 猪瘦肉120g，切片，裹安息香60g，置盛有灰的瓶中，隔火烧，将瓶口对准痛处熏。

【主要化学成分】含树脂约90%，其中有总苯甲酸和总桂皮酸等。

【现代研究】药理研究显示能刺激呼吸道黏膜分泌，具有祛痰作用。现代临床用于治疗慢性上呼吸道炎症，急性传染病或发热性疾病的高热引起的神昏、谵语、惊厥，脑血管意外和肝昏迷等。

白客妈叶

【来源及药用部位】安息香科植物垂珠花 *Styrax dasyanthus* Perk.的叶。

【本草论述】《贵州民间药物》："润肺止咳。"

【形态特征】乔木，高3～20m。树皮暗灰色，嫩枝密被黄色星状毛，成长后脱落。叶互生；叶柄密被星状短毛；叶片倒卵形、倒卵状椭圆形，先端急尖或钝或渐尖，基部楔形或阔楔形，两面密被星状柔毛，边缘有细锯齿，侧脉5～7对。顶生或腋生圆锥花序；苞片小，钻形；花萼杯状，5齿裂；花白色，5裂，裂片外被白色星状柔毛；雄蕊10，花丝扁平；子房密被白色星状毛。果实卵形或球形，外被灰黄色星状柔毛。种子近长圆形，褐色。花期5～6月，果熟期7～9月。

生于丘陵、山坡及溪边杂木林缘。分布于华东、华南和西南等地。

【性味功效】苦、甘，微寒。润肺，生津，止咳。

【常用配方】**1.治肺燥咳嗽** 白客妈叶12～15g，研末，用开水吞；或水煎服。**2.治咽痛** 白客妈叶10g，苦葛根15g，水煎液慢咽。

【现代研究】现代临床用于治疗慢性咽炎咳嗽和慢性支气管炎等。

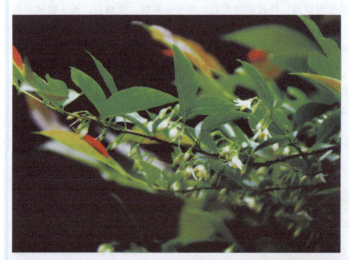

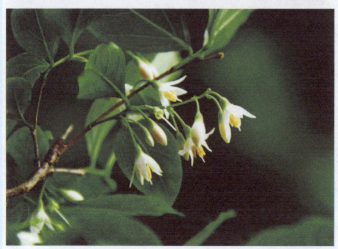

野茉莉

【来源及药用部位】安息香科植物野茉莉 *Styrax japonicus* Sieb.et Zucc.的叶或果实。

【本草论述】《贵州草药》："祛风除湿。"

【形态特征】灌木或小乔木，高4～8m。树皮灰褐色或黑褐色。叶互生；叶片椭圆形或长圆状椭圆形，先端急尖或渐尖，基部楔形或宽楔形，全缘或上半部具疏齿；侧脉5～7对。花单生叶腋或2～5朵成总状花序；花梗纤细，无毛；小苞片线形或线状披针形；花萼杯状；花白色，花冠5裂；雄蕊10。果实近球形至卵形，外面密被白色星状茸毛。种子褐色，表面具深皱纹。花期4～7月，果熟期7～11月。

生于海拔400～1 800m的林中。分布于山

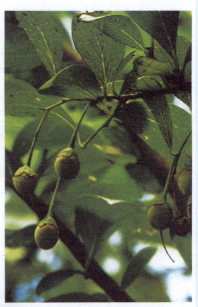

东、福建、云南、贵州、四川、广东、广西、台湾等地。

【性味功效】甘、淡，微寒。清热利湿，解毒活血。

【常用配方】**1.治关节肿痛** 野茉莉24g，木瓜15g，水煎服。**2.治乳痈** 野茉莉叶研末，酒调外敷。

【现代研究】现代临床用于治疗风湿关节炎和乳腺炎肿痛等。

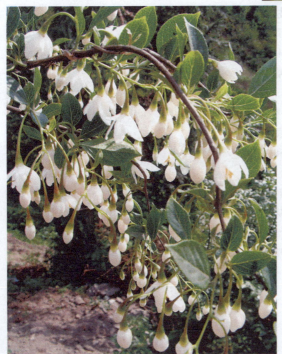

八角枫（八角风、白金条）

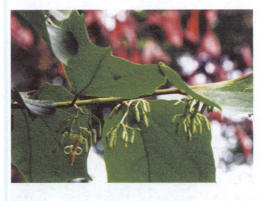

【来源及药用部位】八角枫科植物八角枫 Alangium chinense (Lour.) Harms.的根或叶。

【本草论述】《本草从新》："治麻痹风毒，打仆瘀血停积。"

【形态特征】落叶小乔木或灌木，高3～5m。小枝略呈"之"字形，幼枝紫绿色。叶互生，叶柄长2.5～3.5cm；叶纸质，近圆形或椭圆形，先端渐尖或锐尖，基部阔楔形或截形，两侧不对称，有角或3～7分裂，叶上面无毛，下面脉腋内有丝毛。聚伞花序腋生，花7～30，小苞片线形；花萼先端分裂；花瓣6～8，初白色，后变为黄色；雄蕊6～8；子房2室。核果卵圆形，熟时黑色。花期5～7月，果熟期7～10月。

生于山野或林边。分布于长江流域以南各地。

【性味功效】辛、苦，微温；有毒。祛风除湿，活血止痛。

【常用配方】1.治风湿性关节痛　八角枫10g，透骨香30g，泡酒内服又外搽。2.治跌打损伤、四肢麻木　八角枫10g，酒水各半煎服。3.治咳喘　八角枫10g，山蚂蝗根30g，水煎服。4.治疗疮肿痛　八角枫叶适量，捣烂外敷。

【主要化学成分】须根及根皮含生物碱，酚类，氨基酸，有机酸和树脂等。须根还含糖苷，强心苷等。

【现代研究】药理研究显示有肌肉松弛作用，能抑制心脏使血压下降，调节呼吸。现代临床用于治疗风湿性关节麻木，跌打损伤，劳累后腰痛，喘咳和肺结核咳嗽等。

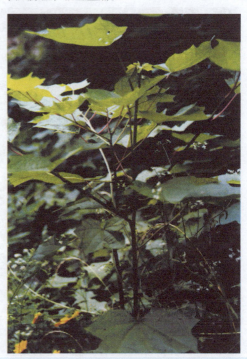

小花八角枫（狭叶八角枫）

【来源及药用部位】八角枫科植物小花八角枫 *Alangium faberi* Oliv.的根或叶。

【本草论述】《湖南药物志》："祛风除湿，通经活络，行气止痛。"

【形态特征】落叶灌木。高1～4m。树皮平滑，灰褐色或深褐色；小枝纤细，近圆柱形。叶互生，叶柄长1～1.5cm；叶片纸质，不裂或掌状3裂，不分裂者长圆形或披针形，先端渐尖或尾状渐尖，基部倾斜，上面绿色，下面淡绿色，幼时被粗伏毛，后几无毛；主脉和侧脉在下面明显。聚伞花序腋生，花5～10朵，苞片三角形；花萼近钟形；花瓣5～6，线形；雄蕊5～6；子房1室。核果近卵圆形，熟时淡紫色。花期6月，果熟期9月。

生于1 600m以下的疏林边。分布于湖北、湖南、广东、海南、广西、四川和贵州等地。

【性味功效】辛、苦，微温。祛风除湿，活血止痛。

【常用配方】**1.治风湿性腰、腿、臀等关节痛**　小花八角枫根30g，丹参15g，水煎服。**2.治胃痛**　小花八角枫12～15g，水煎服。**3.治跌打损伤**　小花八角枫叶适量，捣烂外敷患处。

【现代研究】现代临床用于治疗风湿病关节麻木，跌打损伤和胃痛等。

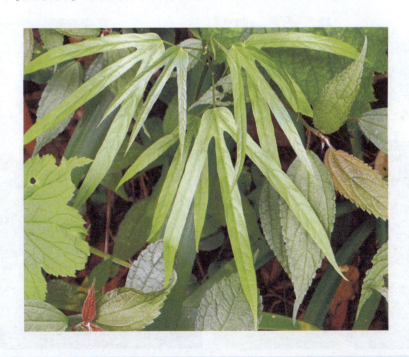

芭　蕉

【来源及药用部位】芭蕉科植物芭蕉 *Musa basjoo* Sieb. et Zucc. 的根或花。

【本草论述】《本草从新》："泻热解毒。治一切肿毒，发背欲死，赤游风疹，风热头痛……"

【形态特征】多年生草本。茎短，通常为叶鞘包围而形成高大的假茎，高约4m。叶长2～3m，基部圆形或不对称，先端钝，表面鲜绿色，有光泽，中脉明显粗大，侧脉平行；叶柄粗壮，长达30cm。穗状花序顶生，下垂，苞片佛焰苞状，红褐色或紫色。花单性，通常雄花生于花束上部，雌花在下部；花冠近唇形，先端5齿裂；雄蕊5，离生，生出花冠；雌花子房下位3室，花柱1。浆果三棱状长圆形。种子多数。

多栽培于庭院及农舍附近。分布于山东至长江流域以南地区。

【性味功效】甘、淡，寒。解毒，利水，化瘀。

【常用配方】**1.治心悸**　芭蕉花、小贯众各15g，水煎服。**2.治消渴病**　芭蕉根、胖血藤、红禾麻根各20g，水煎服。**3.治水肿**　芭蕉根、毛蜡烛根、川木通各10g，水煎服。**4.治瘰疬**　芭蕉根捣烂外敷。

【主要化学成分】含水分，灰分，盐酸可溶物，粗蛋白质和粗纤维素等。

【现代研究】现代临床用于治疗头晕目眩，丹毒，疔疮，乳糜尿和带下等。

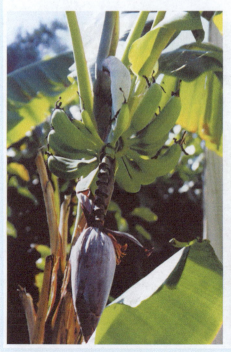
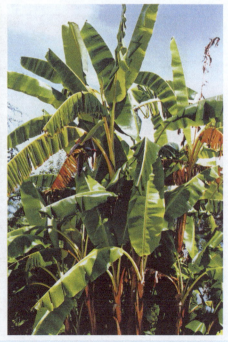

地涌金莲

【来源及药用部位】芭蕉科植物地涌金莲 *Musella lasiocarpa* (Franch.) C. Y. Wu ex H. W.Li 的根。

【本草论述】《滇南本草》："治妇人白带，红崩日久，大肠下血。"

【形态特征】多年生草本。丛生，具假茎和匍匐茎，高约60cm，基部有宿存的叶鞘；叶长椭圆形，长达50cm，宽20cm，有白粉，具短柄。花序直立，密集，苞片黄色，由多枚苞片形成莲状花序，是观赏的重点；每苞片内有花2列，每列4～5个花，在花序的下部为雌花，上部为雄花。

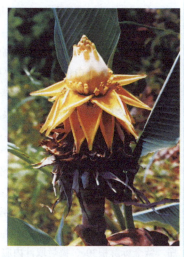

【性味功效】苦、涩，寒。清热解毒，止带止血。

【常用配方】**1.治崩漏带下** 地涌金莲15g，水煎服。**2.治肠风下血** 地涌金莲、鹿仙草各20g，水煎服。**3.治疮痈肿毒** 地涌金莲鲜品适量，捣烂外敷。

【现代研究】现代临床用于治疗丹毒，痈疮，便血，月经不调和带下等。

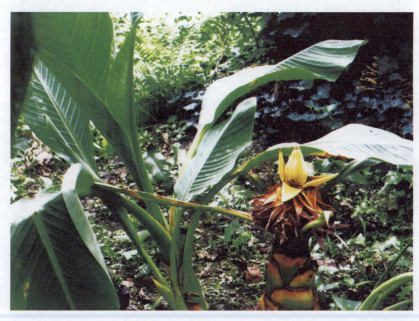

紫金标（小蓝雪）

【来源及药用部位】白花丹科植物小蓝雪花 *Ceratostigma minus* Stapf. ex Prain的根。

【本草论述】《云南中草药》："通经活络，祛风湿。"

【形态特征】落叶小灌木，高0.5～1.5m。基部常木质化。老枝红褐色或暗褐色，新枝密被白色或黄白色长硬毛。叶互生；叶柄短，基部无抱茎的鞘；叶片倒卵形、匙形或近菱形，先端钝或圆，下部渐狭成柄，上面无毛，下面被较硬长毛，两面均被钙质颗粒。小头状花序顶生或腋生；苞片长圆状卵形；花萼绿色，筒状，顶部5裂；花冠高脚蝶状，筒部紫色，花冠裂片蓝色，5裂；雄蕊下位。蒴果盖裂。花期7～10月，果熟期8～11月。

生于干燥向阳山坡或地埂边。分布于西南地区及甘肃、西藏等地。

【性味功效】辛、苦，温；有毒。祛风湿，通经络，止痛。

【常用配方】**1.治风湿痹关节疼痛、腰腿扭伤疼痛，或跌打损伤**　紫金标15g，加酒500ml，浸泡7天后用，每次口服10ml，每日2次；或取鲜根适量，捣烂外敷。**2.治疗腮肿痛**　紫金标鲜根30g，捣烂取汁内服。

【现代研究】现代临床用于治疗风湿久病的肢体麻木，跌打损伤腰腿疼痛或骨折，脉管炎和腮腺炎疼痛等。

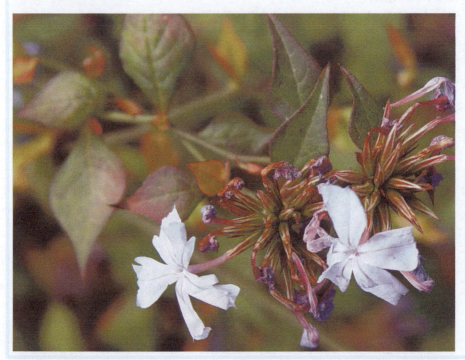

紫金莲（转子莲）

【来源及药用部位】白花丹科植物岷江蓝雪花Ceratostigma willmottianum Stapf的根。

【本草论述】《贵州草药》："活血止痛，化瘀生新。"

【形态特征】半灌木，高达2m。具开散分枝。地下茎暗褐色，地上茎红褐色；芽鳞片状。叶互生；叶柄基部扩大成抱茎的环或环状短鞘叶；叶片倒卵状菱形，横生于枝条中部者最大，先端急尖或渐尖，基部楔形，两面均被糙毛状长硬毛和细小的钙质颗粒。花序顶生或腋生，含花3～7朵；小苞片较小；花萼绿色，管状，5深裂，被毛，边缘紫红色；花冠高脚蝶状，筒部紫红色，裂片蓝色，先端5裂；雄蕊5，花药紫红色；子房5棱。蒴果盖裂。种子黑褐色。花期6～10月，果熟期7～11月。

生于排水良好的山坡或路旁阴湿处。分布于西南及甘肃、西藏等地。

【性味功效】辛、甘、温；有毒。行气活血，止痛。

【常用配方】**1.治跌打损伤** 转子莲15g，泡酒服。**2.治骨折** 转子莲、刺老包根各等分，捣烂包患处。

【主要化学成分】含白花丹素。

【现代研究】药理研究显示有抑制肠管平滑肌，止血和抗菌等作用。现代临床用于治疗平滑肌痉挛引起的胃肠道及胆道疼痛，气管炎，骨折和跌打损伤等。

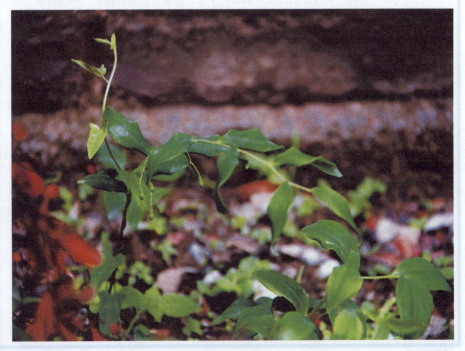

白花丹

【来源及药用部位】白花丹科植物白花丹 *Plumbago zeylanica* L.的叶草或根。

【本草论述】《生草药性备要》："散疮消肿，祛风。"

【形态特征】攀援状亚灌木，高2～3m。茎细弱，基部木质，多分枝，具棱槽，节上带红色。单叶互生；叶片纸质，叶柄基部扩大抱茎；叶片卵圆形或卵状长圆形，先端尖，基部宽楔形，全缘，无毛。穗状花序顶生或腋生；苞片短于花萼，花萼绿色，管状，顶部5裂，具5棱，棱间干膜质，具腺毛；花冠高脚蝶状，白色或略带蓝色，先端5裂；雄蕊5，与花冠裂片对生；子房上位，1室，柱头5裂。蒴果膜质。花期10月至翌年3月，果熟期12月至翌年4月。

生于阴湿沟边或村边路旁旷地。分布于西南及广西、广东、福建、台湾等地。

【性味功效】辛、苦、涩、温；有毒。祛风除湿，行气活血，解毒消肿。

【常用配方】**1.治风湿痹证筋骨关节疼痛，或腰腿扭伤**　白花丹根1.5～3g，水煎服，每次5ml，一日服2次。**2.治血瘀癥瘕**　白花丹根60～100g，浸酒1000ml，每日服15～20ml。**3.治瘰疬**　白花丹鲜根15～30g，酌加瘦猪肉，水炖服。**3.治疮疖、蛇咬伤**　白花丹鲜叶适量，捣烂外敷患处，局部有热感时取下。

【主要化学成分】全草含有白花丹素，β-谷甾醇，香草酸及白花丹酸等。

【现代研究】药理研究显示白花丹素有抗生育，抑制金黄葡萄球菌，轻度抑制实验动物呼吸、血压等作用。现代临床用于治疗风湿性关节肿痛，跌打损伤，妇女经闭和肝脾肿大等。

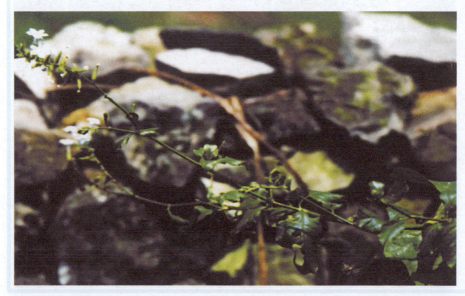

马槟榔

【来源与药用部位】白花菜科植物马槟榔*Capparis masaikai* Lévl. 的种子。

【本草论述】《本草纲目》："伤寒热病，食数枚，冷水下。"

【形态特征】攀援灌木，高达3m以上。老枝褐色，幼枝密被褐色毛。单叶互生或对生；叶柄有凹槽，托叶有时变为钩刺；叶片椭圆形，先端钝尖，基部阔楔形，全缘，上面绿色光亮，背面灰绿色，叶脉两面凸起。花白色，顶生或腋生，花萼片4，2轮；花瓣4，覆瓦状排列；雄蕊多数；子房卵形，柄粗，木质。果实卵形或近球形，外果皮皱缩。种子黑褐色或灰褐色。花期3～6月，果熟期8～12月。

生于山谷密林中。分布于云南、广西、广东和贵州等地。

【性味功效】甘，寒。行气活血止痛。

【常用配方】**治孕妇难产** 马槟榔6g，当归15g，川芎9g，车前子3g，水煎服。

【主要化学成分】成熟种子含马槟榔甜蛋白I及II。

【现代研究】现代临床用于治疗感冒发热口渴，伤暑发热口渴，麻疹，喉炎疼痛和消化不良脘腹胀满等。

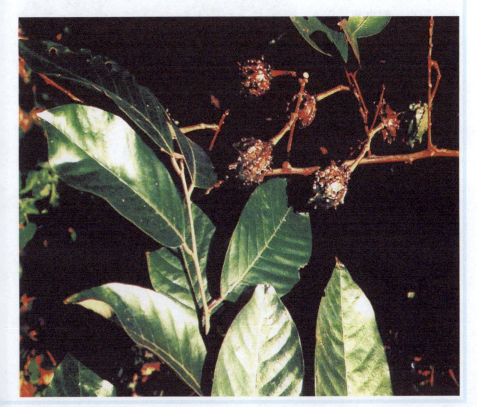

雷 丸

【来源及药用部位】白蘑科真菌雷丸 *Omphalia lapidescens* Schroet.的菌核。

【本草论述】《本经》："主杀三虫，逐毒气，胃中热，利丈夫，不利女子；作摩膏，除小儿百病。"

【形态特征】腐生菌类。菌核通常为不规则的坚硬块状至球形或近卵形，直径0.8～2.5cm，稀达4cm；表面黑棕色，具细密纹理或细皱纹，内面为紧密交织的菌丝体。质地坚硬，断面蜡样白色，半透明，具白色纹理，略带黏性。越冬后，由菌核发出的新子实体，一般不易见到。

多生于竹林中竹根附近，或棕榈、油桐等树根下。

分布于河南、甘肃、陕西、安徽、浙江、福建、湖南、湖北、广东、广西、云南、贵州和四川等地。

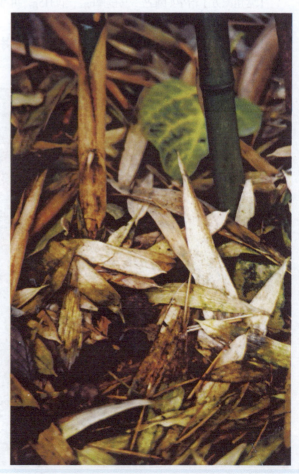

【性味功效】微苦，寒。杀虫消积。

【常用配方】**治绦虫、钩虫、蛔虫病** 雷丸15～21g，研粉服；或一次5～7g，饭后用温开水调服，一日3次，连服3天。

【主要化学成分】含蛋白酶，雷丸素，雷丸多糖及钙、铝、镁等。

【现代研究】药理研究显示有较强的分解蛋白质达到破坏绦虫头节的作用；对蛔虫、钩虫、阴道滴虫、肠滴虫、兰氏贾第鞭毛虫、胆道蛔虫及囊虫等有显著杀灭作用；还能增强网状内皮系统的吞噬功能和体液免疫功能。现代临床用于治疗绦虫病、钩虫病、蛔虫病，阴道滴虫及脑囊虫病等。

侧耳（平菇）

【来源及药用部位】白蘑科真菌粗皮侧耳 *Pleurotus ostreatus* (Jacq.ex Fr.) Quél的地上部分子实体。

【形态特征】菌盖肉质，宽5～20cm。扁半球形，有的后缘呈扇形、肾形，中部下凹，初时董紫色，后为铅灰色、灰白色或污白色；盖缘初时内卷，后平展。菌肉厚，白色，味美，有清香气。菌褶延生，在柄上交织或成纵条纹，稍密至较稀，白色。菌柄侧生，柄短或无柄，白色，基部有白色短茸毛。孢子平滑，无毛，近圆柱形。

生于阔叶树腐木上，丛生或叠生。分布于东北、华北、西南及陕西、新疆、江苏、福建、台湾、广东等地。

【性味功效】辛、甘，温。追风散寒，舒筋活络，补肾壮阳。

【常用配方】**1.治白细胞降低** 侧耳、油麻血藤各15g，水煎服。**2.治病后体倦、乏力** 侧耳50g，玉竹30g，炖肉吃。**3.治消化不良腹胀** 侧耳、杉树皮各20g，水煎服。**4.治产后乳汁不足** 侧耳20g，花生米50g，炖猪脚吃。

【主要化学成分】含多种氨基酸和维生素 B_1、B_2、B_6、C、P及H等。

【现代研究】现代药理研究显示有抗癌，增强免疫，降血脂及防治动脉粥样硬化等作用。常作蔬菜食用。

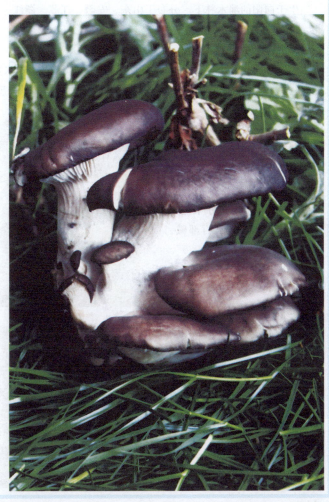

百 部

【来源及药用部位】百部科植物蔓生百部 *Stemona japonica* (Bl.) Miq. 以及同属近缘植物的块根。

【本草论述】《名医别录》："主咳嗽上气。"

【形态特征】多年生草本，高60～90cm，全体平滑无毛。根肉质，通常纺锤形，数个至数十个丛生。茎上部蔓状，具纵纹。叶通常4片轮生，卵形或卵状披针形，先端锐尖或渐尖，基部圆形或近于截形，全缘或微带波状，中脉5～9条。花梗丝状，其基部贴生于叶片中脉上，通常单生1花；花被4片，淡绿色；雄蕊4，紫色；子房卵形，甚小。蒴果广卵形而扁，内有椭圆形种子数粒。花期5月。

生于向阳的灌木林下。分布于山东、安徽、江苏、浙江、福建、江西、湖南、湖北、陕西和四川及贵州等地。

【性味功效】甘、苦，微温。润肺止咳，杀虫。

【常用配方】**1.治头虱，体虱及疥癣** 百部制成50％水煎剂，外搽。**2.治酒糟鼻** 将百部根浸于95％酒精中5～7日，制成50％百部酊，外搽患处。**3.治百日咳** 百部250g，制成糖浆800ml。3岁以下每次服3ml，3岁以上每次服5ml，4小时1次（夜间可免去）。**4.治肺痨久咳** 百部18g，黄芩、丹参、桃仁各9g，水煎服。

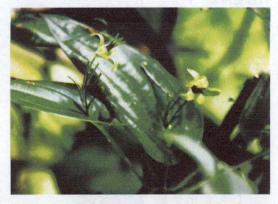

【主要化学成分】含百部碱，原百部碱，对叶百部碱，百部定碱和霍多林碱等。

【现代研究】药理研究显示有镇咳，松弛支气管平滑肌等作用；能抑制多种球菌、杆菌、皮肤真菌和人型结核杆菌；有杀灭头虱、体虱、阴虱的作用。现代临床用于治疗慢性支气管炎，酒糟鼻，百日咳，肺结核，头虱，体虱和阴虱等。

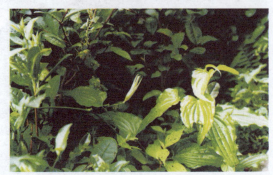

粉条儿菜（小肺筋草）

【来源及药用部位】百合科植物粉条儿菜 *Aletris spicata* (Thunb.) Franch. 的全草。

【本草论述】《草木便方》："清肺经郁热，化痰。治久嗽，劳伤气喘。"

【形态特征】多年生草本。根茎短，丛生纤维状须根。叶多数，基生，线形，质软，淡绿色。花茎自叶丛中生出；总状花序，疏生；花被黄绿色；雄蕊6枚；子房上位。蒴果。花期5～6月。

生于低山地区阳光充足的空旷草地或山坡。分布于华东、中南、西南及河北、陕西、山西、甘肃等地。

【性味功效】甘，平。利水除湿，润肺杀虫。

【常用配方】**1.治瘰疬** 粉条儿菜、虾脊兰各30g，炖肉吃。**2.治虫积腹痛** 粉条儿菜、阳荷根各10g，水煎服。**3.治哮喘** 粉条儿菜、岩豇豆、地蜂子各30g，水煎服。**4.治小便不利** 粉条儿菜、车前草各20g，水煎服。**5.治盗汗** 粉条儿菜、夜寒苏各30g，炖肉吃。

【主要化学成分】根含皂苷，水解后得异纳尔索皂苷元及薯芋皂苷元。

【现代研究】现代临床用于治疗哮喘，蛔虫腹痛，小便不畅，大便下血，感冒咳嗽等。

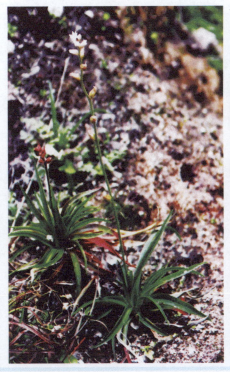 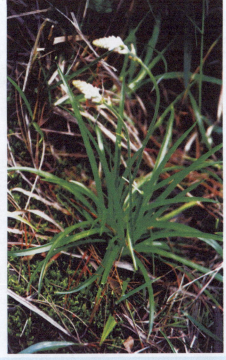

细香葱（冻葱、香葱）

【来源及药用部位】百合科植物细香葱 *Allium ascalonicum* L. 的全草或鳞茎。

【本草论述】《重庆草药》："通气发汗，除寒解表。"

【形态特征】多年生草本，高30～40cm。鳞茎聚生，长圆状卵形、狭卵形或卵状圆柱形，外皮红褐色、紫红色或黄白色，膜质或薄革质，不破裂。叶为中空的圆筒状，向先端渐尖，深绿色，略带白粉。栽培条件下很少开花，用鳞茎分株繁殖；自然生长条件下可以开花结实。

我国南方地区广为栽培。

【性味功效】辛，温。发汗解表。

【常用配方】**1.治感冒头痛、咳嗽** 细香葱头30g，僵蚕12g，水煎服。**2.治风寒感冒头身疼痛** 细香葱2～3根，五匹风嫩叶3～7片，生姜1片，水煎服。**3.治扭伤关节疼痛** 细香葱头120g，生姜30g，捣烂外敷患处。**4.治无名肿毒** 细香葱头90g，加蜂蜜捣烂外敷患处。

【现代研究】现代临床用于治疗感冒身痛、咳嗽，跌打损伤，无名肿毒和风湿病筋骨疼痛等。

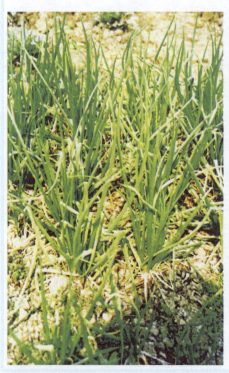
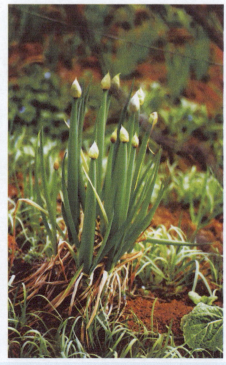

洋葱（玉葱）

【来源及药用部位】百合科植物洋葱 *Allium cepa* L. 的鳞茎。

【形态特征】多年生草本。具有强烈香气。鳞茎大，球形或扁球形，外包紫红色皮膜。叶圆柱形，中空，中部以下最粗，绿色，有白粉。聚伞形花序球形，多花，密集；花被片星状展开，绿白色；花被片6，花丝比花被片长。蒴果，室背开裂，种子多数。花期6～7月。

全国各地均有栽培。

【性味功效】甘，凉。凉血止血，清热解毒。

【常用配方】**1.治消化不良**　洋葱50～100g，加盐、姜、辣椒等调料，炒后食用。**2.治创伤溃疡**　鲜洋葱适量，水洗净，捣泥外敷患处。**3.治腹泻、痢疾**　洋葱30～50g，鸡蛋两个，适量加盐，炒熟食用。**4.治风寒感冒**　洋葱、生姜、葱白各30g，水煎服。

【主要化学成分】含硫醇，二甲二硫化物，二烯丙基二硫化物，三硫化物，硫代亚磺酸盐，少量柠檬酸盐，苹果酸盐，蛋白质，多糖，胡萝卜素和维生素等。

【现代研究】药理研究显示有降低胆固醇，降低纤维蛋白溶解活性，提高胃肠道张力，增加分泌，杀灭金黄色葡萄球菌、白喉杆菌和阴道滴虫等作用。现代临床用于治疗创伤，溃疡，滴虫性阴道炎等。主要作为蔬菜食用。

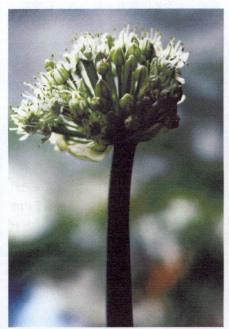
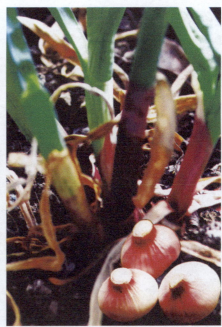

大 葱

【来源及药用部位】百合科植物
葱 *Allium fistulosum* L. 的鳞茎及幼苗。

【本草论述】《本经》："主伤寒，
寒热，出汗，中风，面目肿。"

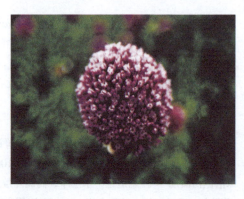

【形态特征】多年生草本，高可达
50cm。通常簇生，全体具辛臭，折断
后有辛味黏液。须根丛生，白色。鳞茎
圆柱形，先端稍肥大，鳞叶成层，叶基
生，圆柱形，中空，先端急尖，绿色，
具纵纹，叶鞘浅绿色。花茎自叶丛单一
抽出，中空，绿色；伞状花序圆球状，总苞膜质；花被片6，白色；雄蕊6，花丝伸出，
花药黄色；子房3室。蒴果菱形。种子黑色。花期7～9月，果熟期8～10月。

我国各地均有栽种。

【性味功效】辛，温。发表，通阳，解毒。

【常用配方】**1.治感冒轻症** 鲜大葱、生姜、红糖各适量，水煎服。**2.治疝气肿
痛** 鲜大葱、小茴香根各30g，水煎服。**3.治疗疮疼痛** 鲜大葱、姜花各适量，捣烂外敷
患处。**4.治外伤斑痕** 鲜大葱、马蹄草、
蜂蜜各适量，捣烂外敷患处。

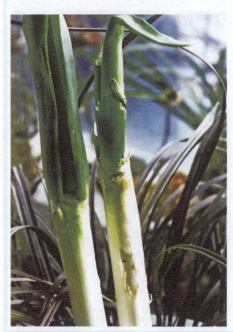

【主要化学成分】主要含挥发油
0.01%。其中含有机硫化合物20种，主要
有丙基甲基硫代硫黄酸酯，甲基烯丙基硫
代硫黄酸酯，甲基丙烯基三硫醚，二烯丙
基硫醚，甲丙基二硫醚等；还含不饱和脂
肪醛，脂肪酮，萜烯类化合物。

【现代研究】药理研究显示有调节血
脂代谢，抗动脉粥样硬化，抗凝，促进纤
维蛋白溶解，清除自由基，降低血浆内皮
素，增强免疫力，抑制肿瘤等作用。现代
临床用于治疗感冒，外伤肿痛，蚊虫叮咬
等。

小蒜（薤白）

【来源及药用部位】百合科植物小根蒜 *Allium macrostemon* Bunge 的鳞茎或全草。

【本草论述】《本草纲目》："治少阴病厥逆泻痢，及胸痹刺痛，下气散血，安胎。"

【形态特征】多年生草本。鳞茎广卵形，被白色膜被。叶根生线形，3~4枚，质柔软而有微棱。花茎于叶间抽出，长30~60cm，茎顶有多数紫黑色小珠芽；伞形花序顶生；花小，白色，有紫色背线。蒴果。

生于山坡、石缝或荒地。各地均有分布，有栽种。

【性味功效】辛，温。健胃消食，解毒杀虫。

【常用配方】**1.治食积饱胀** 小蒜、木姜子各10g，水煎服。**2.治心悸胸痛** 小蒜、公鸡头根各20g，大木姜子10g，水煎服。**3.治痢疾** 新鲜小蒜全草适量，捣烂为泥，每次吞服5g。**4.治皮肤瘙痒** 小蒜、水蓼各适量，泡酒外搽患处。

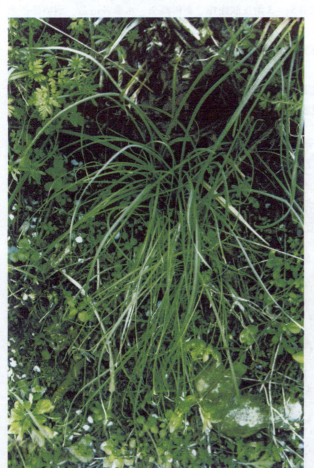

【主要化学成分】含挥发油，大蒜氨酸，甲基大蒜氨酸，大蒜糖，薤白苷甲和薤白苷丁等。

【现代研究】药理研究显示有抑制动脉粥样硬化，抑制血小板聚集和释放反应，促进纤维蛋白溶解，利尿，降压，抗癌和抑制痢疾杆菌、金黄色葡萄球菌等作用。现代临床用于治疗胃痛，痢疾，食后腹胀，滴虫性阴道炎等。

薤 头

【来源及药用部位】百合科植物薤头 *Allium chinense* G. Don 鳞茎。

【本草论述】《千金·食治》："心痛宜食之。能生肌肉，利产妇。"

【形态特征】多年生草本。鳞茎数枚聚生，狭卵形，外皮白色或带红色，膜质，不破裂。叶基生，2～5枚，具3～5棱的圆柱状，中空，与花葶等长。花葶侧生，圆柱状，长20～40cm；伞形花序半球形，松散；花淡紫色至蓝紫色，花被片6；子房宽倒卵形。花、果期10～11月。

长江流域以南各地广泛栽种。

【性味功效】辛，温。健胃消食，解毒杀虫。

【常用配方】**1.治食积饱胀** 薤头、紫苏各10g，水煎服。**2.治腹泻痢疾** 新鲜薤头全草适量，捣烂为泥，每次吞5g。**3.治皮肤瘙痒** 新鲜薤头、水蓼各适量，泡酒外搽患处。

【主要化学成分】含挥发油，大蒜氨酸，甲基大蒜氨酸，大蒜糖，薤白苷甲和薤白苷丁等。

【现代研究】药理研究显示有抗动物实验性动脉粥样硬化的作用。现代临床用于治疗胃痛，痢疾，消化不良腹胀，滴虫性阴道炎等。主要为食用。

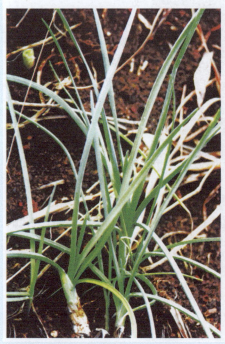
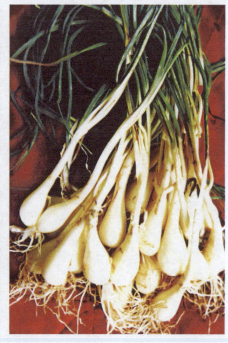

野葱（苦蒜、小蒜）

【来源及药用部位】百合科植物山蒜 *Allium nerinifllorum* (Herb.) Baker 的鳞茎。

【本草论述】《本草拾遗》："温补，下气，滑水源。"

【形态特征】多年生草本。鳞茎单生，卵球形或近球状；鳞茎外皮灰黑色，膜质，内皮白色。叶根生；叶片圆柱形或近半圆柱形，具纵棱，质柔软而有微棱。花茎于叶间抽出，长30～60cm，伞形花序疏散，花红色或紫红色，子房每室具6胚珠。花、果期7～9月。

生于山坡、草地。分布于东北和河北等地。

【性味功效】辛、温。温中通阳，行气散结。

【常用配方】**1.治胃痛胀满**　野葱10g，食盐少许，捣烂吞服。**2.治湿热痢疾**　野葱、大蒜各等量，捣烂，每次吞服10g，每日3次。**3.治胸痹刺痛闷胀**　野葱、瓜蒌各20g，法半夏、红花各10g，水煎服。**4.治食积不化腹痛**　鲜野葱全草30g，鲜鱼腥草10g，捣烂开水冲服。

【主要化学成分】含挥发油，油中有多种硫化物。

【现代研究】药理研究显示能抑制主动脉和冠状动脉的斑块形成，降低血脂和过氧化脂质，抑制动脉平滑肌细胞增生，对实验性动脉粥样硬化有预防作用。现代临床用于治疗消化不良，急性胃肠炎腹痛、腹泻，急性细菌性痢疾，冠状动脉粥样硬化性心脏病（冠心病）心绞痛，跌打损伤和感冒身痛等。

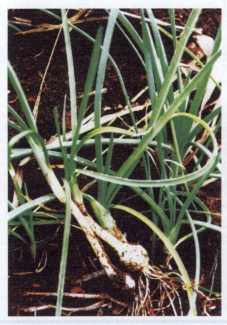
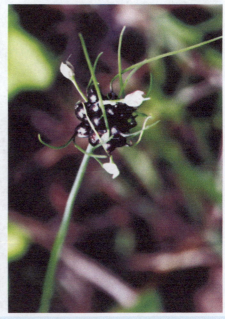

大　蒜

【来源及药用部位】百合科植物大蒜 *Allium sativum* L. 的鳞茎。

【本草论述】《名医别录》："散痈肿䘌疮，除风邪，杀毒气。"

【形态特征】多年生草本。鳞茎卵圆形，具6～10瓣，外包灰白色干膜质鳞被。叶基生，扁平，长披针形。花茎圆柱状，伞形花序，小而密生，具膜，花柄细；花被6片，粉红色；雄蕊6；雌蕊1。蒴果，种子黑色。花期4～6月。

各地普遍栽种。

【性味功效】辛，温。祛湿，止痢，解毒，杀虫。

【常用配方】**1.治脚癣瘙痒**　生大蒜1～3个，连茎柄水煎，浸泡并外洗患处。**2.治肺痨咳嗽**　生大蒜100g，猪肚1个，水炖服，每周1次。**3.治湿热泻痢**　生大蒜20g，捣烂为泥，糖水冲服，每日2次。**4.治胃寒食积不化**　生大蒜适量捣泥，开水冲温服，或合用理中丸疗效更佳。

【主要化学成分】含挥发油约0.2%，油中主要成分为大蒜辣素，具有杀菌作用，是大蒜中所含的蒜氨酸受大蒜酶的作用水解产生。尚含多种烯丙基、丙基和甲基组成的硫醚化合物等。

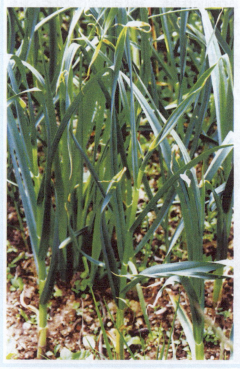

【现代研究】药理研究显示有降低血糖，杀菌，降压，降血脂，抗血小板聚集，提高纤维蛋白溶解活性，保护脑细胞，保肝和对胃的保护作用；还能抗衰老。现代临床用于治疗细菌性痢疾，阿米巴痢疾，流行性感冒，流行性脑脊髓膜炎，流行性乙型脑炎，大叶性肺炎，百日咳，伤寒、副伤寒及副伤寒甲带菌者。

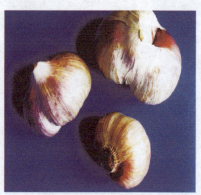

韭　菜

【来源及药用部位】百合科植物韭 *Allium tuberosum* Rottl. ex Spreng.的叶或种子。

【本草论述】《本草纲目》："治小便频数，遗尿，妇女白淫白带。"

【形态特征】多年生草本，高约20～45cm，具特殊强烈臭味。根茎横卧，生多数须根。叶长线形，扁平，先端锐尖，全缘，深绿色。花茎自叶丛抽出，三棱形；伞形花序顶生；花被6裂，白色；雄蕊6，花药黄色；雌蕊1，子房上位3室。蒴果倒心形，绿色。种子黑色，扁平。花期6～7月，果熟期7～9月。

全国各地均有栽种。

【性味功效】辛，温。温补肝肾，行气，散血。

【常用配方】**1.治跌打损伤肿痛**　韭菜、筋骨草各适量，捣烂外包患处。**2.治吐血**　鲜韭菜20g，鲜铁苋菜30g，水煎服。**3.治肾虚阳痿**　韭菜子10～20粒，盐汤送服。**4.治带下**　韭菜子、白果、茯苓等量，醋煮，焙干研末，炼蜜为丸，每日服用。

【主要化学成分】全草含二甲基硫代亚磺酸酯，二丙烯基硫代亚磺酸酯，丙烯基硫代亚磺酸酯，甲基硫代亚磺酸丙烯酯等。

【现代研究】药理研究显示有抗突变，抗滴虫等作用。现代临床用于治疗荨麻疹，漆疮，气喘，中风失音，急性乳腺炎和鼻出血等。

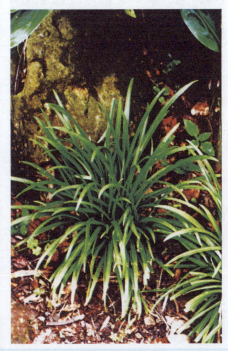
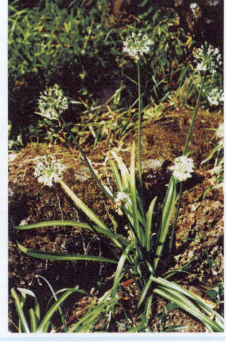

山韭菜

【来源及药用部位】百合科植物多星韭 *Allium wallichii* Kunth.的全草。

【本草论述】《滇南本草》："作菜食，能养血健脾，强筋骨，增力气。"

【形态特征】多年生草本。鳞茎圆柱形不明显，具稍粗的根；鳞茎外皮黄褐色，片状破裂或成纤维状。叶狭条形至宽条形，具有明显中脉，比花葶短或近等长。花葶三棱状柱形，具三条纵棱，下部被叶鞘；总苞单侧开裂，或2裂；伞形花序扇状至半球状，居多数疏散密集的花；花红色、紫红色、紫色至紫黑色；花丝等长，锥形；子房倒卵状球形，具有三棱。花、果期7~9月。

生于海拔1 000~4 000m的草坡、土埂或岩石缝。分布于西南和湖南、西藏、广西等地。

【性味功效】甘、辛，平。活血散瘀，祛风止痒。

【常用配方】**1.治皮肤过敏瘙痒**　山韭菜适量，捣汁外搽。**2.治跌打损伤**　山韭菜50g，加酒捣汁内服，取药渣外搽。**3.治骨折肿痛**　山韭菜、水冬瓜、赤葛各适量，捣烂外包固定。

【现代研究】现代临床用于治疗荨麻疹，药物疹，跌打损伤和骨折等。也可食用。

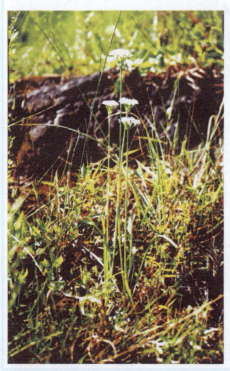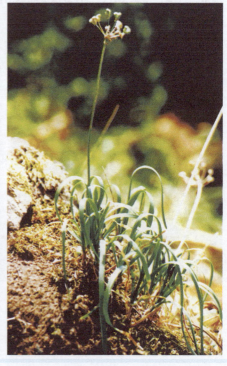

芦 荟

【来源及药用部位】百合科植物库拉索芦荟 *Aloe barbadensis* Miller. 或其他同属近缘植物叶的液汁浓缩干燥物。

【本草论述】《药性论》："杀小儿疳蛔。主吹鼻杀脑疳，除鼻痒。"

【形态特征】多年生草本。茎极短。叶簇生于茎顶，直立或近直立，肥厚多汁；叶片狭披针形，长15～36cm，宽2～6cm，先端长渐尖，基部宽阔，粉绿色，边缘有小刺齿。花茎单生或稍分枝，花被管状，6裂；雄蕊6，花药丁字着生；雌蕊1，3室，每室有多枚胚珠。蒴果三角形。花期2～3月。

各地普遍栽种。

【性味功效】苦，寒。泻下，清肝，杀虫。

【常用配方】**1.治热积便秘** 芦荟20g，水煎服。**2.治肺热、肺燥咳嗽** 芦荟20g，果上叶30g，水煎服。**3.治烫伤** 鲜芦荟适量，捣烂取汁外搽患处。**4.治皮炎瘙痒** 芦荟切片外搽，或取汁外涂患处。

【主要化学成分】含芦荟大黄素苷，芦荟泻素蒽酚或芦荟泻素蒽酮；尚含对香豆酸，少量α-葡萄糖，多种氨基酸及微量挥发油等。

【现代研究】药理研究显示有泻下作用，伴有显著腹痛和盆腔充血，促进大肠蠕

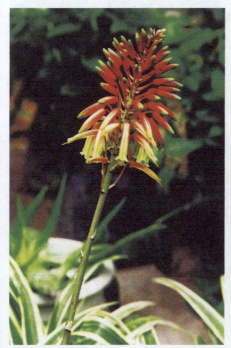
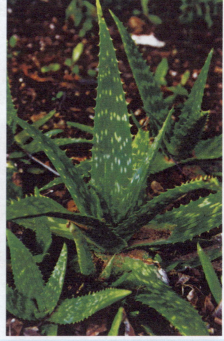

动。还有促进创伤愈合，抑制大肠杆菌、绿脓杆菌、须发癣菌等，抑制肉瘤S_{180}和艾氏腹水癌的生长，缩短凝血时间，促进胃液分泌，抗肝损伤及胃损伤，保护皮肤等作用。现代临床用于治疗烧烫伤，蛔虫病，青年痤疮，黄褐斑和银屑病等。

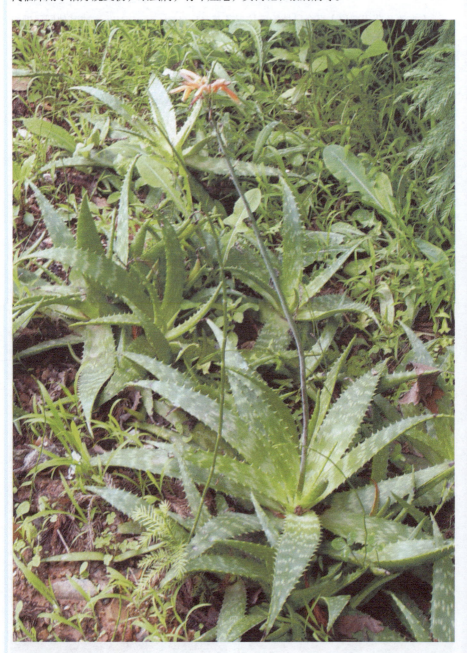

知 母

【来源及药用部位】百合科植物知母 *Anemarrhena asphodeloides* Bge. 的根茎。

【本草论述】《本经》："主消渴热中，除邪气肢体浮肿，下水，补不足，益气。"

【形态特征】多年生草本，全株无毛。根茎横生于地面，上有很多黄褐色纤维，下生多数粗而长的须根。叶基生丛出，线性，质稍硬，基部扩大成鞘状。花茎直立，上生鳞片状小苞叶，穗状花序狭长，花绿色或紫堇色，花被片6，排成2轮，长圆形，有3条淡紫色纵脉；雄蕊3，花药丁字形，子房3室。蒴果长卵形，种子三棱形。花期5～6月，果熟期8～9月。

生于向阳干燥的丘陵地，现多为人工栽培。分布于我国北方多数地区。

【性味功效】苦、甘、寒。清热泻火，生津润燥。

【常用配方】**1.治温病壮热、汗出、烦渴、脉洪大** 知母12g，石膏30g，甘草、粳米各10g，水煎服。**2.治肺热咳嗽，痰多黄稠** 知母、浙贝母各12g，水煎服。**3.治阴虚燥咳，咽干** 知母、麦冬各10g，川贝母6g，水煎服。**4.治肾阴虚骨蒸潮热、盗汗** 知母、黄柏各10g，熟地30g等制成知柏地黄丸服用。

【主要化学成分】含知母皂苷，杧果苷，异杧果苷，胆碱，尼克酰胺，鞣质，烟酸，知母多糖以及铁、锌、锰、铜、铬、镍等微量元素。

【现代研究】药理研究显示对葡萄球菌、伤寒杆菌、痢疾杆菌等有抑制作用，还有降血糖，解热，镇咳，祛痰，利胆，抑制血小板聚集等作用。现代临床用于治疗前列腺肥大，急性风湿热，糖尿病，慢性气管炎及慢性肾炎等。

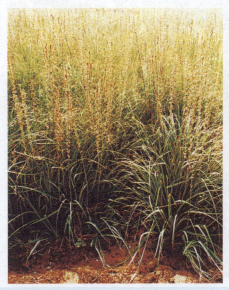
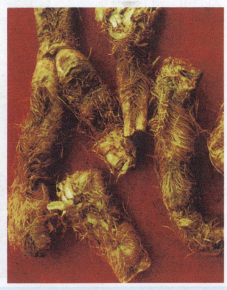

天冬（天门冬）

【来源及药用部位】百合科植物天门冬 *Asparagus cochinchinensis* (Lour.) Merrl.的块根。

【本草论述】《本经》："主诸暴风湿偏痹，强骨髓，杀三虫，去伏尸。"

【形态特征】多年生攀援草本，全体光滑无毛。块根肉质，丛生，长椭圆形或纺锤形，长4～10cm，灰黄色。茎细扭曲，长1～2m，多分枝，具棱。叶状枝通常2～4簇生，扁平，先端刺针状。花1～3朵簇生叶腋，下垂，单性，雌雄异株；花被6片；雄蕊6，花药呈丁字形；子房3室，柱头3歧。浆果球形，熟时红色，种子1粒。花期5～7月，果熟期8月。

生于阴湿的山野林边或灌木丛中，也有栽种。分布于西南、华南、华东、中南等地。

【性味功效】甘、苦，寒。滋阴，润燥，清肺，降火。

【常用配方】**1.治咳嗽** 天冬15～20g，加冰糖少许，一日3～4次。**2.治夜盲、体弱痨咳** 天冬60g，水皂角30g，炖肉吃。**3.治疝气肿痛** 鲜天冬（去皮）15～30g，乌药8g，水煎，临服加酒少许为引。

4.治心烦 天冬、麦冬各15g，水杨柳9g，水煎服。

【主要化学成分】含天门冬酰胺，瓜氨酸，丝氨酸，苏氨酸，β-谷甾醇，5-甲氨基甲基糠醛，葡萄糖，果糖，蔗糖以及天门冬苷，天门冬多糖等。

【现代研究】药理研究显示有明显抗心肌缺血和抗心肌梗塞作用，能加速坏死肝细胞的修复和再生，胆红素和尿素代谢功能较快恢复正常。天冬煎剂对甲、乙型溶血性链球菌，金黄色葡萄球菌，白喉杆菌，枯草杆菌等有抑制；还有降胆固醇，降血糖及祛痰止咳，抗癌等作用。现代临床用于治疗肺结核咳嗽、百日咳、心律失常以及糖尿病等。

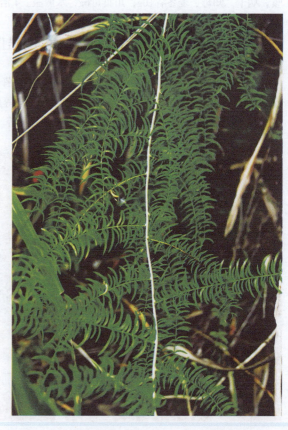

羊齿天冬

【来源及药用部位】百合科植物羊齿天冬 *Asparagus filicinus* Buch. –Ham. ex D.Don的块根。

【本草论述】《滇南本草》："润肺，治肺热咳嗽，消痰，定喘，止虚劳咳嗽，杀虫。"

【形态特征】多年生草本。根茎短、簇生，肉质，呈纺锤形。茎直立，高30～60cm，绿色，圆柱形，中空，下部分枝多，上部节间较短；叶状枝2～6枚簇生，扁平，镰刀状，先端渐尖，中脉明显，绿色有光泽。叶退化为鳞叶状，极小，膜质。花杂性，单生或成对生于叶腋；花梗细弱，中部有一关节；花小，钟状，花被裂片6；雄蕊6，着生于花被基部；雌蕊1，子房3室。浆果圆球形，熟时黑色。

生于山野林荫处。分布于陕西、山西、四川、云南和贵州等地。

【性味功效】甘、苦，微温。滋阴润燥，止咳化痰。

【常用配方】**1.治肺痨咳嗽**　羊齿天冬、折耳根、一朵云各10g，水煎服。**2.治盗汗**　羊齿天冬10g，夜寒舒20g，炖肉吃。**3.治妇女干瘦体弱**　羊齿天冬、对叶莲各等量研末，油汤吞服3～5g。**4.治体虱、头虱**　羊齿天冬、百部各10g，水煎洗头、沐浴。

【主要化学成分】含黏液质等。

【现代研究】现代临床用于治疗肺结核咳嗽，消化不良，感冒咳嗽和体质虚弱盗汗等。

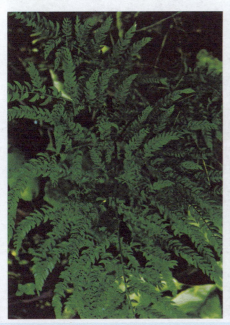
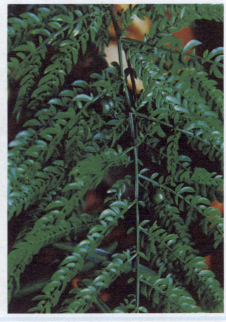

芦笋（石刁柏、小百部）

【来源及药用部位】百合科植物石刁柏 *Asparagus officinalis* L.的块根。

【本草论述】《南宁药物志》："润肺镇咳，祛痰杀虫。"

【形态特征】多年生草本，高80~150cm。根肉质，粗壮。茎直立，光滑无刺，有分枝，绿色而稍带粉白。叶状枝呈束丝状，圆柱形。叶极小。花单性，1～4朵簇生于叶状枝腋内，钟形；花被6片，黄绿色；雄蕊6；子房3室。浆果球形。花期7～8月。

我国南部地区多有栽种。

【性味功效】苦、甘、温。润肺镇咳，祛痰杀虫。

【常用配方】**1.治瘰疬** 鲜芦笋根60g，炒荞麦面15g，共捣成泥，外敷患处，每日一换。**2.治痰多咳嗽** 芦笋20g，岩豇豆15g，水煎服。**3.治哮喘** 芦笋20g，石油菜30g，水煎服。**4.治虫积腹痛** 芦笋、大贯众各10g，水煎服。

【主要化学成分】全草含黄酮类，根含天门冬素，茎含天门冬素、胡萝卜素、谷胱甘肽和芸香苷等。

【现代研究】现代临床用于治疗淋巴结核，痰多咳嗽、哮喘和蛔虫病等。

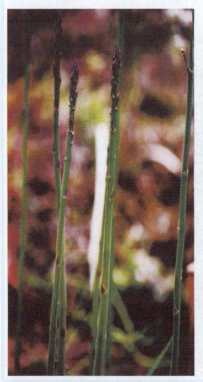
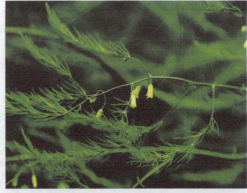
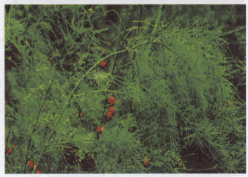

文　竹

【来源及药用部位】百合科植物文竹 *Asparagus setaceus* (Kunth) Jessop 的块根或全株。

【本草论述】《全国中草药汇编》："润肺止咳。"

【形态特征】多年生攀援藤本，茎藤可长达高4m。根细长，稍肉质。茎分枝极多，分枝表面平滑。叶状枝常10～14成簇，刚毛状，略具三棱；叶呈鳞片状，基部有短小的刺状距。花两性，白色，常常1～3朵腋生；花被倒卵状披针形。浆果小球形，熟时紫黑色。花期9～10月，果熟期冬季至翌年春季。

我国各地多有栽种。

【性味功效】苦、甘，寒。润肺止咳，凉血通淋。

【常用配方】**1.治肺热咯血、咳嗽**　文竹12～24g，开水冲或冰糖炖服。**2.治小便淋漓**　文竹全株30g，水煎服。

【主要化学成分】含多种氨基酸和钙、锰、铁、铜等微量元素。

【现代研究】现代临床用于治疗肺结核咳嗽，咯血，急性支气管炎和阿米巴痢疾等。

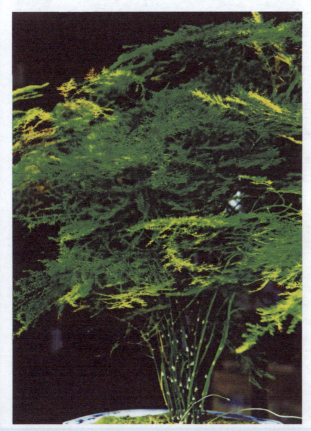

蜘蛛抱蛋

【来源及药用部位】百合科植物蜘蛛抱蛋 *Aspidistra elatior* Bl.的根茎。

【本草论述】《植物名实图考》："治热症，腰痛，咳嗽。"

【形态特征】多年生常绿草本，高达90cm。地下根茎横生，粗硬，生有多数须根。叶单生；叶片革质，从地下根茎上长出，直立；椭圆状披针形或宽披针形，先端急尖，基部狭窄，形成沟状绿色的窄长叶柄；叶片绿色有光泽，常有少数大小不等的淡黄色斑迹，有多条明显的平行脉。花单个从根茎生出，贴近地面，花葶短；花被钟形，内面紫褐色，外面有紫褐色斑点；雄蕊8，4裂。浆果卵圆形，含种子1颗。花期3～5月。

生于山地林阴下。分布于我国长江以南地区，有栽培。

【性味功效】辛、微涩，性温。活血通络，泄热利尿。

【常用配方】

1.治跌打损伤 蜘蛛抱蛋30g，水煎服；或鲜品捣烂外包伤处。

2.治风湿筋骨痛 蜘蛛抱蛋9～15g，水煎服。**3.治经闭腹痛** 蜘蛛抱蛋9～15g，水煎服。**4.治风火牙痛** 鲜蜘蛛抱蛋全草30～60g，水煎服。

【主要化学成分】含蜘蛛抱蛋苷，苷元为薯蓣皂苷元。

【现代研究】现代临床用于治疗跌打损伤骨折，腰痛，风湿病筋骨疼痛，闭经和感冒头痛等。

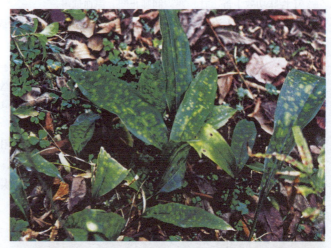

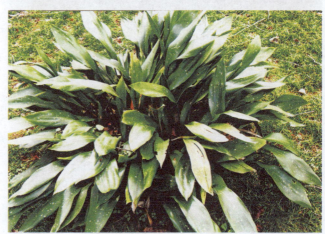

大百合

【来源及药用部位】百合科植物大百合 *Cardiocrinum giganteum* (Wall.) Makino的鳞茎。

【本草论述】《全国中草药汇编》："清热止咳，解毒。"

【形态特征】多年生高大草本。鳞茎大，暗绿色，直径达15cm；鳞片少数，宽卵形，排列疏松。地上茎高大，高可达2m，直立不分枝，圆柱形，中空。基生叶莲座丛状，具长柄，宽卵形。夏秋开花，花茎高大，挺直，顶端有一多花总状花序；花大，有香气，喇叭形，白色，外面有淡绿色条纹，里面有淡红紫色条纹。蒴果略似梨形，长约7cm，果梗粗壮。种子极多，有薄膜质三角形翅。

生于山坡林间草丛中。分布于陕西、湖南、广西、西藏及西南各地。

【性味功效】苦、微甘，寒。润肺止咳，凉血消肿。

【常用配方】**1.治鼻渊** 大百合适量，捣烂取汁涂鼻孔，再取渣外敷鼻上。**2. 治虚弱咳嗽** 大百合、吉祥草、蜂蜜各20g，水煎服。**3.感冒** 大百合鳞茎、芫荽各20g，水煎服。**4.治耳内流水** 大百合、天葵子根各适量，捣烂取汁数滴，外滴耳内。

【现代研究】现代临床用于治疗感冒，中耳炎流脓，慢性鼻窦炎和体虚咳嗽等。

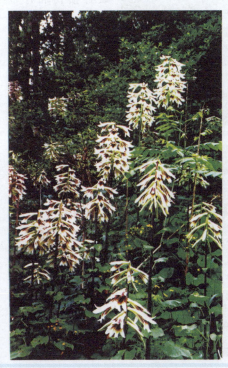
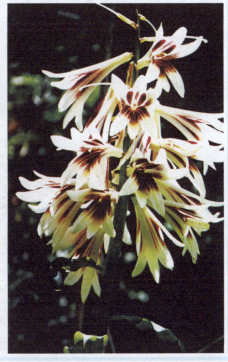

吊 兰

【来源及药用部位】百合科植物吊兰 *Chlorophytum comosum* (Thunb.) Baker的全草。

【本草论述】《福建药物志》：“清热止咳，消肿止痛。”

【形态特征】多年生草本。根茎短而肥厚，呈纺锤状。叶自根茎丛生，多数；叶细长而尖，向两端渐变狭。花葶比叶长，常变为匍匐枝，近顶部有叶束或生幼小植株；花小，白色，常2~4朵簇生，排成疏散的总状花序或圆锥花序；花被叶状，裂片6；雄蕊6；子房3室。蒴果三角状扁球形。花期5月，果熟期8月。

各地普遍栽培作为观赏植物。

【性味功效】甘、微苦，凉。化痰止咳，散瘀消肿，清热解毒。

【常用配方】**1.治骨折（复位、小夹板固定）** 鲜吊兰叶适量，捣烂外敷患处。**2.治咳嗽** 鲜吊兰叶30~60g，枇杷叶9~15g，水煎服。**3.治疗疮肿毒** 鲜吊兰叶一握，捣烂调冬蜜外敷患处。**4.治烧烫伤** 鲜吊兰叶适量，捣烂外敷患处。

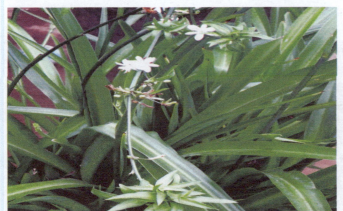

【现代研究】现代临床用于治疗皮肤痈疖，咳嗽，跌打损伤和疔疮等。

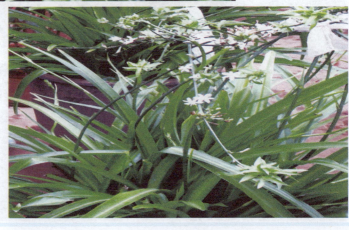

玉 竹

【来源及药用部位】百合科植物玉竹 *Polygonatum odoratum* (Mill.) Druce的根茎。

【本草论述】《本经》："主中风暴热，不能动摇，跌筋结肉，诸不足。"

【形态特征】多年生草本，高45～60cm。地下根茎横走，黄白色。茎单一，自一边倾斜，光滑无毛，具棱。叶互生于茎的中部以上，无柄，叶片略呈革质，椭圆形或狭椭圆形，先端钝尖或急尖，基部楔形。花腋生1～2朵，白色；先端6片；雄蕊6，子房上位。浆果球形。

生于海拔500～2 500m的林下山石或荫蔽山谷旁。分布于西南及浙江、江西、台湾、湖南、广西等地。

【性味功效】甘、苦，平。益气养阴、舒筋通络。

【常用配方】**1.治体虚咳嗽**　玉竹50g，一朵云30g，炖鸡，吃肉喝汤。**2.治虚弱多汗**　玉竹、岩白菜、百尾笋各30g，水煎服。**3.治老年夜尿多**　玉竹、大夜关门各30g，水煎服。**4.治月经不调**　玉竹、对叶莲、马蹄当归各30g，甜酒与水同煎服。

【主要化学成分】玉竹含铃兰苦苷、铃兰苷、黄精螺甾醇、黄精螺甾醇苷及黄精甾醇苷。另含β-谷甾醇，山柰酚苷，槲皮素苷，玉竹粘多糖，黏液质，淀粉，维生素D及

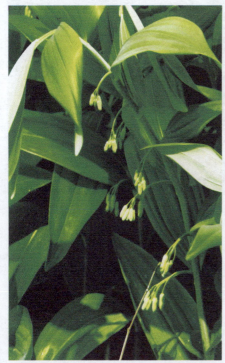
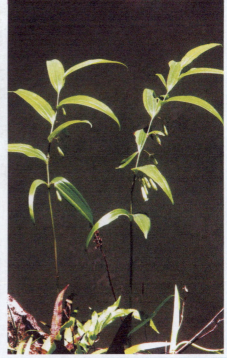

钙、镁、钾、磷、锰、硅等。

　　【现代研究】药理研究显示有预防甘油三酯上升，增强体液免疫和巨噬细胞的吞噬功能，降血糖，清除自由基等作用；还有对金黄色葡萄球菌、变形杆菌、痢疾杆菌、大肠杆菌等的抑制作用。现代临床用于治疗糖尿病，高血压病，高脂血症，神经衰弱和冠心病心绞痛等。

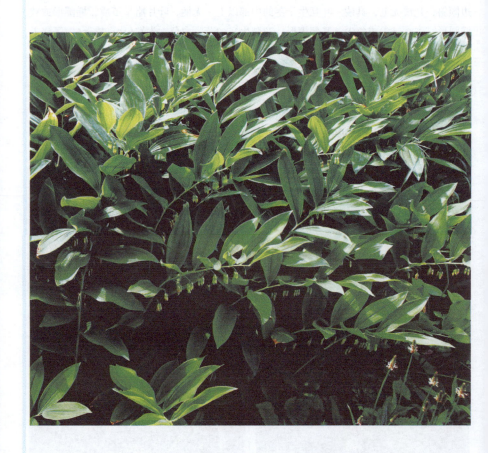

万寿竹

【来源及药用部位】百合科植物万寿竹 *Disporum cantoniense* (Lour.) Merr.的根茎和根。

【形态特征】多年生草本，高达1m以上。根茎短，簇生多数须根。茎细，有分支。叶互生，有短柄；叶片质薄，卵状披针形或披针形，先端短尖或渐尖，基部圆，有明显平行脉。伞形花序顶生或与叶对生，花2~40朵，花下垂，白色或淡紫色，钟状；雄蕊6，子房3室；浆果球形，黑色，种子2~3颗。花期夏季。

生于山坡、林下或草地。分布于长江以南及陕西、台湾、西藏等地。

【性味功效】苦、甘，寒。润肺止咳，健脾消积。

【常用配方】**1.治虚弱干瘦** 万寿竹、奶浆藤根、倒触伞、美人蕉、黄精、泡参各15g，红糖30g，煮稀饭吃。**2.治骨** 万寿竹捣烂加酒，外包固定；并用万寿竹泡酒服。**3.治手足麻痹** 万寿竹根60g，鸡蛋1个，水炖，服汤食蛋。**4.治病后体虚遗尿** 万寿竹30g，岩白菜30g，大苋菜30g，炖肉吃。

【现代研究】药理研究显示万寿竹制剂对蛙、兔和狗均有明显的强心作用。

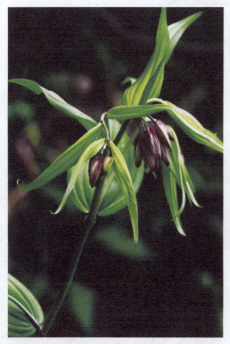
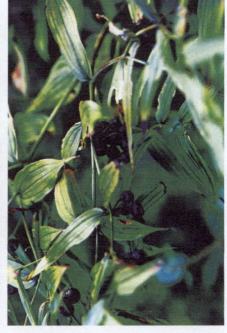

宝铎草

【来源及药用部位】百合科植物宝铎草 *Disporum sessile* (Thunb.) D. Don 的根茎和根。

【本草论述】《天宝本草》："补脾，润肺，壮筋。治肠风下血、痔。"

【形态特征】多年生草本，高30～80cm。根茎肉质，横走。茎直立，上部有叉状分

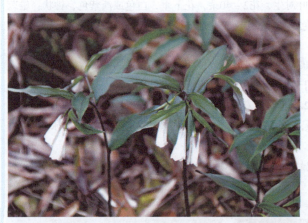

支。叶互生，有短柄或无柄；叶片薄革质至纸质，椭圆形、卵形至披针形，先端骤尖或渐尖，有横脉。花钟状，黄色、淡黄色或绿黄色，1～4朵生于分枝顶端；雄蕊内藏。浆果椭圆形或球形，黑色，种子3颗。花期夏季。

生于海拔600～2 500m的林下或灌木丛中。分布于华东、中南、西南及陕西、台湾、河北等地。

【性味功效】甘，淡，平。润肺止咳，舒筋活络，清热解毒。

【常用配方】**1.治咳嗽痰中带血** 宝铎草15g，蒸冰糖服。**2.治肺热咳嗽** 宝铎草、天冬、百部、枇杷叶各15g，水煎服。**3.治骨折损伤** 宝铎草、水冬瓜、野葡萄根、泽兰加酒，共捣烂，包患处。**4.治烧伤，烫伤** 宝铎草适量，熬膏外涂。

【现代研究】药理研究显示有一定程度强心作用。现代临床用于治疗感冒咳嗽，支气管炎、肺结核咳嗽，跌打损伤、骨折和烧烫伤等。

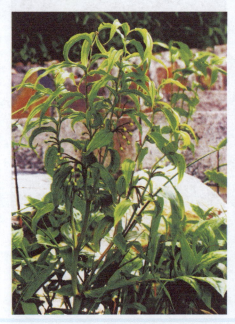

川贝母（川贝毋）

【来源及药用部位】百合科植物川贝母 *Fritillaria cirrhosa* D. Don以及同属近缘植物的鳞茎。

【本草论述】《本经》："主伤寒烦热，淋漓邪气，疝瘕，喉痹，乳难，金疮风痉。"

【形态特征】多年生草本，植物形态变化较大。鳞茎卵圆形。叶通常对生，少数在中部兼有互生或轮生,先端不卷曲或稍卷曲。花单生茎顶，紫红色，有浅绿色的小方格斑纹，方格斑纹的多少，也有很大变化，有的花的色泽可以从紫色逐渐过渡到淡黄绿色，具紫色斑纹；叶状苞片3，先端稍卷曲；花被片6，外轮3片，内轮3片；蜜腺窝在背面明显凸出；柱头裂片长3～5mm。蒴果棱上具宽1～1.5mm的窄翅。花期5～7月，果熟期8～10月。

生于林中、灌丛下、草地、山谷或岩缝中。分布于云南、四川和西藏等地。

【性味功效】甘，苦，微寒。止咳化痰，润肺散结。

【常用配方】**1.治乳痈** 川贝毋10g，金银花60g，研为细末，每服9g，好酒调，食后服。**2.治肺虚劳嗽，阴虚久咳有痰** 川贝毋、百部各等分，研为极细末，沙参、麦冬各12g，水煎冲服川贝毋、百部细末2g。**3.治妊娠小便难，饮食如故** 当归、川贝母、苦参各120g，研末炼蜜丸如小豆大。饮服3丸，逐渐加至10丸。**4.治产后乳汁不下** 牡蛎、知母、川贝母各等量，研为细末，同猪蹄汤调下。

【主要化学成分】鳞茎含生物碱，皂苷及钾、镁、钙、铁、铜、镉、锌、钠等。

【现代研究】药理研究显示有降压、镇咳和祛痰，解痉，平喘等作用，可引起子宫收缩。现代临床用于治疗慢性支气管炎，肺结核咯血，百日咳，前列腺肥大，婴幼儿消化不良，乳头皲裂和宫颈癌等。

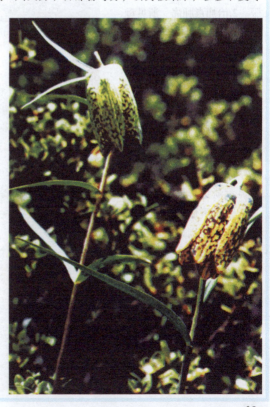

浙贝母

【来源及药用部位】百合科植物浙贝母 *Fritillaria thunbergii* Miq.的鳞茎。

【本草论述】《本草纲目拾遗》："解毒利痰，开宣肺气，凡肺家夹风火有痰者宜此。"

【形态特征】多年生草本，茎单一，高30～70cm。鳞茎扁球形。叶无柄；狭披针形至线形，全缘；下部叶对生；中部叶常3～5片轮生，先端呈卷钩状；上部叶互生，先端常呈卷须状。花1至数朵，生于茎顶或上部叶的叶腋；花钟状，下垂，花被6片，淡黄色或黄绿色，内有紫色方格斑；雄蕊6；雌蕊1。蒴果卵圆形，具6棱。种子多数。花期3～4月，果熟期4～5月。

生于海拔较低的山丘荫蔽处或竹林下。分布于浙江、江苏、安徽、湖南等地。

【性味功效】苦，寒。清热化痰，散结解毒。

【常用配方】**1.治感冒咳嗽** 浙贝母、知母、桑叶、杏仁各15g，紫苏6g，水煎服。**2.治痈毒肿痛** 浙贝母、连翘各15g，金银花18g，蒲公英24g，水煎服。**3.治对口疮** 浙贝母研末，敷患处。

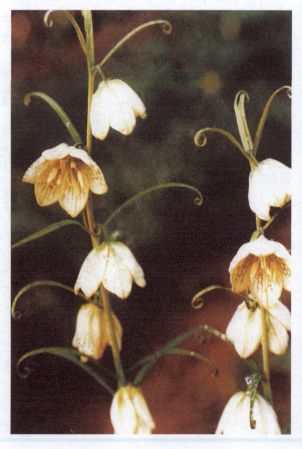

【主要化学成分】鳞茎含浙贝母碱，去氢浙贝母碱，贝母醇，贝母丁碱，贝母芬碱和葡萄糖苷等。

【现代研究】药理研究显示浙贝母碱低浓度时对支气管平滑肌有明显扩张作用，高浓度则显著收缩；浙贝母生物碱大剂量可使狗、猫及兔血压中等度降低，呼吸抑制，小量可使血压微升高。现代临床用于治疗咳嗽，肺脓疡，急性喉炎，淋巴结核和皮肤疮疡等。

平贝母

【来源及药用部位】百合科植物平贝母 *Fritillaria ussuriensis* Maxim.的干燥鳞茎。

【本草论述】《长白山植物药志》："止咳化痰，润肺，散结。"

【形态特征】多年生草本。鳞茎圆而扁平。下部叶轮生，上部叶对生或互生，叶片线形，长9～12cm，宽0.2～0.6cm，先端渐尖，呈卷须状。花单生于叶腋，狭钟形，下垂，花被片长2～3cm，紫黄色，具多数黄色斑纹。药材圆而扁平，表面类白色或微棕黄色，外层两鳞片较厚，互相合抱，顶端常开裂。

栽培为主，主产于黑龙江、辽宁、吉林和华北部分地区。

【性味功效】苦、甘，微寒。清热润肺，化痰止咳。

【常用配方】**1.治阴虚久咳有痰者** 平贝母、桔梗各10g，沙参、麦冬各12g，水煎服。**2.治瘰疬瘿瘤** 平贝母10g，玄参、牡蛎、海蛤壳各15g，水煎服。**3.治疮痈、肺痈** 平贝母12g，蒲公英、鱼腥草各15g，芦根30g，水煎服。

【主要化学成分】含平贝碱甲、乙、丙，平贝宁，平贝宁苷，平贝啶苷，西贝素苷、西贝素和贝母辛等。

【现代研究】药理研究显示有祛痰，平喘，降压等作用，有一定的抑制幽门性溃疡、消炎痛型溃疡及应激性溃疡的作用。现代临床用于治疗慢性气管炎咳嗽、痰多和消化道溃疡等。

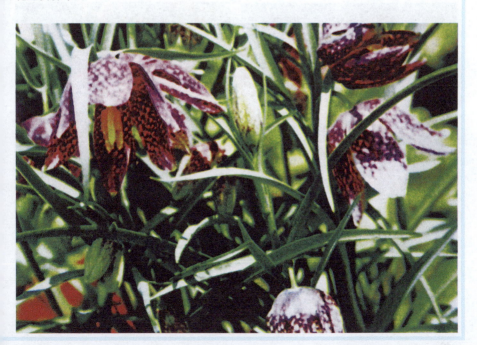

金针菜（黄花菜）

【来源及药用部位】百合科植物萱草 *Hemerocallis crtrina* Baroni 的花蕾或根。

【本草论述】《本草纲目》："消食，利湿热。"

【形态特征】多年生草本，高30～65cm。具有短的根茎和肉质、肥大的纺锤形块根。叶基生，排成两列；叶片条形，全缘，中脉于叶下面凸出。花茎自叶腋抽出，茎顶分枝开花，花柠檬黄色，具有淡淡的清香味；花被6裂；雄蕊6，伸出。蒴果钝三棱状椭圆形。种子黑色有棱，约20颗。

生于海拔2 000m以下的山坡、山谷和荒地，有栽培。分布于河北、陕西、甘肃、山东、河南、湖北、湖南、贵州和四川等地。

【性味功效】甘，凉。凉血解毒，清热利湿，宽胸解郁。

【常用配方】**1.治毒蛇咬伤** 金针菜、百部、苦参各适量，醋少许，捣烂外敷。**2.治咯血** 金针菜根、血盆草各30g，水煎服。**3.治乳汁不足** 金针菜根、无花果各30g，炖猪蹄吃。**4.治风火牙痛** 金针菜根适量，水煎煮鸭蛋服。**5.治热毒疔疮** 金针菜根、龙葵各适量，捣烂外敷。

【现代研究】药理研究显示有镇静作用。现代临床用于治疗水肿，黄疸型肝炎，淋病，消化道溃疡吐血、便血，肺炎咳嗽，流行性腮腺炎，急性咽喉炎和皮肤痈疖等。

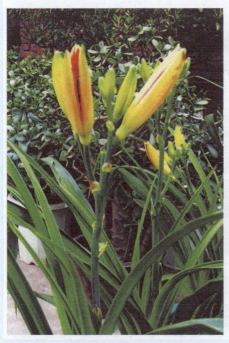 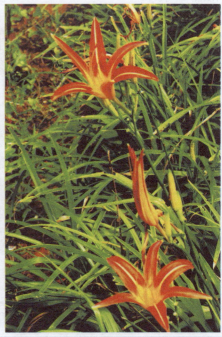

萱草根

【来源及药用部位】 百合科植物萱草 *Hemerocallis crtrina* Baroni 以及同属近缘多种植物的根。

【本草论述】《天宝本草》："散痒子，治瘰疬。"

【形态特征】多年生草本。具有短的根茎和肉质、肥大的纺锤形块根。叶基生，排成两列；叶片条形，全缘，下面成龙骨状突起。花葶粗壮，高60~80cm；蝎尾状伞形花序复组成圆锥状，具花6~12朵或更多，花橘红色至橘黄色，无香味；外轮花被裂片3，内轮花被裂片3；雄蕊伸出，上弯；花柱伸出，上弯。蒴果长圆形。花、果期5~7月。

各地普遍栽培或野生。

【性味功效】甘，凉；有毒。凉血止血，清热利湿，解毒消肿。

【常用配方】**1.治便血** 萱草根、生姜各适量，油炒，酒冲服。**2.治腰痛** 萱草根15个，猪腰子1个，水煎服。**3.治心痛** 萱草根1寸，磨醋1杯，温服。

【现代研究】药理研究显示有抗菌，利尿和抗血吸虫等作用。根部有小毒性。现代临床用于治疗水肿，黄疸型肝炎，小便淋浊，消化道溃疡吐血、便血，妇女带下、崩漏，淋巴结炎和急性乳腺炎等。

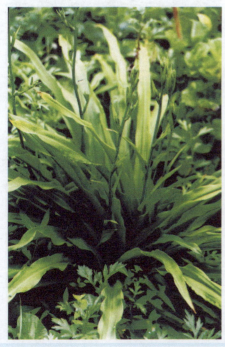
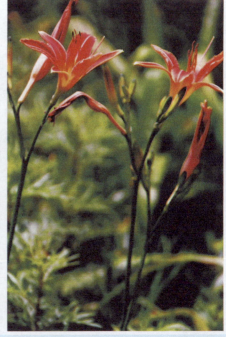

玉簪花

【来源及药用部位】百合科植物玉簪 *Hosta plantaginea* (Lam.) Ascherson的花。

【本草论述】《本草纲目拾遗》："治小便不通。"

【形态特征】多年生草本，具粗壮根茎。叶根生，成丛，叶片卵形至心脏卵形，先端急尖，绿色，有光泽，主脉明显。花茎自叶丛中抽出，较叶长，顶端常有叶状的苞片1枚；花白色，夜间开花，芳香，向上生长；花被漏斗状；雄蕊6；雌蕊1。蒴果细长。种子黑色，有光泽。花期7～8月，果熟期8～9月。

生于阴湿地区。我国各地有栽培。

【性味功效】甘，凉；有小毒。清热解毒，利尿通淋。

【常用配方】**1.治咽喉肿痛** 玉簪花3g，板蓝根15g，玄参15g，水煎服。**2.治小便不通** ①玉簪花、蛇蜕各6g，丁香3g，共为末，每服3g，酒调送下。②玉簪花、灯心草各3g，萹蓄、车前草各12g，水煎服。

【现代研究】现代临床用于治疗急性咽喉炎肿痛，泌尿道感染或结石小便不利等。

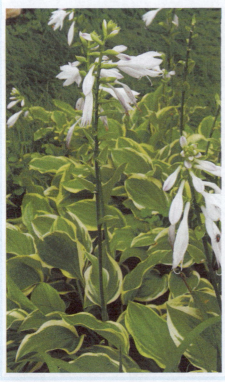
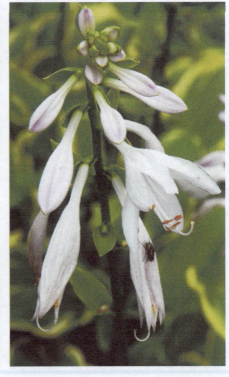

紫萼（紫玉簪）

【来源及药用部位】百合科植物紫萼 *Hosta ventricosa* (Salisb.) Stearn的叶或根。

【本草论述】《分类草药性》："治遗精，吐血，气肿，白带，咽喉红肿。"

【形态特征】多年生草本。叶基生；柄长14～42cm，两边具翅；叶片卵形至卵圆形。花葶从叶丛中抽出，具1枚膜质的苞片状叶。总状花序，花梗长6～8mm，基部具膜质卵形苞片，苞片长于花梗，稀稍短于花梗；花紫色或淡紫色；花被筒下部细，上部膨大成钟形，与下部近于等长；雄蕊着生于花被筒基部，伸出花被筒外。蒴果圆柱形；种子黑色。花、果期8～9月。

生于山坡林下的阴湿地。分布于华东、中南、西南及陕西、河北。各地多有栽培。

【性味功效】甘、微苦，平。活血调经，清热解毒，止痛。

【常用配方】**1.治崩漏、带下** 紫萼叶20g，鸡蛋（去壳）1～2个，水煎服。**2.治恶疮溃烂** 鲜紫萼叶适量，洗净或用米汤水浸泡，敷贴患处。**3.治胃痛** 紫萼根、红牛膝、细辛各6g，水酒煎服。**4.治跌打损伤** 紫萼叶20g，瘦猪肉50～100g，炖服。

【现代研究】现代临床用于治疗妇女月经不调，带下病，皮肤化脓性感染、溃破和跌打损伤等。

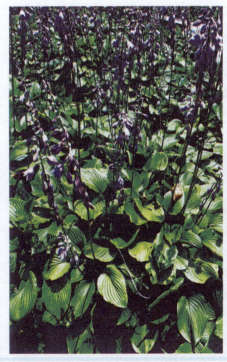
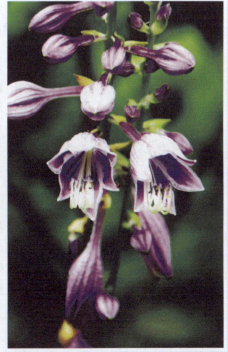

岩百合

【来源及药用部位】百合科植物淡黄花百合 *Lilium sulpharum* Buker. 的鳞茎。

【本草论述】《本经》："主邪气腹胀，心痛，利大小便，补中益气。"

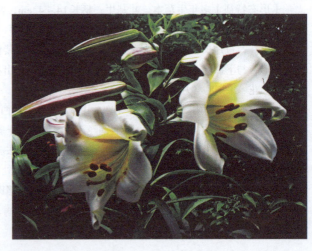

【形态特征】多年生草本。鳞茎圆锥形，具薄膜，紫红色。叶散生于茎中部，无柄；叶片条形，先端锐尖，基部渐窄，有中脉。花一至数朵，生于茎顶或茎端叶腋间，俯垂，鲜红色或紫红色，无斑点或有少数斑点，花被片6，向外反卷，具紫色斑点；花药长圆形，花粉深橘红色。蒴果长椭圆形。花期7~8月，果熟期9月。

生于山坡灌丛中或石山缝隙中。分布于全国各地。

【性味功效】甘，微苦，凉。润肺止咳，清热解毒。

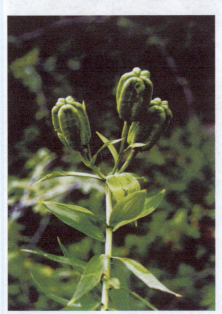

【常用配方】**1.治感冒咳嗽** 岩百合、岩豇豆、岩白菜各30g，水煎服。**2.治血尿、血淋** 岩百合、反背红、白茅根各15g，水煎服。**3.治咽喉肿痛** 岩百合、草玉梅、虎杖各10g，水煎服。**4.治耳痛流脓** 鲜岩百合适量，捣烂取汁滴耳。

【主要化学成分】茎叶含百合苷C。

【现代研究】药理研究显示有镇咳、平喘和祛痰作用，能增加呼吸道排泄功能，对抗组织胺引起的蟾蜍哮喘。现代临床用于治疗慢性肺结核久咳，支气管扩张咯血，肺部感染，肺脓肿，疮痈溃疡，神经衰弱和妇女更年期综合征等。

卷 丹

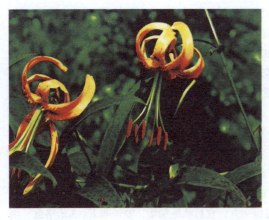

【来源及药用部位】百合科植物山丹 *Lilium lancifolium* Thunb.的鳞茎。

【本草论述】《本经》："主邪气腹胀，心痛。利大小便，补中益气。"

【形态特征】多年生草本。鳞茎卵圆状扁球形。茎直立，淡紫色，被白色绵毛。叶互生，无柄；叶片披针形或长圆状披针形，上部叶腋常有紫黑色珠芽。花3~6朵或更多，生于近顶端处，下垂，橘红色，花被片披针形向外反卷，内具紫黑色斑点；雄蕊6，花药紫色；柱头3裂。蒴果长圆形至倒卵形。种子多数。花期6~7月，果熟期8~10月。

生于海拔2500m以下的林缘路旁及山坡草地，也有栽培。分布于全国各地。

【性味功效】甘，微苦，凉。润肺止咳，清热解毒。

【常用配方】**1.治咳嗽**　卷丹、车前草、五匹风各30g，水煎服。**2.治血尿**　卷丹、水灯芯各15g，水煎服。**3.治咽炎肿痛**　卷丹、草玉梅、虎杖各10g，水煎服。

【主要化学成分】茎叶含百合苷C。

【现代研究】药理研究显示有镇咳、平喘和祛痰作用，增加呼吸道排泄功能，还可对抗组织胺引起的蟾蜍哮喘。现代临床用于慢性肺结核久咳，支气管扩张咯血，肺部感染，肺脓肿，疮痈溃疡，神经衰弱和妇女更年期综合征等。

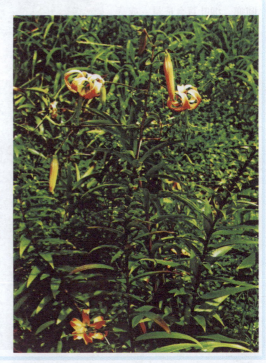

细叶百合（山丹、岩百合）

【来源及药用部位】百合科植物细叶百合 *Lilium punilum* DC. 的鳞叶。

【本草论述】《本经》："主邪气腹胀，心痛。利大小便，补中益气。"

【形态特征】多年生草本，高20～60cm。鳞茎广椭圆形，直径1.5～3cm。茎细，圆柱形，绿色。叶3～5列互生，至茎顶少而小，叶片窄线性，无柄；先端锐尖，基部渐狭。花单生于茎顶，或生于叶腋间成总状花序，花被片6，红色；雄蕊6；雌蕊1。蒴果椭圆形。

生于山坡林下及山地岩石间。分布于我国北方各地以及西南。

【性味功效】甘、微苦，微寒。养阴润肺，清心安神。

【常用配方】**1.治肺壅热烦闷** 细叶百合200g，用蜜半盏，拌和百合，蒸令软，时时含如枣大，咽津。**2.治咳嗽不已，或痰中有血** 款冬花、细叶百合（焙，蒸）等分，共为细末，炼蜜为丸，如龙眼大，每服一丸，食后临卧细嚼，姜汤咽下。**3.治咯血** 细叶百合60g，白及120g，蛤粉60g，百部30g，共为细末，炼蜜为丸，每丸60g，每次一丸，每日3次。**4.治肺痈** 细叶百合适量，或蒸或煮，频食，拌蜜蒸更好。

【主要化学成分】含岷江百合苷、百合皂苷及去酰百合苷等。

【现代研究】药理研究显示有镇咳、平喘、祛痰作用，能够对抗应激性的损伤，提高免疫功能，具有镇静催眠作用。现在已有百合膏和百合固金丸等中成药治疗咳嗽；外用治疗出血证。

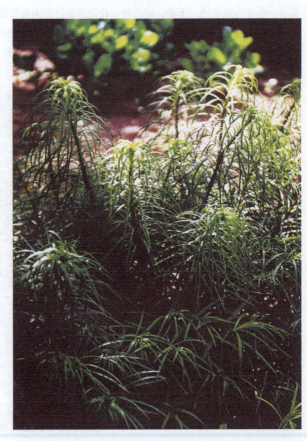

山麦冬（土麦冬）

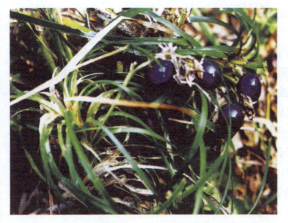

【来源及药用部位】百合科植物山麦冬 *Liriopo spicata* (Thunb.) Lour. 或阔叶山麦冬 *Liriopo platyphylla* Wang et Tang. 的块根。

【本草论述】《香港中草药》："养阴生津，润肺止咳。"

【形态特征】**山麦冬**多年生草本。根状茎粗短，生有很多细长的须根，部分膨大成连珠状或纺锤形的肉质小块根。叶丛生；叶柄有膜质鞘；叶片革质，条形。花序直立，总状花序顶生；有花多数；花被淡紫色或浅蓝色；子房上位。浆果球形，熟时蓝黑色。花期5～7月，果熟期8～10月。

生于山野间阴湿处、山谷林下或路旁，南方有栽培。分布于西南、华南和华东地区。

【性味功效】甘、苦，微寒。养阴生津。

【常用配方】**1.治咯血诸证** 鲜山麦冬、鲜天冬各12g，水煎服。**2.治失眠** 山麦冬、土三七各20g，石菖蒲6g，水煎服。**3.治咽燥咳嗽** 山麦冬、草珊瑚、薄荷各12g，水煎服。

【主要化学成分】含甾体皂苷，土麦冬皂苷，麦冬皂苷，β-谷甾醇葡萄糖苷和黄酮类等。

【现代研究】药理研究显示有强心，扩张冠状血管，抗心肌缺血和抗心律失常等作用。现代临床用于治疗肺结核、肺炎、支气管炎咳嗽、哮喘，慢性咽炎，小儿夏季热，冠心病和失眠等。

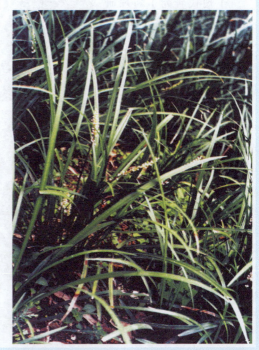

麦 冬

【来源及药用部位】百合科植物麦冬 *Ophiopogon japonicus* (L.f) Ker–Gawl. 的块根。

【本草论述】《本经》："主心腹结气，肠中伤饱，胃络脉绝，羸瘦短气。"

【形态特征】多年生草本，高15～40cm。地下匍匐枝细长，须根常有部分膨大成肉质块根。叶丛生，窄线形，叶柄鞘状。总状花序顶生于花茎上；苞片膜质，每苞腋生花1～3朵；花冠淡紫色或白色；花被片6，不展开，披针形；雄蕊6；花柱基部宽阔，子房3室。浆果球形，早期绿色，成熟后暗蓝色。花期5～8月，果熟期7～9月。

生于海拔600～1 500m的山坡阴处或路旁。各地普遍分布，或栽种。

【性味功效】甘、苦，寒。润肺止咳，清心除烦。

【常用配方】**1.治吐血、衄血** 鲜麦冬、鲜地黄各50g，水煎服。**2.治咯血证** 鲜麦冬、鲜天冬各12g，水煎服。**3.治失眠** 麦冬、土三七各20g，石菖蒲6g，水煎服。**4.治消化不良** 麦冬、隔山消各20g，水煎服。

【主要化学成分】含沿阶草皂苷A、B、C及β–谷甾醇、豆甾醇等。

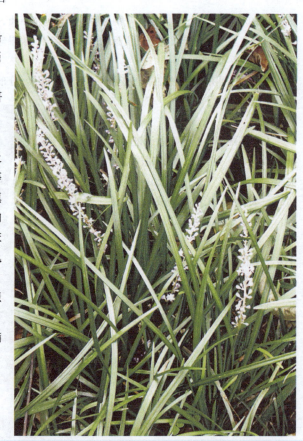

【现代研究】药理研究显示有心肌收缩力增强，冠脉血流量加大，抗休克、抗心肌梗塞、抗心律失常及改善心肌缺血和缺氧状态等作用。对中枢神经系统有镇静、催眠、抗惊厥和拮抗咖啡因兴奋的作用。现代临床用于治疗失眠，肺炎，小儿支气管哮喘，小儿厌食症，小儿夏季热，冠心病，肺源性心脏病，病毒性心肌炎，脑轻微障碍综合征和老年痴呆等。

沿阶草（麦门冬、麦冬）

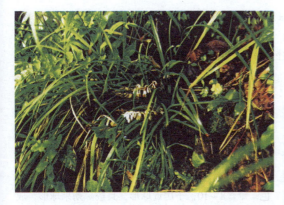

【来源及药用部位】百合科植物沿阶草 *Ophiopogon bodinieri* Léve.的块根。

【本草论述】《本经》："主心腹结气，肠中伤饱，胃络脉绝，羸瘦短气。"

【形态特征】多年生草本，高15～40cm。地下匍匐枝细长，须根常有部分膨大成肉质块根。叶丛生，窄线形，叶柄鞘状。总状花序顶生于花茎上；苞片膜质，每苞腋生花1～3朵；花冠淡紫色或白色；花被片6，展开，披针形；雄蕊6；花柱细长，圆柱形，子房3室。浆果球形，早期绿色，成熟后暗蓝色。花期5～8月，果熟期7～9月。

生于海拔600～1500m的山坡阴处、林下或路旁。各地普遍分布或栽种。

【性味功效】甘、苦，寒。润肺止咳，清心，败毒。

【常用配方】**1.治咳嗽** 沿阶草、枇杷叶各30g，水煎服。**2.治口渴** 沿阶草、鲜芦根、竹叶各20g，水煎服。**3.治骨折** 沿阶草、水冬瓜、泽兰各适量，捣烂外敷固定。

【现代研究】现代临床用于治疗失眠，小儿厌食，小儿夏季热，痈疮溃疡等。

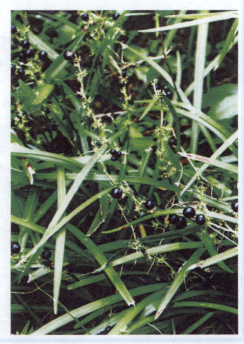

蚤休（独脚莲、重楼）

【来源及药用部位】百合科植物华重楼 *Paris polyphylla* Smith. var. *chinensis* (Franch.) Hara的根茎。

【本草论述】《本经》："主惊痫，摇头弄舌，热气在腹中，癫疾，痈疮，阴蚀，下三虫，去蛇毒。"

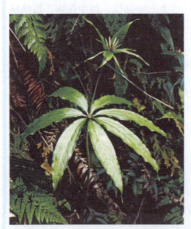

【形态特征】多年生草本，高30～100cm，全株光滑无毛。根茎肥厚，直径1～3cm，黄褐色，结节明显，须根多数。茎直立，圆柱形，青紫色或紫红色。叶轮生茎顶，通常7片，叶片长椭圆形。花单生于茎端，外列花被片绿色，叶状，内列被片黄色；雄蕊8～10；子房近球形，具棱。蒴果球形，成熟时瓣裂。花期5～7月，果熟期8～10月。

生于山野、灌木丛林阴处。贵州各地均产；分布于长江流域地区。

【性味功效】苦，微寒；有小毒。清热解毒，止咳平喘，凉肝定惊。

【常用配方】**1.治小儿惊风、抽搐** 蚤休、钩藤各10g，瓜子金8g，水煎服。**2.治疖腮肿痛** 蚤休、土大黄适量，共研末，醋调外涂患

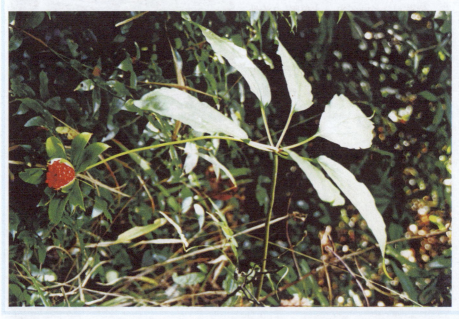

处。**3.治瘰疬结核** 蚤休、木姜花各适量，捣烂外敷。**4.治胃痛** 蚤休用红火灰炮制，研末，每次吞服2g。**5.治蛇咬伤** 蚤休、雄黄各等量，捣烂外敷。

【主要化学成分】含蚤休皂苷，七叶一枝花皂苷，薯蓣皂苷，蚤休甾醇，甲基原薯蓣皂苷，肌酐及丙氨酸、天冬酰胺等。

【现代研究】药理研究显示有抑制金黄色葡萄球菌、溶血性链球菌、脑膜炎双球菌、痢疾杆菌、伤寒杆菌、大肠杆菌、绿脓杆菌及镇静，镇痛，止咳，平喘，抗炎，抗肿瘤和抗蛇毒等作用。现代临床用于治疗流行性腮腺炎，急性扁桃体炎，慢性气管炎，子宫出血及肺癌，胃癌和子宫颈癌等。

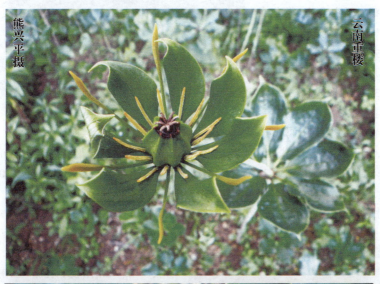

熊兴平摄

云南重楼

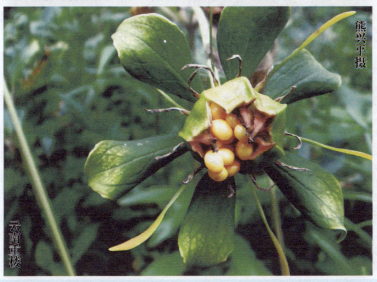

熊兴平摄

云南重楼

云南重楼（蚤休）

【来源及药用部位】百合科植物云南重楼 *Paris polyphylla* Smith. var. *yunnanensisi* (Franch.) Hand. – Mazz. 的根茎。

【本草论述】《本经》："主惊痫，摇头弄舌，热气在腹中，癫疾，痈疮，阴蚀，下三虫，去蛇毒。"

【形态特征】多年生草本，高30~80cm，全株光滑无毛。根茎肥厚，结节明显。茎单一，青紫或紫红色。叶6~10

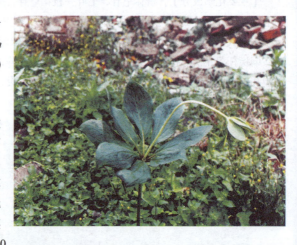

片轮生，叶片披针形、卵状长圆形至倒卵形。花单生于茎端，外轮花被片绿色，内轮花被片黄色；雄蕊8~10，排成2~3轮；花丝比花药短。蒴果。花期6~7月，果熟期9~10月。

生于山野、灌木丛林荫蔽处。贵州各地均产；分布于长江流域地区。

【性味功效】苦，微寒；有小毒。清热解毒，消肿止痛。

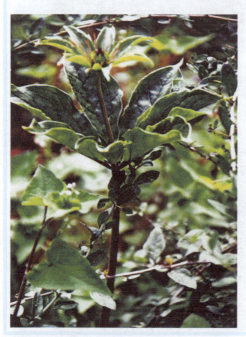

【常用配方】1.治跌打伤痛　云南重楼10g，独定子10g，水煎服或研末，每次吞服1~2g。2.治疔腮、乳痈　云南重楼适量，磨醋外搽。3.治胃痛　云南重楼、蒲公英根各等量研末，每次吞服2g。

【主要化学成分】根茎含薯蓣皂苷元，β–蜕皮素等。

【现代研究】药理研究显示有抑制金黄色葡萄球菌、溶血性链球菌、脑膜炎双球菌、痢疾杆菌、伤寒杆菌、大肠杆菌、绿脓杆菌及镇静，镇痛，止咳，平喘，抗炎，抗肿瘤和抗蛇毒等作用。现代临床用于治疗流行性腮腺炎，急性扁桃体炎，慢性气管炎，子宫出血及肺癌，胃癌和子宫颈癌等。

七叶一枝花（蚤休）

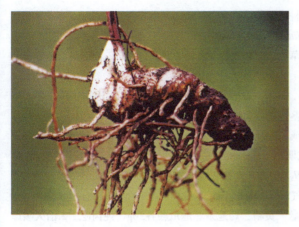

【来源及药用部位】百合科植物重楼 *Paris polyphylla* Smith.的根茎。

【本草论述】《本经》："主惊痫，摇头弄舌，热气在腹中，癫疾，痈疮，阴蚀，下三虫，去蛇毒。"

【形态特征】多年生草本，高30～80cm，全株光滑无毛。根茎肥厚，结节明显。茎单一，青紫或紫红色。叶6～10片轮生，叶片披针形、卵状长圆形至倒卵形。花单生于茎端，外轮花被片4～6，内轮花被片狭长形，黄色；雄蕊8～12，排成2～3轮；花药短。蒴果紫色，3～6瓣开裂。种子多数。花期4～7月，果熟期8～11月

生于山野、灌木丛林阴处。分布于四川、贵州、云南和西藏东南部。

【性味功效】苦，微寒；有小毒。清热解毒。

【常用配方】**1.治痢疾** 七叶一枝花10g，天青地白15g，水煎服。**2.治咳嗽** 七叶一枝花，岩白菜各20g，水煎服。**3.治外伤出血** 七叶一枝花研末，撒于出血处。

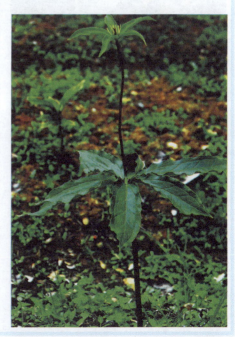

【主要化学成分】根茎含薯蓣皂苷元，蚤休甾酮，甲基原薯蓣皂苷，丙氨酸，天冬酰胺γ-氨基丁酸等。

【现代研究】药理研究显示有抑制金黄色葡萄球菌、溶血性链球菌、脑膜炎双球菌、痢疾杆菌、伤寒杆菌、大肠杆菌、绿脓杆菌，镇静，镇痛，止咳，平喘，抗炎，抗肿瘤和抗蛇毒等作用。现代临床用于治疗流行性腮腺炎，急性扁桃体炎，慢性气管炎，子宫出血及肺癌和胃癌和子宫颈癌等。

黄 精

【来源及药用部位】百合科植物黄精 *Polygonatum sibiricum* Red、多花黄精*P. crytonema* Hua、滇黄精*P. kingianum* Coll. et Hemsl.的根茎。

【本草论述】《日华子本草》："补五劳七伤，助筋骨，生肌，耐寒暑，益脾胃，润心肺。"

【形态特征】多年生草本，高45～60cm。地下根茎横走，肥大肉质，黄白色，略扁，有数个茎痕，少数须根。茎直立，圆柱形，单一。叶无柄，通常4～5枚轮生；叶片线状披针形至线形，先端渐尖或卷曲。花腋生，下垂，花被白色；先端6齿裂；雄蕊6；雌蕊1。浆果球形，紫黑色。花期5～6月，果熟期7～9月。

生于山坡、林下或路边草丛。分布于南方各地。

【性味功效】甘，平。益气润肺，解毒止痒。

【常用配方】**1.治肺痨咳嗽** 黄精、矮地茶、地瓜藤各50g，炖肉吃。**2.治久咳虚喘** 黄精、大毛香、倒扎花各30g，水煎服。**3.治风湿痹痛** 黄精、九龙藤各适量，捣烂调酒外敷。**4.治脚癣湿痒** 黄精、爬岩姜、大蒜各30g，酒醋各半浸泡，外搽患处，每日数次。

【主要化学成分】含黏液质，淀粉，黄精多糖，黄精低聚糖，粗多糖，黄精苷和赖

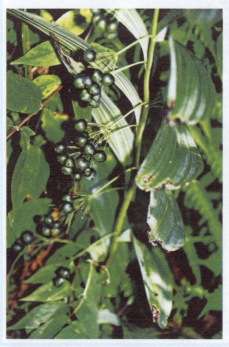
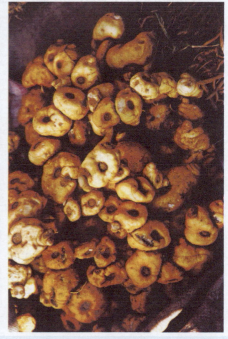

氨酸等氨基酸。

　　【现代研究】药理研究显示有提高机体免疫功能，增加心率，降血脂及抗动脉粥样硬化，降血压，扩张冠状血管，抗心肌缺血，改善微循环的作用，还能抗衰老，降血糖，抗菌，抗病毒，抗疲劳，提高机体耐缺氧能力等。现代临床用于治疗高血压病，冠心病，高脂血症，放疗、化疗所致的白细胞减少，老年便秘，足癣、体癣，失眠和肺结核咯血等。

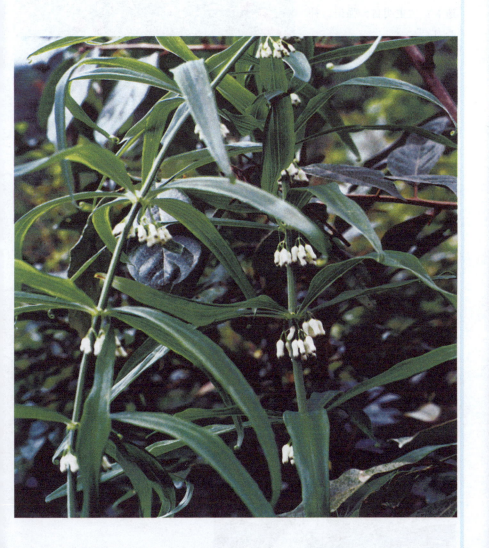

吉祥草（观音草）

【来源及药用部位】百合科植物吉祥草 *Reineckia carnea* (Andr.) Kunth 的全草。

【本草论述】《本草拾遗》："主明目，强记，补心力。"

【形态特征】常绿多年生草本。根状茎匍匐，绿色或间有紫白色，节上生须根。叶丛生于根茎顶端或节部，线状披针形；平行脉，中脉明显。圆锥花序生于叶

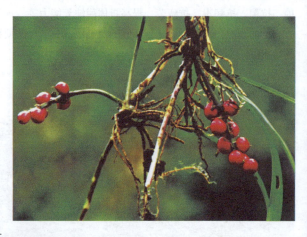

腋，花两性；花被紫红色。浆果紫红色或鲜红色。花期冬末及次年初春。

生于山野林缘及山路旁。分布于长江以南各地。

【性味功效】苦、甘，寒。润肺止咳，清热活血。

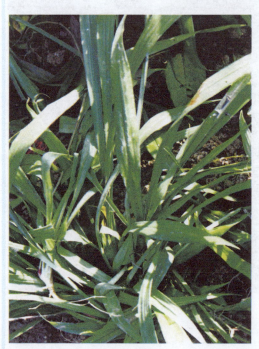

【常用配方】1.治咳嗽　吉祥草、鱼腥草、虎杖各20g，水煎服。2.治湿热黄疸、胁痛　吉祥草、齐头蒿各30g，水煎服。3.治跌打损伤　吉祥草、九龙盘、九龙藤各20g，酒水各半煎服。4.治风湿病　吉祥草、花蝴蝶叶各适量，捣烂外敷。5.治骨折　吉祥草、冷水花、四块瓦各适量，捣烂包患部。

【主要化学成分】含薯蓣皂苷元，奇梯皂苷元，铃兰皂苷元，吉祥草皂苷元和异万年青皂苷元等。

【现代研究】现代临床用于治疗肺结核咳嗽，黄疸型肝炎，跌打损伤、骨折，吐血和小儿消化不良等。

万年青

【来源及药用部位】百合科植物万年青 *Rohdea japonica* (Thunb.) Roth.的根茎或全草。

【本草论述】《采药志》："治中满盅胀，黄疸，心疼，哮喘咳嗽，跌打伤。"

【形态特征】多年生常绿草本。根状茎短而肥厚。叶基生，阔带形，厚革质。春夏间在花轴上形成一稠密的穗状花序，花被合生，球状钟形，裂片6，不甚明显，肉质，淡黄色或褐色；雄蕊6；子房球形，柱头3裂。浆果球形，熟后橘红色。

生于阴湿的林下、山谷，或栽培于庭院。分布于南方各地。

【性味功效】苦、辛，寒；有毒。清热解毒，强心利尿，凉血止血。

【常用配方】**1.治心力衰竭** 鲜万年青根茎5g,水煎服。**2.治咽喉肿痛** 万年青根3g，八爪金龙6g，水煎含服。**3.治鸡眼** 先用盐开水洗患处，削去死皮，再用万年青鲜叶捣烂敷于患处。**4.治淋证血尿** 万年青3g，萹蓄、老火草各16g，水煎服。

【主要化学成分】万年青根茎、叶、种子均含强心苷成分。根茎、叶、果中均含类脂，谷甾醇及十八碳烯酸，叶中含有十八碳二烯酸。

【现代研究】药理研究显示可使血压轻度升高，增强心肌收缩力，兴奋迷走神经，使心动振幅及频率起变化；还有催吐及抗菌等作用。现代临床用于治疗心力衰竭。

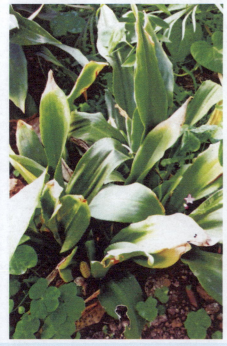 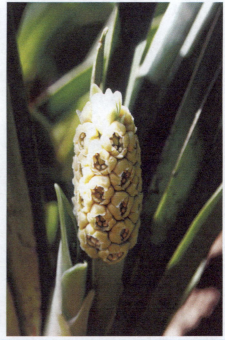

鹿药

【来源及药用部位】百合科植物鹿药 *Smilacina japonica* A. Gray及管花鹿药*Smilacina henryi* (Baker) Wang et Tang的根茎及根。

【本草论述】《开宝本草》："主风血，去诸冷，浸酒服之。"

【形态特征】鹿药，多年生草本，高30～60cm。根茎横走，圆柱状，有时具膨大结节。茎中部以上具粗伏毛。叶互生，4～9枚；叶片纸质，卵状椭圆形、椭圆形或长圆形，先端近短渐尖，基部圆形。圆锥花序具粗短毛；花单生，花被片6，长圆形或长圆状倒卵形，白色；雄蕊6；子房3室。浆果近球形，熟时红色。花期5～6月，果熟期8～9月。

生于林下阴湿处或岩缝中。分布于东北及河北、山西、陕西、甘肃、江苏、安徽、浙江、江西、台湾、河南、湖北、湖南、四川、贵州等地。

【性味功效】甘、苦，温。补气益肾，祛风除湿，活血调经。

【常用配方】**1.治头痛，偏头痛** 鹿药、当归、川芎、升麻、连翘各6g，水煎服。**2.治跌打损伤** 鹿药适量，捣烂外敷患处。**3.治劳伤疲乏体倦** 鹿药15～30g，泡酒服。**4. 治月经不调** 鹿药12～15g，水煎服。

【现代研究】现代临床用于治疗久病劳伤，阳痿，偏正头痛，风湿病关节疼痛，跌打损伤，急性乳腺炎和月经不调等。

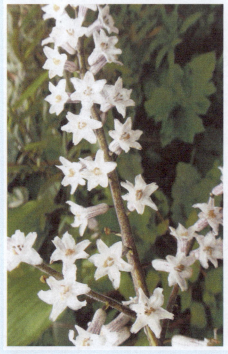
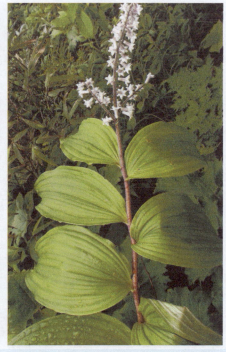

金刚藤

【来源及药用部位】百合科植物拔葜 *Smilax china* L. 的根茎、叶。

【本草论述】《名医别录》："主腰背寒痛，风痹，益气血，止小便利。"

【植物特征】攀援状灌木。根茎粗壮，坚硬，块根不规则。叶互生；叶片薄革质或坚纸质，卵圆形或椭圆形，基部宽楔形至心形。花单性，雌雄异株；伞形花序生于叶尚幼嫩的小枝上，具十几朵或更多的花，常呈球形；花被裂片6，绿黄色；雄花具雄蕊6；雌花与雄花大小相似，有6枚退化雄蕊。浆果红色，有粉霜。花期2～5月，果熟期9～11月。

生于林下灌木丛中、路旁。分布于华东、中南、西南及台湾等地。

【性味功效】甘、酸，微温。祛风除湿，清热解毒，消肿散瘀。

【常用配方】**1.治风湿痹证疼痛**　金刚藤50g、瓜子金10g，水煎服。**2.治跌打损伤肿痛**　金刚藤、铁筷子各20g，水煎服。**3.治湿热呕吐腹泻**　金刚藤、苦荞头各30g，水煎服。**4.治血尿、淋漓疼痛**　金刚藤、泥湖菜各20g，或金刚藤30g，须须药、天泡果各15g，水煎服。

【主要化学成分】根茎含薯蓣皂苷元，生物碱，酚类，氨基酸，有机酸和糖类等。

【现代研究】药理研究显示有利尿，解毒，抗钩虫，抗菌等作用。现代临床用于治疗风湿病关节疼痛、肌肉麻木，急性细菌性痢疾，水肿，淋病，疔疮肿痛，银屑病，颈淋巴结核和痔疮出血等。

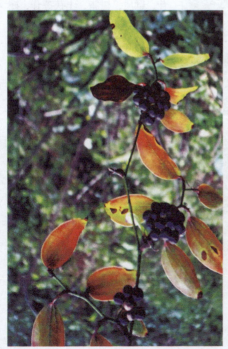
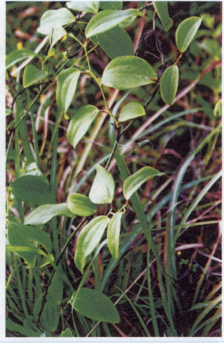

土茯苓

【来源及药用部位】百合科植物光叶菝葜 *Smilax glabra* Roxb. 的根茎。

【本草论述】《本草纲目》："健脾胃，强筋骨，去风湿，利关节，止泄泻，治拘挛骨痛，恶疮痈肿，解汞粉、银朱毒。"

【形态特征】攀援状灌木。根茎块状，着生多数须根。茎无刺。叶互生，革质，披针形至长椭圆状披针形，全缘，下面被白粉，基出脉3～5条；叶鞘先端常变成2条卷须。伞形花序腋生；花单性，雌雄异株；花小，白色；雄花有雄蕊6枚；雌花子房上位。浆果。花期7～8月。

生于山坡、荒地或林边的半阴地。分布于长江以南各地。

【性味功效】甘、淡、平。祛风除湿，解毒杀虫。

【常用配方】**1.治风湿痹痛** 土茯苓、枫树皮各30g，水煎服。**2.治痨弱干瘦** 土茯苓、大山羊根、黑根各20g，炖肉吃。**3.治血尿** 土茯苓、茶树根各15g，水煎服。**4.治皮肤瘙痒** 土茯苓50g，水煎代茶饮。

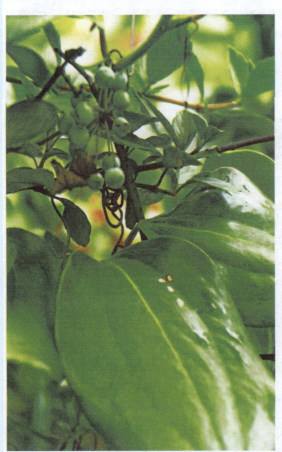

【主要化学成分】根含皂苷，鞣质，树脂，土茯苓苷，槲皮素，豆甾醇-3-O-β-D-吡喃葡萄糖苷，薯蓣皂苷元及微量挥发油等。

【现代研究】药理研究显示有解除汞中毒，抗肿瘤，抑制动脉粥样硬化斑块形成，抗炎及免疫抑制，抗菌，保护脑缺血以及抗胃溃疡等作用。现代临床用于治疗风湿病，崩漏，血尿，梅毒，乙型肝炎，支气管肺癌及食道贲门癌以及霉菌性肠炎等。

牛尾菜

【来源及药用部位】百合科植物牛尾菜 *Smilax riparia* A. DC. 的根和根茎。

【本草论述】《江西草药》："祛风散瘀。治风湿痹痛，跌打损伤。"

【形态特征】多年生攀援状草质藤本，具纵沟，无毛。根茎具多数细长须根。叶互生，卵状披针形至长椭圆形，基出脉3~5条，脉间网状；上面光泽，下面淡粉色；叶柄基部具线状卷须1对。单性花，雌雄异株；伞房花序腋生；花淡绿色；雄花花被6，雌花较小。浆果紫色。花期5~6月。

生于山坡林下。分布于广东、广西、陕西、四川、贵州、浙江、江苏及江西等地。

【性味功效】甘、微苦，温。祛风除湿，散瘀消肿。

【常用配方】1.治风湿痹痛　牛尾菜50~100g，九龙盘50g，水煎服。2.治气虚浮肿　牛尾菜、三白草各30g，水煎服。3.治头晕头痛　牛尾菜、歪头草、南布正各20g，炖肉吃。4.治肾虚咳嗽　牛尾菜、大毛香各30g，炖肉吃。5.治瘰疬　牛尾菜适量，捣烂外敷。

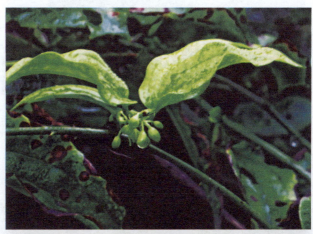

【主要化学成分】根茎及根含新替告皂苷元-3-O-α-L吡喃鼠李糖基（1→6）-β-D-吡喃葡萄糖苷等。

【现代研究】现代临床用于治疗咳嗽，咯血，风湿病关节疼痛，体虚浮肿和带下病等。

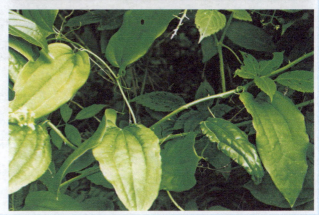

黑点草

【来源及药用部位】百合科植物黄花油点草 *Tricyrtis maculate* (D. Don) Machride 的根和全草。

【本草论述】《陕西中草药》："安神除烦，健脾止渴，活血消肿。"

【形态特征】多年生草本，高50～100cm。茎无毛或上部被微糙毛。叶互生，无柄，叶片广椭圆形，先端渐尖，边缘被棕色短柔毛，上部的叶基心形而抱茎。聚伞花序顶生或上部腋生；花被片6，通常黄绿色，有紫褐色斑点；雄蕊6，花丝稍长于花被片，密生腺毛。蒴果棱状长圆形。种子多数。花、果期7～9月。

生于山坡、林下阴处。分布于西南和河北、陕西、甘肃、河南、湖南、湖北等地。

【性味功效】甘、淡，平。清热除烦，活血消肿。

【常用配方】**1.治劳伤疼痛** 黑点草9g，红三七6g，红毛七3g，水煎加黄酒服。**2.治风疹皮肤瘙痒** 黑点草捣烂取汁，调酒搽患处。

【现代研究】现代临床用于治疗跌打损伤和皮肤瘙痒等。

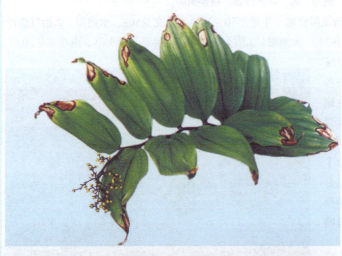

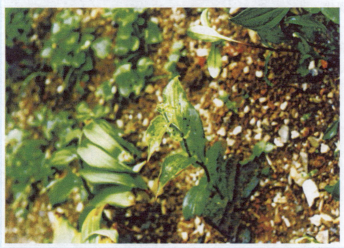

藜 芦

【来源及药用部位】百合科植物藜芦 *Veratrum nigrum* L.的根及根茎。

【本草论述】《本经》："主蛊毒，咳逆，泻痢，肠澼，头疡，疥瘙，恶疮，杀诸虫毒，去死肌。"

【形态特征】多年生草本，高60～100cm。植株粗壮，基部的鞘枯死后残留为有网眼的黑色纤维网。叶互生；叶片薄革质，椭圆形、宽卵状椭圆形或卵状披针形，先端锐尖或渐尖，两面短毛。圆锥花序，侧生总状花序常具雄花，顶生总状花序几乎全部为两性花；花被片6，黑紫色；雄蕊6，花药肾形；子房卵形，3室，花柱3。蒴果卵圆形，具三钝棱。种子扁平，具膜质翅。花、果期7～9月。

生于海拔1200～3000m的山坡林下或草丛中。分布于东北、华北及陕西、甘肃、山西、河南、湖北、四川、贵州等地。

【性味功效】辛、苦，微寒；有毒。祛风痰，杀虫毒。

【常用配方】**1.治诸风痰饮** 藜芦0.3g，郁金3g，研末，温浆水一盏，和服探吐。**2.治牙痛不可忍** 藜芦适量，研末，涂于痛处。**3.治疥癣** 藜芦研细末，生油调敷患处。**4.治白秃** 藜芦捣末，腊月猪脂制膏，患处盐水洗净，取药膏外敷。

【主要化学成分】含介芬胺，假介芬胺，玉红介芬胺，秋水仙碱及藜芦酰棋盘花碱等。

【现代研究】药理研究显示有降压作用。现代临床用于治疗疟疾，骨折等。

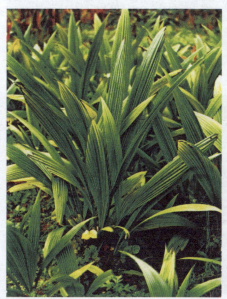
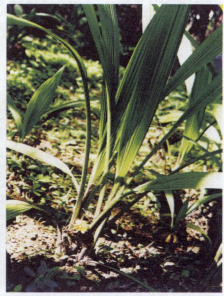

延龄草（头顶一颗珠）

【来源及药用部位】百合科植物延龄草 *Tricyrtis tchonoskii* Maxim. 的根茎。

【本草论述】《陕西中草药》："止血，镇痛，生肌，祛风湿，消肿毒。"

【形态特征】多年生草本，高15～50cm。根茎粗短。茎丛生于根茎上。基部有褐色膜质鞘。叶3枚轮生于茎枝顶，无柄，叶片菱状卵形或菱形。花单生于叶轮中央，花被片6，2轮，外轮3片，卵状披针形，绿色，内轮3片，卵状披针形，白色；雄蕊6，花药短于花丝或与花丝近等长；子房圆锥状卵形。浆果圆球形，紫黑色。种子多数。花期4～6月，果熟期7～8月。

生于海拔1 600～3 200的林下、山谷阴湿处，山坡或路旁。分布于西南和河北、陕西、甘肃、安徽、浙江、湖南、湖北等地。

【性味功效】甘、辛，温；小毒。镇静止痛，活血止血。

【常用配方】**1.治头痛**　延龄草3～5株，水煎服。**2.治劳伤腰痛**　延龄草3g，研末，凉开水冲服。**3.治刀伤出血、溃烂**　延龄草适量，研末外敷患处。

【主要化学成分】地下部分含薯蓣皂苷，甲基原薯蓣皂苷元等。

【现代研究】现代临床用于治疗神经性头痛，高血压病头痛头昏，跌打损伤腰痛和外伤骨折等。

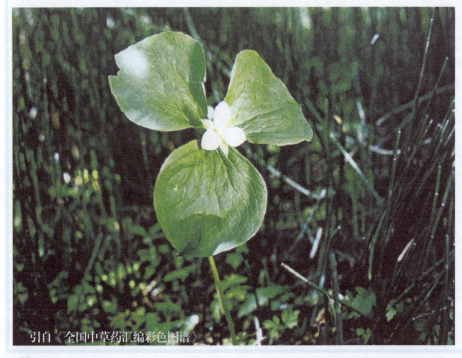

引自《全国中草药汇编彩色图谱》

郁金香

【来源及药用部位】百合科植物郁金香 *Tulipa gesneriaha* L. 的花。

【本草论述】《本草拾遗》："主一切臭，除心腹间恶气鬼疰，入诸香药用之。"

【形态特征】多年生草本。鳞茎卵圆形。叶基出，3~4片；带状披针形至卵状披针形。花单生，直立，花瓣6片，倒卵形，鲜黄色或紫红色，具黄色条纹或斑点；雄蕊6，离生；雌蕊花柱3裂至基部，反卷。蒴果，3室，室被开裂。种子多数，扁平。

原产欧洲，我国现有栽种。

【性味功效】苦、辛，平。化湿辟秽。

【常用配方】**1.治呕逆** 郁金香花10g，开水泡，饮服。**2.治口臭** 郁金香花、吉祥草各10g，水煎含漱。

【主要化学成分】花粉含正–二十七烷和异–二十七烷等。花含矢车菊双苷，水杨酸和精氨酸等。

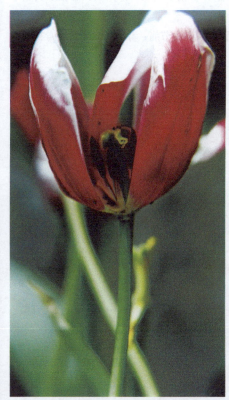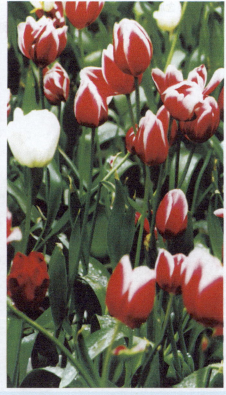

桧柏（圆柏）

【来源及药用部位】柏科植物桧柏 *Sabina chinensis* (L.) Ant 的枝梢与叶。

【本草论述】《福建民间草药》："杀虫除秽，散结解毒。"

【形态特征】常绿乔木，高达20m。树皮薄，浅灰褐色，纵裂成条片。小枝扁平，直展，排成一平面。叶鳞形，交互对生，先端微钝。叶背中部均有腺槽。雌雄同株；球花单生于短枝顶端；雄球花黄色，卵圆形。球果卵圆形，熟前肉质，蓝绿色，被白粉；熟后木质，张开，红褐色；种鳞4对，扁平，背部近先端有反曲的尖头，中部种鳞各有种子1~2颗。种子卵圆形或长卵形，灰褐色或紫褐色。花期3~4月，果熟期9~11月。

生于湿润肥沃的山地。全国大部分地区均有分布。

【性味功效】辛、苦，温；有小毒。祛风散寒，活血解毒。

【常用配方】**1.治风寒感冒**　鲜桧柏枝15~21g，黄酒炖服。**2.治风湿关节痛**　鲜桧柏枝水煎，熏洗患处。**3.治荨麻疹**　取桧柏叶，卷在粗纸中，用火烧之，取其烟气遍熏身体。**4.治淋病**　桧柏叶或枝3g，研为末，每日2次，开水冲服。

【主要化学成分】桧柏叶含穗花杉双黄酮，扁柏双黄酮，芹菜素，扁柏双黄酮甲醚；种子含脂肪油及甾醇等。

【现代研究】现代临床用于治疗风寒感冒，风湿关节痛，荨麻疹，阴疽肿毒初起，尿路感染等。

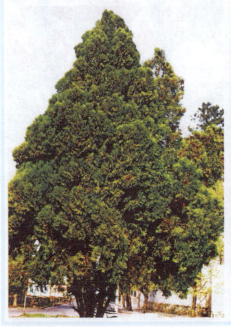
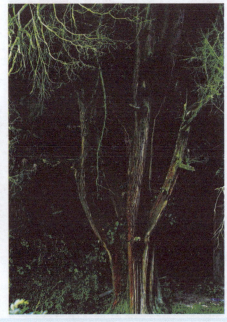

侧柏叶

【来源及药用部位】柏科植物侧柏 *Platycladus orientalis* (L.) Franco的枝梢及叶。

【本草论述】《名医别录》："主吐血，衄血、血痢、崩中赤白。轻身益气，令人耐寒暑，去湿痹，生肌。"

【形态特征】常绿乔木。高达20m。树皮薄，淡灰褐色，裂成长条状；分枝密，小枝扁平，排成一平面，直展。鳞形叶交互对生，扁平。有腺点，侧面叶呈龙骨状，覆盖在正面叶上。雌雄同株，球花生于上年短枝顶上。球果卵状椭圆形。花期4~5月，果熟期10~11月。

生于阴湿肥沃的山坡或栽培于园林。分布于全国各地。

【性味功效】苦、涩，凉，凉血止血，祛痰止咳。

【常用配方】**1.治胃脘疼痛、吐血** 侧柏叶研末，每次吞服3g。**2.治崩漏下血** 侧柏叶、地锦、铁苋菜各30g，水煎服。**3.治肺热咳嗽、咯血** 侧柏叶、大毛香、岩豇豆各30g，水煎服。**4.治湿热病疾** 侧柏叶、委陵菜各30g，水煎服。**5.治皮肤瘙痒** 侧柏叶50g，泡酒100ml，外搽。

【主要化学成分】含挥发油类，黄酮类，有机酸类，鞣质，树脂和维生素等。

【现代研究】药理研究显示有缩短出、凝血时间及止血作用，还有明显镇咳、祛痰、平喘作用，抗菌、镇静、降压等作用。现代临床用于治疗胃、十二指肠溃疡并发出血，痔疮出血，脂溢性皮炎瘙痒，功能性子宫出血，急、慢性菌痢脓血便，慢性气管炎咳嗽和高血压病等。

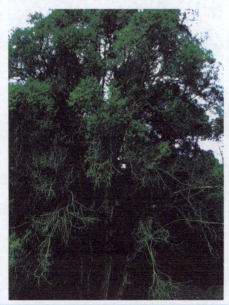
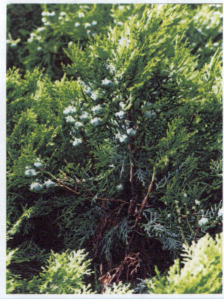

柏子仁

【来源及药用部位】柏科植物侧柏*Platycladus orientalis* (L.)Franco 的成熟种仁。

【本草论述】《本经》："主惊悸，安五藏，益气，除风湿痹。"

【形态特征】见"侧柏叶"该项下。

【性味功效】甘，平，养心安神，止汗，润肠。

【常用配方】**1.治心悸怔忡，虚烦失眠**　柏子仁、牡蛎各20g，人参、五味子各5g，水煎服。**2.治失眠健忘**　柏子仁、酸枣仁、熟地各20g，麦冬、远志各10g，黄连3g，水煎服。**3.治肠燥便秘**　柏子仁、火麻仁、郁李仁、杏仁各12g，陈皮6g，制丸服用，或蜂蜜水煎服。

【主要化学成分】柏子仁含柏木醇，谷甾醇，双萜类成分，少量挥发油和皂苷等。

【现代研究】药理研究显示有润肠通便作用，对损伤造成的记忆再现障碍和记忆消失有明显改善作用。现代临床用于治疗斑秃，脱发，失眠，神经衰弱，流行性腮腺炎和习惯性流产等。

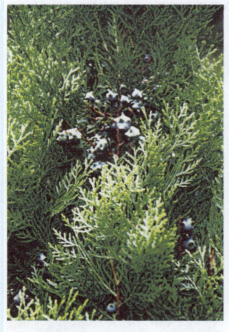
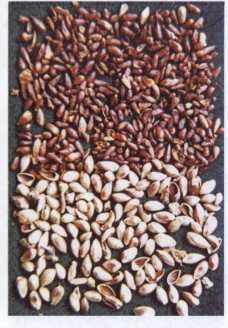

甘 松

【来源及药用部位】败酱科植物甘松 *Nardostachys chinensis* Batal.或匙叶甘松 *Nardostachys jatamansi* DC. 的干燥根及根茎。

【本草论述】《日华子本草》："治心腹胀，下气。"

【形态特征】多年生矮小草本，高20～35cm，全株有强烈松节油样香气。茎上端略被短毛。根生叶不多，每簇6～8叶；叶片窄线状倒披针形或倒披针形，先端钝圆，基部稍扩展成鞘，全缘，两面光滑无毛；茎生叶3～4对。头状聚伞花序；花浅粉红色；雄蕊4；子房下位。瘦果倒卵形，萼宿存。种子1枚。花期8月。

生于海拔3 500～4 500m高山草原地带。分布于青海、甘肃等地。

【性味功效】甘，温。理气止痛，醒脾健胃。

【常用配方】**1.治胃脘疼痛** 甘松3g，木香、厚朴各6g，水煎服。**2.治痰浊上犯眩晕** 半夏曲、天南星各100g，甘松50g，陈橘皮75g，上为细末，水煮面和丸，如梧桐子大，每服20丸，食后生姜汤下。**3.治脘腹疼痛** 甘松18g，广陈皮4.5g，水500ml，浸于沸水内3小时（每半小时煮沸一次），分12份，每日服6次，每次1份。**4.治湿脚气** 甘松、荷叶心、藁本各适量，煎汤熏洗。

【主要化学成分】甘松的根和根茎含甘松酮、缬草酮、甘松新酮、广藿香醇等。

【现代研究】药理研究显示对心肌有直接抑制作用，对抗氯化钡诱发的大鼠心律失常。还有解痉，降压，抗溃疡，与缬草类似的镇静、安定等作用。现代临床用于治疗胃脘胀痛，十二指肠球部溃疡，神经性胃病，湿脚气，癫病，牙痛和神经衰弱等。

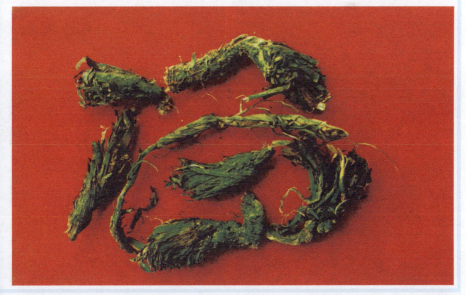

墓头回

【来源及药用部位】败酱科植物糙叶败酱 *Patrinia rupestris* (Pall.) Juss. subsp. *scabra* (Bunge) H. J. Wang或异叶败酱 *Patrinia heterophylla* Bunge的根。

【本草论述】《本经原始》："治伤寒，温疟。"

【形态特征】多年生草本，高约20～60cm。根茎粗短；根粗壮，圆柱形；具有特异臭味。茎多数丛生，茎被细短毛。基生叶倒披针形，2～4羽状浅裂，开花时枯萎；茎生叶对生，叶片厚纸质，狭卵形至披针形，1～3对羽状深裂至全裂，中央裂片较大，两侧裂片镰状条形，两面被毛，上面粗糙。圆锥聚伞花序顶生；花萼齿5；花冠筒状，先端5裂；雄蕊4；子房下位，1室发育。瘦果长圆柱形。花、果期秋季。

生于向阳山坡草地。分布于西南、华北、东北等地。

【性味功效】苦、涩，凉。燥湿止带，收敛止血，清热解毒。

【常用配方】**1.治痛经**　墓头回、香附、延胡各15g，黄酒30g，水煎服。**2.治湿热或热毒赤痢**　墓头回15g，马齿苋30g，水煎服。**3.治湿盛带下**　墓头回、椿白皮各15g，苍术12g，水煎服。

【主要化学成分】含挥发油，主要成分有δ-丁香烯、δ-葎草烯、δ-芹子烯和δ-荜橙茄醇等。

【现代研究】药理研究显示有抗肿瘤，镇静，促进主动免疫，止血和抑制金黄色葡萄球菌、大肠杆菌等作用。现代临床用于治疗肠炎腹泻，痢疾，疟疾，急性阑尾炎，带下病，子宫颈癌，跌打损伤和痈疽疮疡等。

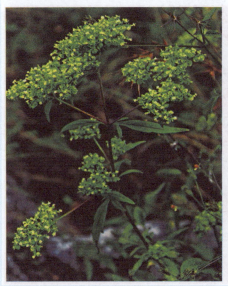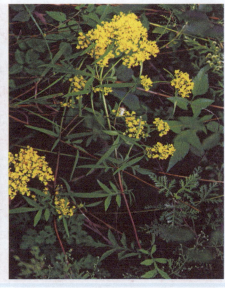

败 酱

【来源及药用部位】败酱科植物黄花败酱 *Patrinia scabiosaefolia* Fisch. 的带根全草。

【本草论述】《本经》："主暴热，火疮赤气，疥瘙疽痔，马鞍热气。"

【形态特征】多年生草本，高约50～120cm。根茎横卧或斜生，具有腐败酱味。茎直立，具倒生白色粗毛。叶对生，根生叶卵状披针形，茎生叶羽状全裂，茎上部叶片较大，裂片5～11，两面无毛或被白色刚毛。聚伞花序，多分支，花黄色。果椭圆形。花期7～9月。

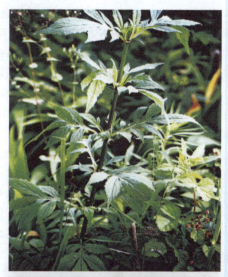

生于山坡草地。全国大部分地区有分布。

【性味功效】辛、苦、微温。清热解毒，活血排脓。

【常用配方】1.治吐血，因积热妄行者 败酱100g，黑山栀9g，怀熟地15g，灯芯草3g，水煎，徐徐服。2.治产后腰痛不可转者 败酱、当归各2.4g，川芎、芍药、桂心各1.8g，水400ml，煎煮成160ml，分2次服。忌葱。3.治产后腹痛如锥刺者 败酱250g。水800ml，煎煮成400ml，每服40ml，日服3次。4.治无名肿毒 鲜败酱全草30～60g，酒水各半煎服；渣捣烂敷患处。

【主要化学成分】黄花败酱根、根茎含败酱皂苷；根含黄花败酱皂苷，齐墩果酸，常春藤皂苷元，东莨菪素，马栗树皮素和挥发油。

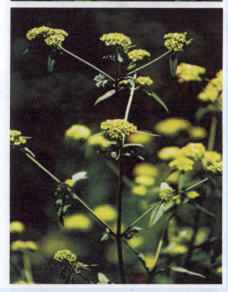

【现代研究】药理研究显示黄花败酱有镇静作用，对金黄色葡萄球菌、志贺氏痢疾杆菌、伤寒杆菌、白色葡萄球菌、Ⅰ型单纯疱疹病毒均有抑制作用；能抑制子宫颈癌，抗肝炎病毒，使肝细胞炎症消退和毛细胆管疏通，促进肝细胞再生，防止肝细胞变性，改善肝功能；还有抗动脉硬化及强心利尿等作用。现代临床用于治疗婴幼儿腹泻，肠炎，痢疾，急性化脓性扁桃体炎，肺炎，急性阑尾炎，胆道感染，急性胰腺炎和乳腺癌等。

白花败酱（败酱草）

【来源及药用部位】败酱科植物白花败酱 *Patrinina villosa* (Thunb.) Juss. 的带根全草。

【本草论述】《本经》："主暴热，火疮赤气，疥瘙疽痔，马鞍热气。"

【形态特征】多年生草本，高50～100cm。根茎横卧或斜生，有特殊臭气如腐败酱味。茎直立，具倒生白色粗毛，上部有分支。叶对生，叶片卵形，先端尖锐，基部窄狭，边缘具粗锯齿，或3裂而基部裂片较小，茎下部有翼柄。聚伞花序多分支，花冠5裂，白色；雄蕊4；子房下位。瘦果倒卵形，宿存苞片贴生。花期9月。

生于山坡草地和路旁。全国大部分地区有分布。

【性味功效】苦，平。清热解毒，排脓破瘀。

【常用配方】**1.治吐血、衄血**　白花败酱20g，黑山栀9g，怀熟地15g，灯芯草3g，水煎服。**2.治产后瘀血腹痛，腰痛**　白花败酱、当归各24g，川芎、白芍药、桂心各18g，水煎服。**3.治赤白痢疾**　白花败酱草60g，冰糖15g，开水炖服。**4.治肠痈腹痛**　白花败酱20g，红藤、金银花、赤芍各15g，水煎服。

【主要化学成分】白花败酱含有挥发油，黑芥子苷，莫罗忍冬苷，番木鳖苷，白花败酱苷等。

【现代研究】药理研究显示对金黄色葡萄球菌、志贺痢疾杆菌、伤寒杆菌、I型单纯疱疹病毒均有抑制作用，还有抗肝炎病毒，促进肝细胞再生，改善肝功能，抗动脉硬化及强心利尿等作用。现代临床用于治疗流行性感冒，婴幼儿腹泻，肠炎，痢疾，急性化脓性扁桃体炎，肺炎，急性阑尾炎，胆道感染，急性胰腺炎和乳腺癌等。

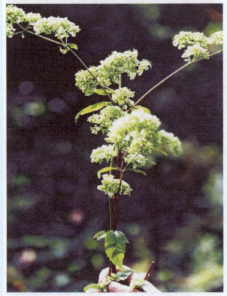 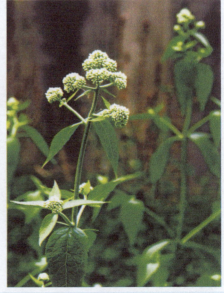

蜘蛛香

【来源及药用部位】败酱科植物蜘蛛香 *Valeriana jatamansii* Jonec的根茎。

【本草论述】《本草纲目》："辟瘟疫、中恶。"

【形态特征】多年生草本，高30～70cm。茎通常数支丛生，密被短柔毛。根状茎横走，有叶柄残基，黄褐色，有特异香气。基生叶发达，叶片心状圆形至卵状心形，先端短尖或钝圆，基部心形，边缘微波状或具稀疏小齿，具短毛，上面暗深绿色，下面淡绿色；茎生叶不发达，每茎2对，有时3对。伞房状聚伞花序顶生；苞片和小苞片钻形；花小，白色或微带红色；花萼内卷；花冠筒状，先端5裂；雄蕊3；雌蕊3裂，子房下位；两性花较大，雌蕊、雄蕊与花冠等长。瘦果长柱状，顶端有多条羽状毛。花期5～7月，果熟期6～9月。

生于海拔2 500m以下山顶草地、林中或溪边。分布于陕西、河南、湖北、湖南、四川、贵州、云南和西藏等地。

【性味功效】辛、微苦，温。消食健胃，理气止痛，祛风解毒。

【常用配方】**1.治发痧气痛，跌打损伤** 蜘蛛香30～50g，泡酒服。**2.治呕泻腹痛** 蜘蛛香、石菖蒲根各12g，用瓦罐炖酒服。**3.治热毒疮疡** 蜘蛛香鲜品适量，磨醋，外搽患处。**4.治胃气痛** 蜘蛛香3g，切细，开水吞服。**5.治风湿麻木** 蜘蛛香30g，水煎服，并取药渣涂搽痛处。

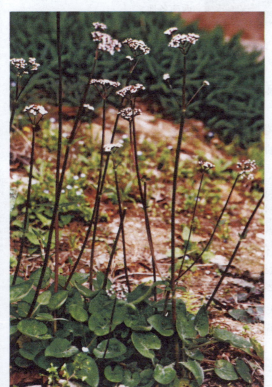

【主要化学成分】根茎含挥发油，其中有柠檬烯，龙脑，乙酸龙脑酯和α-蒎烯等；又含蒙花苷异戊酸酯，缬草环臭蚁醛酯苷。

【现代研究】现代临床用于治疗感冒头痛，风湿病关节痛，月经不调，跌打损伤，疔疮，小儿咳嗽，消化不良，流行性感冒发热和疟疾等。

缬 草

【来源及药用部位】败酱科植物缬草 *Valeriana officinalis* L. 的根茎和根。

【本草论述】《科学的民间药草》："用于神经衰弱，精神不安。"

【形态特征】多年生高大草本，高1~1.5m。根茎粗短呈头状，须根簇生，有香气。茎中空，有粗纵棱，被长粗毛。匍匐枝叶、基出叶在花期凋萎，茎生叶对生，叶片卵形至宽卵形，2~9对深裂；裂片披针形，先端渐窄，基部下延，全缘或具疏锯齿，两面及柄轴被毛。伞房状花序顶生；苞片羽裂，小苞片线性；花萼内卷；花冠淡紫红色或白色，5裂；雄蕊3；雌蕊3裂，子房下位。瘦果长卵形，顶端有宿萼多条，羽毛状。花期5~7月，果熟期6~10月。

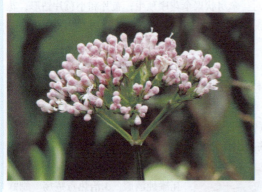

生于海拔2 500m以下的山坡草地、林中或溪边。分布于我国东北至西南各地。

【性味功效】辛、苦，温。安心神，祛风湿，行气血，止痛。

【常用配方】**1.治心悸、失眠**　①缬草6~9g，水煎服；②缬草、石菖蒲、合欢皮各9g，水煎服。**2.治风湿关节疼痛**　缬草、独活、防风、当归各9g，桂枝6g，水煎服。**3.治跌打损伤**　缬草、姜黄各15g，制没药9g，生大黄12g，红花、生栀子各30g，共研为末，食油调成糊状，涂贴痛处，每日换药。

【主要化学成分】根茎含挥发油，其中有α、β-蒎烯，乙酸龙脑酯，丁香烯，缬草萜酮，松油醇，橄榄醇和阔叶缬草甘醇等。

【现代研究】药理研究显示有抑制心律失常，改善传导，对抗肾上腺素收缩血管，镇静，安定,增强巴比妥安眠，兴奋平滑肌和抗菌等作用。现代临床用于治疗心悸，失眠，癫狂，风湿病关节痛，痛经，闭经，脘腹胀痛和跌打损伤等。

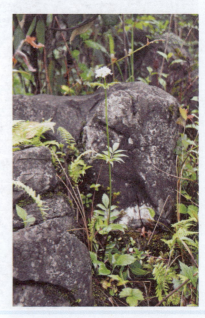

点地梅（喉咙草、清明草）

【来源及药用部位】报春花科植物点地梅 *Androsace umbellate* (Lour.) Merr. 的全草。

【本草论述】《开宝本草》："主疗喉痹，齿风痛及诸疮疥。"

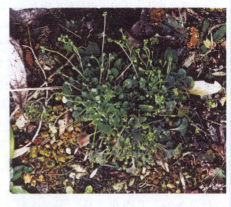

【形态特征】一年或两年生无茎草本，高8~15cm，全体被有白色细柔毛。主根不明显，具多数须根。叶基生，平铺地面；叶片近圆形，先端钝圆，基部浅心形或近圆形，边缘呈三角状圆齿。花葶自叶丛中抽出，3~7枝，顶端有小伞梗5~7，排列为伞形花序；花萼绿色，5深裂，裂片卵形；花冠白色，下部愈合成短管形，上部5裂；雄蕊生于花冠筒中部，花丝短；子房球形，胚珠多数。蒴果近球形，先端5瓣裂。花期4~5月，果熟期6月。

生于向阳地、疏林下及林缘、草地等。分布于东北、华北及南方各地。

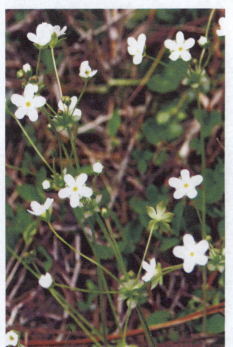

【性味功效】辛、甘，微寒。清热解毒，消肿止痛。

【常用配方】1.治跌打损伤　点地梅、大马蹄草、酸咪咪各30g，酒水各半煎服。2.治风湿痹痛　点地梅、花蝴蝶叶、野烟叶各20g，水煎内服又外洗。3.治带下　点地梅、三白草、杠板归各30g，水煎服。4.治眼翳　点地梅果实适量，捣汁滴眼。5.治咽喉肿痛　点地梅30g，大山羊根20g，水煎服。

【主要化学成分】全草含皂苷，鞣质，酚类和糖类等。

【现代研究】药理研究显示有兴奋心脏，溶血和抗菌作用等。现代临床用于治疗急性咽炎，急性喉炎，牙痛，头痛，急性结膜炎，风湿性关节炎，哮喘，疔疮肿毒，烫火伤，跌打损伤和虫蛇咬伤等。

虎尾草（狼尾巴草）

【来源及药用部位】报春花科植物虎尾草 *Lysimachia barystachys* Bunge 的全草或根茎。

【本草论述】《全国中草药汇编》："治白带，小便不利。"

【形态特征】多年生草本，高40～100cm。根茎横走。茎直立，单一或有短分枝，上部密被长柔毛。叶互生或近对生；叶片线状长圆形至披针形，先端尖，基部渐狭，边缘多少向外卷折，表面通常无腺点。总状花序顶生，花密集，常弯向一侧呈狼尾状；苞片条形；花萼近钟形，5深裂；花冠白色，5深裂；雄蕊5，长为花冠的一半；雌蕊1。蒴果球形。种子多数，红棕色。花期5～8月，果熟期8～10月。

生于山坡、草地、路旁灌丛或海边田埂中。分布于全国大部分地区。

【性味功效】辛，苦，平。活血利水，解毒消肿。

【常用配方】**1.治咽喉肿痛** 鲜虎尾草、鲜青木香各6g，加水适量，捣汁服。**2.治月经不调、痛经** 虎尾草、益母草各9g，月季花、马鞭草各6g，水煎服。**3.治乳痛** 虎尾草15g，葱白7根，酒水各半煎服。**4.治跌打损伤** 虎尾草根30g，酒水各半煎服；另用虎尾草、葱白、酒糟各适量，捣烂炒热外敷患处。

【主要化学成分】含山柰酚，槲皮素和生物碱等。

【现代研究】现代临床用于治疗月经不调，经闭，跌打损伤，风湿病筋骨疼痛，乳腺炎，无名肿毒，咽喉炎肿痛，肺脓疡和水肿等。

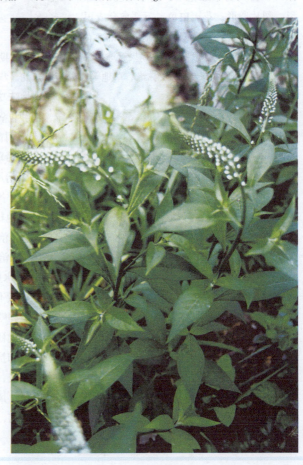

香排草

【来源及药用部位】报春花科植物细梗香排草 *Lysimachia capillipes* Hemsl.的全草。

【本草论述】《中国药用植物志》："治虚弱。"

【形态特征】一年生草本，高40～60cm。全株平滑无毛，有香气。茎直立，草质。叶互生；叶片卵形至卵状披针形，先端锐尖，基部圆钝或渐狭，边缘全缘或微皱呈波状；侧脉4～5对，在下面稍隆起，网脉不明显，无腺点。花单生腋下；花梗纤细，丝状；花萼5深裂；花冠黄色，5裂；花丝5枚。蒴果球形。种子多数，细小，多角形。花期6～7月，果熟期8～10月。

生于山谷林下和溪边。分布于浙江、江西、福建、台湾、河南、湖北、湖南、广东、四川和贵州等地。

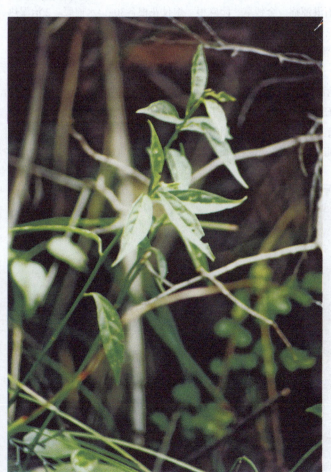

【性味功效】甘，平。祛风除湿，行气止痛，调经，解毒。

【常用配方】**1.治感冒** 香排草全草30g，水煎，分两次服。**2.治月经不调或小儿腹胀痛** 香排草30g，水煎服。**3.治疗疮** 香排草鲜草适量，捣烂外敷患处。

【现代研究】药理研究显示有抗病毒和解热作用。现代临床用于治疗感冒，流行性感冒，水肿，月经不调，消化不良腹胀痛，风湿病，疗疮，跌打损伤和蛇咬伤等。

金钱草（过路黄、大金钱草）

【来源及药用部位】报春花科植物过路黄 *Lysimachia christinae* Hance的全草。

【本草论述】《本草纲目拾遗》："治黄疸初起，又治脱力反胃噎膈，水肿臌胀，及毒蛇咬伤，捣此草汁饮，以渣罨伤口。"

【形态特征】多年生草本，高20～60cm。茎柔弱，匍匐地面；叶、萼、花冠均具点状或条纹状黑色腺体。叶对生，卵状或心形，先端钝尖或钝，基部楔形或心形，全缘，有叶柄。花黄色，成对腋生，具花梗；萼片5；花瓣5，长为萼片的2倍；雄蕊5，3枚较长；子房上位。蒴果球形或近球形。

生于山坡疏林湿地，分布于华东、华南、西南、华中及陕西、甘肃、山西等地。

【性味功效】苦、酸，凉。清热利湿，解毒消肿。

【常用配方】**1.治石淋涩痛** 金钱草、园麻根、炮仗花根各30g，水煎服。**2.治湿热黄疸** 金钱草、齐头蒿、凤尾草各30g，水煎服。**3.治感冒咳嗽** 金钱草、五匹风、大毛香各20g，水煎服。**4.治瘰疬** 金钱草适量，捣烂外敷。**5.治疗疮** 金钱草、天葵各适量，捣烂外敷。

【主要化学成分】含酚性成分和甾醇、黄酮类、氨基酸、鞣质、挥发油、胆碱、钾盐等。

【现代研究】药理研究显示有显著利尿作用，利于输尿管结石下移，有溶解膀胱结石作用；促进胆汁排出，有利胆及排胆结石作用。现代临床用于治疗泌尿系结石，胆道感染、痢疾、痔疮、丹毒，带状疱疹，跌打损伤及婴儿肝炎综合征等。

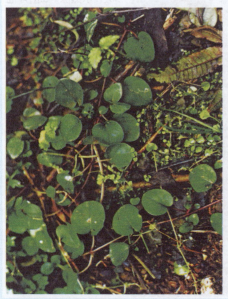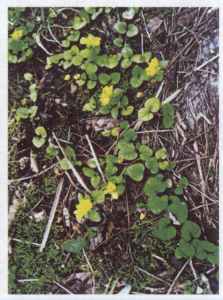

珍珠菜

【来源及药用部位】报春花科植物虎尾珍珠菜 *Lysimachia clethroides* Duby 的根或嫩茎叶。

【本草论述】《贵阳民间药物》："行血调经，外洗消肿。"

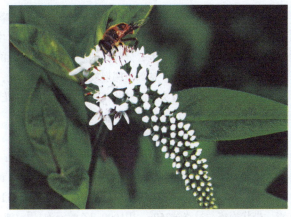

【形态特征】一年生草本，高可达1m。根茎横走，淡红色。茎直立，单一，圆柱形，几乎红褐色，不分枝。单叶互生；叶片卵状椭圆形或阔披针形，先端渐尖，基部渐狭，边缘稍背卷。总状花序顶生，花密集，常转向一侧，后延伸长；苞片线状钻形；花萼5，裂片狭卵形；花冠白色，5裂，先端钝；雄蕊内藏，5枚，被腺毛；子房卵珠形。蒴果近球形。花期5～7月，果熟期7～10月。

生于山坡、路旁或溪边草丛等湿润处。分布于我国南北各地。

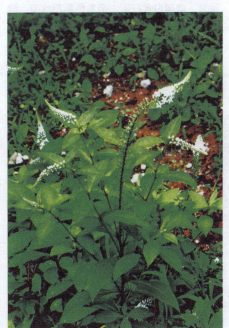

【性味功效】辛、微涩，平。活血调经，消肿散瘀。

【常用配方】**1.治脚气水肿** 珍珠草、羊雀花根各20g，水煎服。**2.治月经不调、痛经** 珍珠菜、对叶莲、血当归各20g，水煎服。**3.治痢疾脓血便** 珍珠菜、委陵菜各30g，水煎服。**4.治乳痈肿痛** 珍珠菜20g、蒲公英30g，水煎服。

【主要化学成分】根含多种皂苷，苷元有报春花皂苷元A、二氢报春花皂苷元A。种子含多量脂肪油。

【现代研究】药理研究显示有抗肿瘤和抗金黄色葡萄球菌的作用。现代临床用于治疗水肿，经闭，跌打损伤腰痛，带下病和痢疾等。

过路黄（风寒草、金爪儿）

【来源及药用部位】报春花科植物聚花过路黄 *Lysimachia congestiflora* Hemsl的全草。

【本草论述】《草木便方》："治脐风，腹痛，痰嗽，咽喉风痹，蛇伤。"

【形态特征】多年生匍匐草本。茎基部节间短，常生不定根，上部及分枝上升，圆柱形，密被多细胞卷曲柔毛；分枝纤细。叶对生，茎段的近密集，叶片卵形、广卵形至近圆形，先端锐尖或钝，基部近圆形或截形，上面绿色，下面较淡；网脉纤细。花2～4朵集生茎端和枝端，近头状的总状花序，花萼5深裂；花冠黄色；雄蕊5；子房被毛。蒴果球形，花萼宿存。花期5～6月，果熟期7～10月。

生于山坡、草地等。分布于长江流域以南各地。

【性味功效】甘、淡、微寒。除湿退黄，利尿通淋，解毒消肿。

【常用配方】**1.治石淋涩痛、小便不利** 过路黄、海金沙各20～30g，石韦15～20g，水煎服，每日1次。**2.治痔疮肿痛** 鲜过路黄100g，干品减半，煎服。**3.治丹毒、带状疱疹** 过路黄250g，用1000ml乙醇浸泡1周，滤液加雄黄6g，涂于患处。**4.治皮肤瘙痒** 过路黄、蛇床子各30g，小荨麻15g，苦参50g，水煎外洗。

【主要化学成分】含酚性成分，甾醇，槲皮素，异槲皮素，氨基酸，鞣质，挥发油，胆碱，无机盐及亚硝酸盐，环腺苷酸，环鸟苷酸，多糖和无机元素等。

【现代研究】药理研究显示有明显利尿，利胆，抑制白喉杆菌、金黄色葡萄球菌、溶血性乙型链球菌、枯草杆菌、伤寒杆菌、痢疾杆菌及绿脓杆菌，抗炎，松弛血管平滑肌等作用。现代临床用于治疗泌尿道结石小便涩痛，痔疮，皮肤丹毒和带状疱疹等。

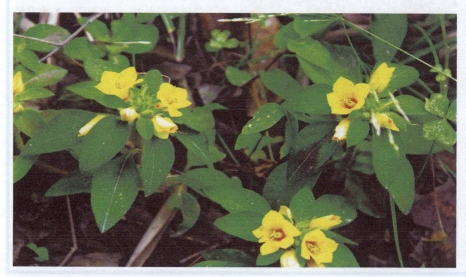

疬子草

【来源及药用部位】报春花科植物延叶珍珠菜 *Lysimachia decurrens* Forst.的全草。

【本草论述】《四川常用中草药》："祛瘀，消痈肿。"

【形态特征】多年生粗壮草本，高40～90cm。全株无毛，茎直立，有棱角，上部分枝，基部常木质化。叶互生；叶柄基部沿茎下延；叶片披针形或椭圆状披针形，先端锐尖或渐尖，基部楔形，上面绿色，下面淡绿色，两面有不规则腺点。总状花序顶生，苞片钻型；花萼5深裂；花冠白色或带紫色；雄蕊5；子房球形。蒴果球形或略扁，不规则开裂。花期3～4月，果熟期6～7月。

生于村旁荒地、山谷溪边或疏林草丛中等。分布于华南和西南等地。

【性味功效】苦、辛，平。清热解毒，活血消结。

【常用配方】**1.治瘰疬、疔疮肿痛** 疬子草鲜草适量，加酒糟适量，捣烂外敷。**2.治月经不调** 疬子草12～15g，水煎服。**3.治跌打骨折** 疬子草鲜草适量，捣烂，酒炒热外敷。

【现代研究】现代临床用于治疗喉痹疼痛，疔疮，月经不调，跌打损伤和淋巴结核等。

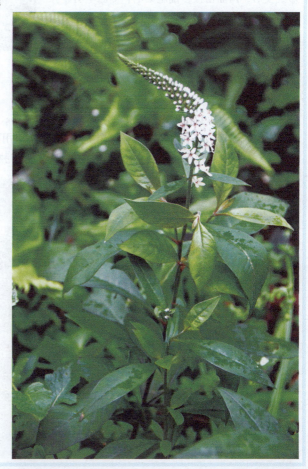

小寸金黄（小茄）

【来源及药用部位】报春花科植物小寸金黄 *Lysimachia deltoidea* Wight. var. *cinerascens* Franch. 的全草。

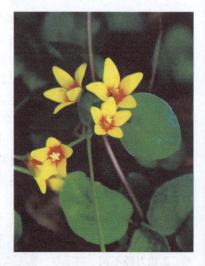

【本草论述】《贵州草药》："清热解毒，除湿止痛。"

【形态特征】多年生草本。根簇生成丛，自根茎发出；根茎顶端和茎基部有数对小鳞片。茎通常数条簇生，直立或斜升，高4～25cm。叶对生，叶片椭圆形至近圆形，先端圆钝，基部近圆形或楔形，两面密被多细胞柔毛，侧脉不明显。花单生于茎上部叶腋，花萼分裂近达基部，裂片狭披针形；花冠黄色；花药卵形；子房无毛。蒴果近球形。花期6～8月，果熟期8～10月。

生于山坡草地、灌丛或岩石旁等。分布于广西、四川、贵州和云南等地。

【性味功效】甘，平。清热解毒，除湿止痛。

【常用配方】**1.治风湿关节痛**　小寸金黄30g，藤乌6g，泡酒服。**2.治巴骨癀**　小寸金黄、大寸金黄各30g，泡酒。用时将药酒倒入碗中，点燃，用手快蘸药酒，揉搽患处。

【现代研究】现代临床用于治疗风湿性关节炎和关节肿痛等。

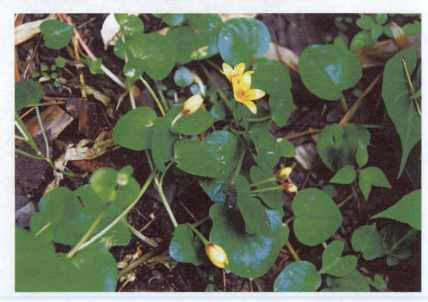

灵香草

【来源及药用部位】报春花科植物灵香草 *Lysimachia foenum-graecum* Hance 的全草。

【本草论述】《广西本草选编》："清热行气，止痛驱虫。"

【形态特征】多年生草本，高20～60cm。全株平滑无毛，干后有浓烈香气。老茎匍匐，生多数须根。茎直立或上升，草质，具棱，棱边有狭翅，绿色。叶互生，茎端叶片较下部大；叶柄具狭翅；叶片广卵形至椭圆形，先端锐尖或稍钝，基部渐狭或呈阔楔形，边缘微皱，网脉不明显。花单出叶腋，花萼淡绿色，5深裂；花冠黄色，5深裂；雄蕊5；子房上位，1室。蒴果近球形，果皮灰白色，膜质。种子细小，多数，黑褐色。花期5月，果熟期8～9月。

生于山谷溪边或林下腐殖土中。分布于广西、四川、贵州和云南等地。

【性味功效】辛、甘、平。解表，止痛，行气，驱虫。

【常用配方】**1.治感冒头痛、脘腹胀满** 灵香草茎叶15g，水煎服。**2.治牙痛** 灵香草茎叶适量或加升麻、细辛各3g，水煎含漱。**3.治蛔虫病** 灵香草9～15g，水煎，睡前1次服用；或用鲜叶15～30g，切细，炖鸡蛋1次服用。小儿用量减半。

【主要化学成分】含挥发油，有机酸，烷烃，萜类和酚类等。

【现代研究】药理研究显示有抗病毒的作用。现代临床用于治疗感冒头痛，咽喉肿痛，牙痛和蛔虫病腹痛等。

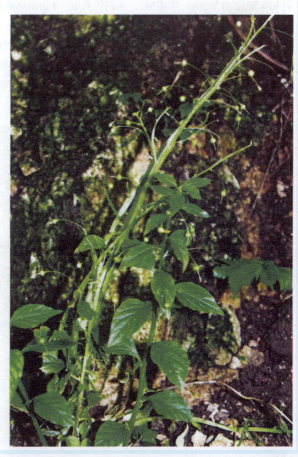

大田基黄（红根草、星宿草）

【来源及药用部位】报春花科植物红根草 *Lysimachia fortunei* Maxim.的全草。

【形态特征】多年生草本，高30～70cm，根茎上长出匍匐枝。茎直立，常分枝，有黑色腺点，基部紫红色。单叶互生，长椭圆形或阔披针形，先端渐尖，基部渐狭，近无柄，两面均有黑色腺点，全缘。总状花序顶生，花萼5裂，花冠白色，裂片5；雄蕊5，着生于花冠筒上；子房上位。蒴果球形。花、果期7～11月。

生于溪边、路旁、湿地草丛中。分布于江苏、浙江、福建、江西、台湾、湖北、广东、广西和贵州等地。

【性味功效】苦、涩，平。清热利湿，活血散瘀。

【常用配方】**1.治闭经** 大田基黄根20～40g，红糖30g，酒水各半煎服。**2.治跌打损伤腰痛** 大田基黄鲜品90～150g，捣烂外敷伤处。**3.治感冒周身酸痛** 大田基黄、鱼鳅串各30～50g，红糖20g，生姜3片，水煎饭后服。**4.治湿热痢疾** 大田基黄30g，鱼腥草、凤尾草各20g，水煎服。

【主要化学成分】含摁贝素，紫金牛醌，三十烷醇，金丝桃苷，三叶豆苷和芸香苷等。

【现代研究】药理研究显示有降低血胆红素和谷丙转氨酶，抗炎等作用。现代临床用于治疗黄疸型肝炎，跌打损伤，风湿病关节疼痛，劳伤腰痛，感冒身痛，月经不调和细菌性痢疾等。

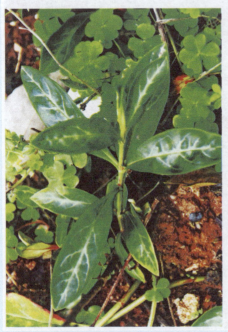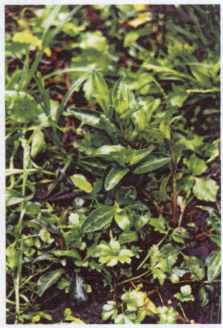

金爪儿（小救驾、枪伤药）

【来源及药用部位】报春花科植物金爪儿 *Lysimachia grammica* Hance 的全草。

【本草论述】《贵阳民间药物》："止血解热，理气活血，拔毒消肿，定惊止搐。"

【形态特征】多年生草本，高20～40cm。茎簇生，柔弱倾斜，圆柱形，密被多细胞淡黄色多节柔毛，多分枝。叶在茎下部对生，在上部互生；叶片卵形至三角状圆形，基部骤然收缩下延，两面均被多细胞柔毛，密被黑色腺条。花两性，单生于上部叶腋，密被柔毛，花后下弯；花萼5深裂；花冠黄色，5裂；雄蕊5；子房上位，被毛，柱头头状。蒴果近球形，花萼宿存。花期4～5月，果熟期5～7月。

生于山脚路旁、疏林等阴湿处。分布于陕西南部以及长江流域以南各地。

【性味功效】辛，苦，凉。理气活血，利尿，拔毒。

【常用配方】**1.治小便不利**　金爪儿30g，车前草、水灯芯各15g，水煎服。**2.治黄疸、胁痛**　金爪儿30g，梅花藻叶、天胡荽各15g，水煎服。**3.治小儿惊风**　金爪儿、五爪金龙各15g，捣绒后加水少许，取汁饮服。**4.治跌打损伤**　鲜金爪儿适量，捣绒和酒调敷伤处。

【现代研究】现代临床用于治疗跌打损伤，鼻肿痛，小儿急惊风，无名肿毒和黄疸型肝炎等。

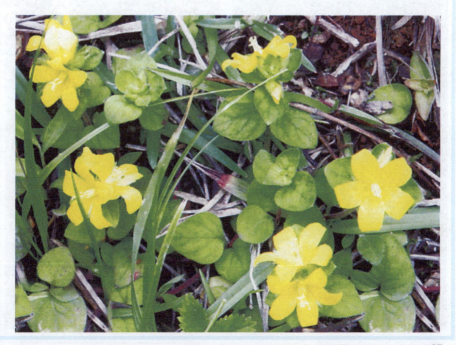

花被单

【来源及药用部位】报春花科植物长蕊珍珠菜 *Lysimachia lobelioides* Wall. 的全草。

【本草论述】《贵阳民间药物》："治虚弱咳嗽，刀伤。"

【形态特征】多年生草木。茎直立，近根部带红色，上部绿色，有四棱，棱边有狭翼，上部多分枝。叶对生，小叶片卵圆形，先端短尖，基部渐狭；边缘有波纹。总状花序顶生，微弯曲，苞片线状披针形，有花梗；花萼5深裂，绿色，边缘白色；花冠5深裂，白色，阔钟状；雄蕊5；雌蕊1，子房上位。蒴果倒卵状。

生于湿地。分布于贵州和广西等地。

【性味功效】甘、辛，平。补虚，镇咳，止血，拔毒生肌。

【常用配方】**1.治虚弱咳嗽** 花被单60g，炖肉吃。**2.治刀伤出血** 花被单鲜品适量，捣烂外敷伤处。

【现代研究】现代临床用于久病体弱咳嗽和外伤出血等。

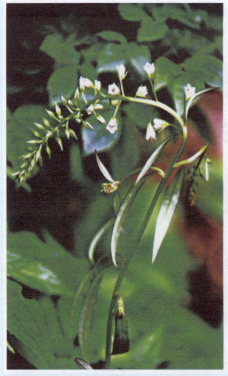
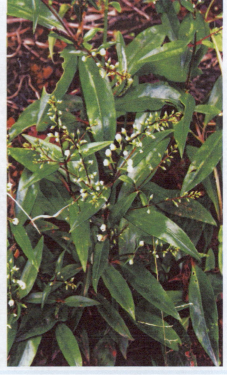

四块瓦（落地梅、重楼排草）

【来源及药用部位】报春花科植物落地梅 *Lysimachia paridiformis* Franch. 的全草。

【本草论述】《草木便方》："能疗血，调经活血消痰咳，跌打损伤血能散，祛风除湿清毒热。"

【形态特征】多年生草本。根茎粗短或成块状；根簇生，纤维状，密被黄褐色茸毛。茎直立，分枝少，节明显而稍膨大。茎顶叶4～6片轮生，下部叶对生；叶片倒卵形至椭圆形，先端短尖或突尖，全缘；上面光绿色，下面淡绿色，两面散生黑色腺条。花簇生茎顶；花萼5深裂；花冠黄色；雄蕊5；雌蕊1，子房上位，1室。蒴果球形，淡黄褐色。花期5～6月，果熟期7～9月。

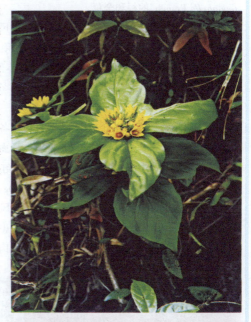

生于山谷林下湿润处。分布于湖北、湖南、四川和贵州等地。

【性味功效】辛，温。祛痰镇咳，活血止痛，解毒。

【常用配方】**1.治肺痨久咳** 四块瓦10g，矮地茶30g，百部15g，水煎服。**2.治跌打损伤** 四块瓦120g，泡酒500ml，早晚各服15ml。**3.治风湿腰痛** 四块瓦120g，杜仲60g，金毛狗脊30g，泡酒服。**4.治蛇咬伤** 四块瓦鲜茎叶适量，捣烂外敷伤处。

【主要化学成分】含重楼排草苷。

【现代研究】药理研究显示有兴奋子宫平滑肌的作用。现代临床用于治疗肺结核咳嗽，跌打损伤肿痛，风湿病腰膝酸痛和虫蛇咬伤等。

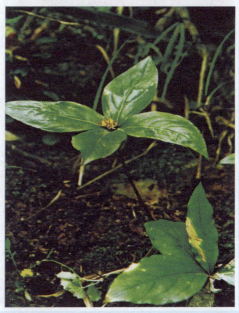

追风伞（一把伞、狭叶落地梅）

【来源及药用部位】报春花科植物狭叶落地梅 *Lysimachia pariformis* Franch. var. *stenophylla* Franch. 的根和全草。

【本草论述】《贵州民间方药集》："驱风镇静，治风湿疼痛，半身不遂。"

【形态特征】多年生草本，高约30cm。须根淡黄色。茎丛生，不分枝，近基部红色，有柔毛。茎下部叶退化，很小，对生；茎顶叶轮生，多为4~7片，大小不等，圆形至倒卵形，先端急尖，基部阔楔形至狭楔形，全缘或稍成皱波状。花簇生于茎顶，花萼合生成球形。蒴果球形，上部有裂。

生于山谷、林下。分布于贵州及长江以南各地。

【性味功效】苦、辛，温。祛风除湿，活血化瘀。

【常用配方】**1. 治风湿麻木** 追风伞、红禾麻、大风藤各50g，泡酒服。**2. 治跌打损伤** 追风伞、岩马桑、九月生、小血藤各30g，泡酒服。**3. 治脚转筋** 追风伞、伸筋草各20g，木瓜10g，水煎服。**4. 治小儿惊风** 追风伞、九头狮子草各10g，水煎服。**5. 治骨折** 追风伞、水冬瓜、半边山各适量，捣烂包患部。

【现代研究】现代临床用于治疗风湿病肌肉麻木，小儿惊风，跌打损伤和骨折等。

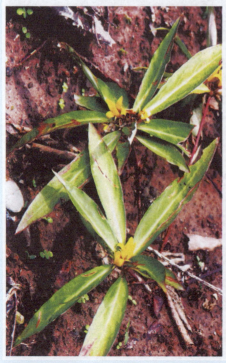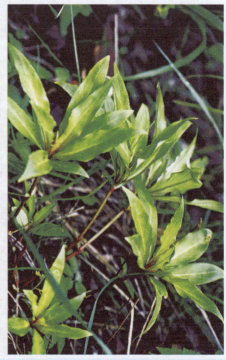

报春花

【来源及药用部位】报春花科报春花 *Primula malacoides* Franch.的全草。

【形态特征】两年生草本，茎基部及根红色，通常被粉。叶基生；叶柄长10～15cm，鲜时带肉质，具狭翅，被细柔毛；叶片薄膜质，卵形至椭圆状卵形，先端圆形，基部心形或截形，边缘有不整齐缺裂，缺裂有锯齿，上面被毛，下面有白粉或疏毛。花葶1枚或多枚自叶丛中抽出，伞形花序2～4轮，每轮有花4～20朵；花梗纤细；花萼宽钟形；花冠高脚碟状，粉红色、淡蓝紫色或近白色。蒴果球形。花期2～5月，果熟期3～6月。

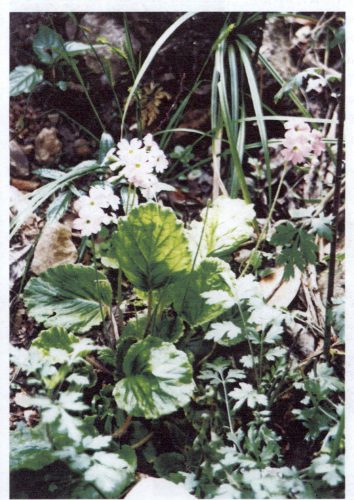

生于海拔1800～3 000m的潮湿空旷地、沟边和林缘。分布于贵州、云南和广西等地。

【性味功效】辛、微甘，凉。清热解毒。

【常用配方】**1.治肺热咳嗽** 报春花15～30g，水煎服。**2.治痈肿疮疖** 报春花鲜草适量，捣烂外敷患处。

【现代研究】现代临床用于治疗感冒咳嗽，咽喉炎肿痛，口腔炎，牙龈肿痛和痈肿疮疖等。

狗脊（金毛狗脊、金毛狗）

【来源及药用部位】蚌壳蕨科植物金毛狗脊 *Cibotium barometz* (L.) J. Sm. 的根茎。

【本草论述】《本经》："主腰背强，关机缓急；周痹寒湿膝痛，颇利老人。"

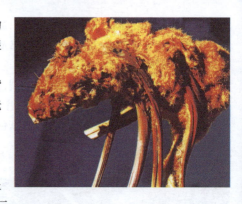

【形态特征】大型蕨类，高2～3m。根茎横卧、粗壮，密生金黄色节状长毛，有光泽，形如金毛狗头。叶丛生，叶柄长1～12cm；叶片革质或厚纸质，宽卵形；三回羽状深裂，羽片10～15对，互生，狭长圆形；二回羽片18～24对，线状披针形；末回羽片23～25对。孢子囊群位于裂片下部边缘，囊群盖两瓣。

生于山坡灌木林下。分布于中南、华南和西南地区。

【性味功效】苦、甘、温。祛风除湿，止血。

【常用配方】**1.治风湿骨痛** 狗脊、大禾麻根各30g，水煎服。**2.治腰痛** 狗脊、爬岩姜、行杆各30g，炖肉吃。**3.治骨质增生疼痛** 狗脊、小铁仔、万年炽、水风仙各30g，泡酒服。**4.治外伤吐血** 狗脊根茎上柔毛适量，研末外敷伤处。

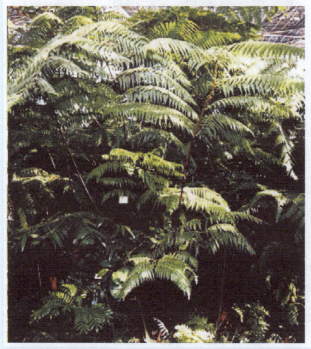

【主要化学成分】含蕨素R，金粉蕨素，绵马酚，淀粉和鞣质等。

【现代研究】药理研究显示有类似于明胶海绵的止血作用。现代临床用于治疗体部溃疡，结核病，小儿脱肛，滑胎，脊柱炎，老年性骨关节炎及疲劳性骨折等。

定心藤

【来源及药用部位】茶茱萸科植物甜果藤 *Mappianthus iodoides* Hand. –Mazz. 的全株。

【本草论述】《全国中草药汇编》："主治黄疸。"

【形态特征】木质藤本，具粗壮卷须。幼枝褐黄色，有棱；老枝灰色，具白色皮孔。叶长椭圆形，先端骤尖，基部狭或稍钝，上面绿色，下面淡绿色或淡黄色，被疏糙伏毛。雄花序腋生，花黄色，微香；萼短，杯状；花冠钟状漏斗形。核果被疏糙伏毛，多浆，内果皮有纵条纹。花期4~7月，果熟期7~11月。

生于林中，常攀援于树上。分布于云南、贵州、广东、广西等地。

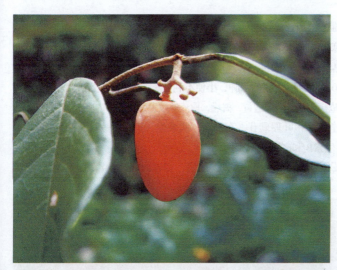

【性味功效】苦，凉。活血调经，祛风除湿。

【常用配方】**1.治月经不调，痛经，闭经，产后风痛** 定心藤、台乌各等量，冰片少量共研粉，每次服0.3~1.5g。**2.治外伤出血** 定心藤，外用适量，研末敷布患处。

【现代研究】现代临床用于治疗月经不调和外伤出血等。

车前草

【来源及药用部位】车前草科植物车前 *Plantago asiatica* L. 以及同属近缘多种植物的全草。

【本草论述】《名医别录》："主金疮，止血，衄鼻，瘀血血瘕下血，小便赤。"

【形态特征】多年生草本，连花茎高达50cm，具须根。叶根生，具长柄，几乎与叶片等长或稍长，基部阔大；叶片卵形或椭圆形，基部狭窄成长柄，全缘或具不规则波状浅齿，有5~7条弧形脉。花茎数支；穗状花序，淡绿色花；花萼4；花冠小，膜质，花冠状卵形，先端4裂，裂片三角形；雄蕊4。蒴果卵状圆锥形。种子4~8粒。花期6~9月，果熟期7~10月。

生于山野路旁、花圃、菜地及池塘等处。全国各地普遍生长。

【性味功效】甘，寒。利水，清热，明目，祛痰。

【常用配方】**1.治热淋** 车前草15g，鱼腥草、栀子等各10g，水煎服。**2.治黄疸** 车前草、清风藤、齐头蒿各30g，水煎服。**3.治水肿、小便不利** 车前草30g，茯苓、泽泻、猪苓各12g，水煎服。**4.治热毒疮疖** 鲜车前草适量，捣烂，取渣外敷患处，取汁内服。

【主要化学成分】全草含桃叶珊瑚苷，车前苷，熊果酸，正三十一烷，β-谷甾醇，β-谷甾醇棕榈酸酯，维生素B_1和C等。

【现代研究】药理研究显示有利尿，镇咳，祛痰，抑制同心性毛癣菌、羊毛状小芽

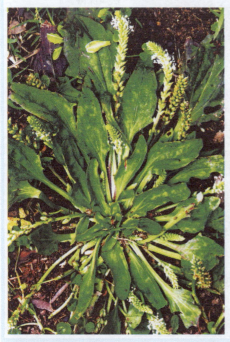
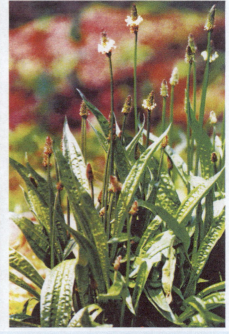

孢癣菌、金黄色葡萄球菌、宋氏痢疾杆菌、大肠杆菌，抗炎，双向调节胃液分泌等作用。现代临床用于治疗慢性气管炎，急性扁桃体炎，急性黄疸型肝炎，泌尿道感染，泌尿道结石，急、慢性细菌性痢疾和乳糜尿等。

车前子

【来源及药用部位】车前草科植物车前 *Plantago asiatica* L. 以及同属近缘多种植物的种子。

【本草论述】《本经》："主气癃，止痛，利水道小便，除湿痹。"

【形态特征】见"车前草"该项下。

【性味功效】甘、淡、寒。清热除湿，利尿通淋。

【常用配方】**1.治热淋** 车前子15g，滑石、木通、瞿麦各10g，水煎服。**2.治暑湿泄泻** 车前子6～12g，米汤送服。**3.治肝火目赤肿痛** 车前子、菊花、决明子、夏枯草各12g，水煎服。**4.治肺热咳嗽痰多** 车前子、瓜蒌、黄芩各10g，水煎服。

【主要化学成分】含黏液质，琥珀酸、车前烯醇、胆碱、车前子碱、脂肪油、有机酸、苯丙苷、环烯醚萜苷、挥发油、黄酮及糖苷、豆甾醇、果胶、熊果酸、维生素A和B等。

【现代研究】药理研究显示有利尿，预防肾结石，促进呼吸道黏液分泌，稀释痰液，抑制伤寒杆菌、大肠杆菌、绿脓杆菌和金黄色葡萄球菌等作用。现代临床用于治疗高血压病，充血性心力衰竭，小儿秋季腹泻和小儿单纯性消化不良等。

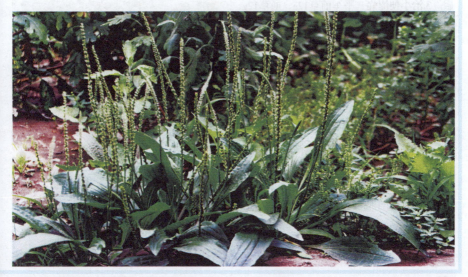

平车前（车前草、车前子）

【来源及药用部位】车前科植物平车前 *Plantago depressa* Willd.的干燥全草或种子。

【本草论述】《药性论》（全草）："治尿血。能补五脏，明目，利小便，通五淋。"

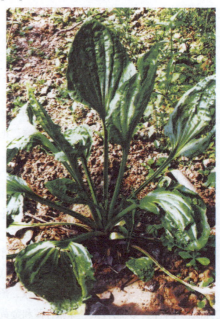

【形态特征】多年生草本，具直根。叶全部根生，具长柄，柄长为叶片长的1/3或更短；基部阔大，叶片长椭圆形或长椭圆状披针形，有5～7条弧形脉。花茎高10～30cm；穗状花序，淡绿色花；花冠裂片先端2浅裂。蒴果周裂。种子4～5粒。花期5～9月，果熟期6～10月。

生于山野路旁、田埂及河边。分布于我国北方多数地区。

【性味功效】甘、淡，寒。清热利尿，通淋，明目，祛痰。

【常用配方】**1.治泄泻** 平车前草12g，铁马鞭6g，共捣烂，冲凉水服。**2.治尿血淋痛** 生平车前叶捣烂，绞取汁60ml，生地黄汁60ml，蜂蜜40ml，混合，微暖，空心分为2次服。**3.治小便涩痛** 平车前草12g，通草12g，葵花根10g，芒硝6g，前3味水煎后取汁，冲服芒硝，每日3次。**4.治热毒疮疖** 平车前草不拘量，捣烂，取渣外敷患处，取汁内服。

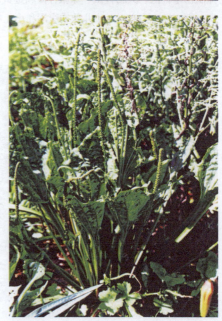

【主要化学成分】含有熊果酸，豆甾醇，桃叶珊瑚苷，车前草苷，洋丁香酚苷，天人草苷，角胡麻苷以及糖类、酸类等。

【现代研究】药理研究显示有利尿，抑菌和抗炎等作用。现代临床用于治疗慢性气管炎，急性扁桃体炎，急性黄疸型肝炎，急、慢性细菌性痢疾和乳糜尿等。

香菇（香蕈）

【来源及药用部位】侧耳科真菌香蕈 *Lentinus edodes* (Berk.) Sing. 的子实体。

【本草论述】《日用本草》："益气，不饥，治风破血。"

【形态特征】菌盖直径可达10cm。表面黑褐色、有不规则的裂纹；下面有许多分叉的菌褶，菌柄弯生、白色。盖膜为绵毛状，盖开展后仅在柄的上部留存毛状的痕迹。

人工栽种。浙江、安徽以及西南各地均有分布。

【性味功效】甘，平。补脾益气，托痘疹，降血脂。

【常用配方】**1.治白细胞降低** 香菇30g，水煎代茶饮，常服。**2.治胃胀腹痛** 香菇20g，蜘蛛香10g，水煎服。**3.治久病后体虚** 香菇20g，四叶沙参、大玉竹各30g，炖猪瘦肉，吃肉喝汤。**4.治风疹、麻疹不透** 香菇、胡荽各10g，水煎服又外洗。

【主要化学成分】含有蛋白质，脂肪，粗纤维，多种维生素，氨基酸和无机元素等。

【现代研究】药理研究显示有降低血清脂质，增强机体免疫力，抗衰老，抗肿瘤等作用。现代临床主要作为保健食品使用。

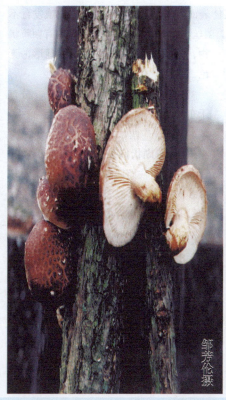 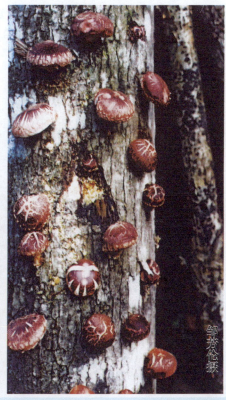

猴头菇（猴头）

【来源及药用部位】齿菌科真菌猴头菌 *Hericium erinaceus* (Bull.ex Fr.)Pers.、珊瑚状猴头菌 *Hericium coralloides* (Scop.ex Fr.)Pers.ex Gray的子实体。

【本草论述】《全国中草药汇编》："利五脏，助消化。治消化不良，神经衰弱，身体虚弱。"

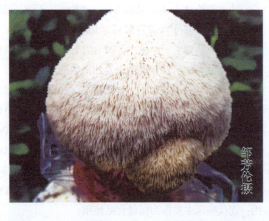

【形态特征】1. 猴头菌　子实体单生，椭圆形至球形，常常纵向伸长，两侧收缩，团块状。悬于树干上，少数座生，长径5～20cm，最初肉质，后变硬。新鲜时白色，有时带浅玫瑰色，干燥后黄色至褐色。菌刺长2～6cm，粗1～2mm，针形，末端渐尖，直或稍弯曲，下垂，单生于子实体表面之中，下部、上部刺退化或发育不充分。菌丝薄壁，具隔膜，有时具锁状联合。菌丝直径10～20μm。囊状体内有颗粒状物，直径10μm左右。孢子近球形，无色，光滑，含有1个大油滴。

生于栎等阔叶树干、腐木上。分布于东北、华北、西南及甘肃、上海、浙江、河南、广西、西藏等地。

2. 珊瑚状猴头菌　子实体肉质，通常有数个软而韧的短小主枝，各主枝又多次分枝，形似珊瑚，长10～30cm，主枝基部有时愈合成块。整个子实体鲜

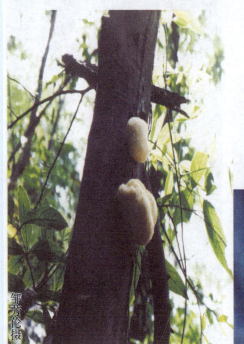

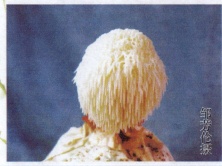

时纯白色，干后变硬，浅黄色。主枝和分枝上生有菌刺。在分枝上更为稠密。菌刺圆锥形，锐尖，长5~15mm。菌丝有锁状联合，孢子近球形，无色，光滑，含1个油滴。

生于云杉、冷杉等的枯腐的枝干上。分布于黑龙江、吉林、内蒙古、新疆、四川、云南、西藏等地。

【性味功效】甘，平。健脾养胃，安神，抗癌。

【常用配方】**1.治脾虚食少，消化不良** 猴头菇60g，温水浸泡后，切成薄片，水煎服，每日2次，黄酒为引。**2.治胃溃疡** 猴头菇30g（干品），水煮食用，每日2次。**3.治病后体弱** 猴头菇20g，温水浸泡后，切成薄片，与母鸡炖，吃鸡喝汤。

【现代研究】现代临床用于治疗体质虚弱，老年久病和消化功能减退等。

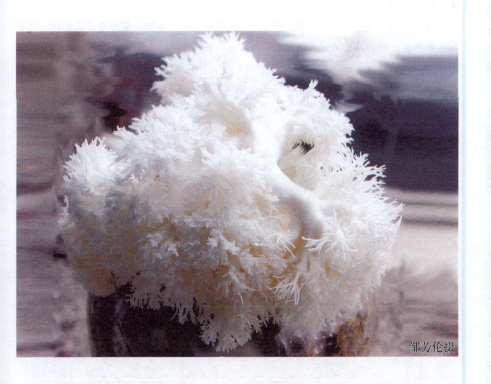

邹芳伦摄

昆布（海带）

【来源及药用部位】翅藻科植物昆布 *Ecklonia kurome* Okam. 的叶状体。

【本草论述】《名医别录》："主十二种水肿，瘿瘤聚结气，瘘疮。"

【形态特征】多年生大型褐藻。根状固着器由树枝状的叉状假根组成，数轮重叠成圆锥状，直径5～15cm。柄部圆柱状或略扁圆形，中实。叶状体扁平，革质，微皱缩，暗褐色，一至二回羽状深裂，两侧裂片长舌状，基部楔形，孢子囊群在叶状体表面形成。

生于低潮线附近的岩礁上，分布于我国沿海各地。

【性味功效】苦、咸，寒。软坚散结，消痰，利水。

【常用配方】**1.治瘿瘤** 昆布、海藻、浙贝母各12g，水煎服。**2.治瘰疬** 昆布、夏枯草、玄参、连翘各9g，制成丸剂服用。**3.治睾丸肿痛** 昆布、橘核、海藻、川楝子各9g，制丸服用。

【主要化学成分】含褐藻酸及其钠盐，海带淀粉，甘露醇，维生素，卤化物，硫酸盐，磷酸盐，碘和其他微量无机元素；还含聚硫酸岩藻多糖，鹅掌柴酚，2-O-间苯三酚基二鹅掌柴酚等。

【现代研究】药理研究显示昆布水提取物有明显降血清胆固醇，抗凝血，抗肿瘤和轻度通便等作用。现代临床用于治疗单纯性肥胖，颈淋巴结结核，甲状腺良性肿瘤和缺碘性甲状腺肿，甲状腺腺瘤，便秘，甲状腺机能亢进，老年性白内障，高血压病，气管炎及肺结核等。

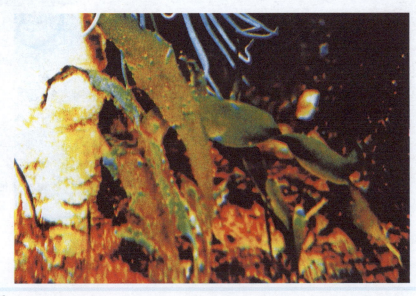

西河柳（柽柳、三春柳）

【来源及药用部位】柽柳科植物柽柳 *Tamarix chinensis* Lour. 的嫩枝叶。

【本草论述】《本草汇言》："凉血分，发痧疹，解痧毒之药也。"

【形态特征】灌木或小乔木，高2.5~4m。茎多分枝，枝条柔弱，扩张或下垂；树皮及枝条均为红褐色。叶互生；无叶柄；叶片细小，鳞片状、卵状三角形、卵状长圆形或披针形，先端尖，基部鞘状，蓝绿色。花为圆锥状复总状花序，顶生，长2~5cm；花小而呈粉红色；萼片5；花瓣5。蒴果狭小。

全国各地多种于庭院。

【性味功效】甘、辛，平。解表透疹，祛风除湿。

【常用配方】**1.治感冒** 西河柳9g，薄荷、荆芥各6g，生姜3g，水煎服。**2.治麻疹不透** 西河柳、芫荽、浮萍、樱桃核各6g，水煎服。**3.治慢性气管炎** 西河柳细嫩枝叶制成煎剂、颗粒剂、丸剂和注射剂等应用。**4.治鼻咽癌** 西河柳、地骨皮各5g，水煎服。

【主要化学成分】含树脂，槲皮素–甲醚，柽柳酚，柽柳酮，柽柳醇，β–谷甾醇，胡萝卜苷，3',4'–二甲基槲皮苷，槲皮素，没食子酸甲酯–3–甲醚，2–羟基–4–甲氧基肉桂酸和鼠李素等。

【现代研究】药理研究显示有明显止咳，解热，抑制肺炎球菌、甲型链球菌、白色葡萄球菌及流感杆菌等作用。现代临床用于治疗感冒，慢性气管炎和鼻咽癌等。

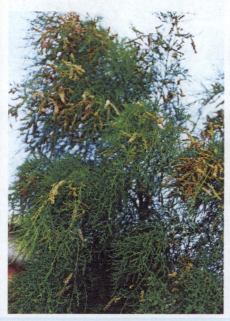
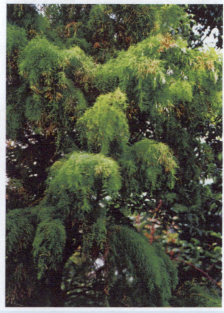

川续断（续断）

【来源及药用部位】川续断科植物川续断 *Dipsacus asperoides* C. Y. Cheng et T. M. Ai 的根。

【本草论述】《本草经疏》："为治胎产、续绝伤、补不足、疗金疮、理腰肾之要药也。"

【形态特征】多年生草本，高20～60cm。根1至数条，圆柱状，黄褐色，稍肉质。基生叶稀疏丛生；茎生叶羽状深裂，中央裂片特长，披针形，先端渐尖，两侧裂片2～4对，披针形或长圆形。花序头状球形，直径2～3cm；花萼四棱皿状；花冠淡黄白色；雄蕊4；子房下位。瘦果长倒圆柱状。

生于山坡、草地或林下灌丛中。分布于四川、贵州及云南的大部分地区。

【性味功效】苦、辛，微温。散瘀止痛，续筋，解毒。

【常用配方】**1.治月经不调** 川续断、血当归各15g，水煎服。**2.治骨折** 川续断、爬岩姜、四块瓦、石吊兰各适量，捣烂外包。**3.治节扎术后腰痛** 川续断50g，杜仲20g，水煎服。**4.治指疔** 川续断、天泡果各适量，捣烂外敷。**5.治疮痈肿毒** 川续断适量，捣烂外敷。

【主要化学成分】含刺楸皂苷A，川续断皂苷B，当药苷，马钱子苷，荼茱萸苷，木

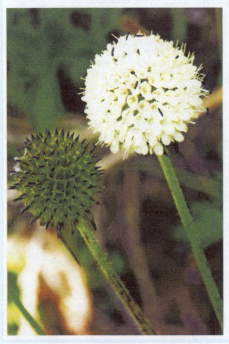
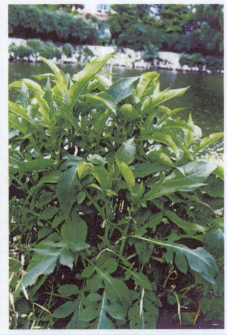

通皂苷D和挥发油等。

【现代研究】药理研究显示有明显心脏正性肌力作用，使心率加快、脉搏幅率加大；另有降低动脉压，显著抑制妊娠动物子宫肌张力和收缩幅度，良好的免疫增强作用；还有抗菌，抗炎及抗维生素E缺乏症等作用。现代临床用于治疗慢性胃痛，慢性风湿性关节炎，风湿性关节炎疼痛及先兆流产等。

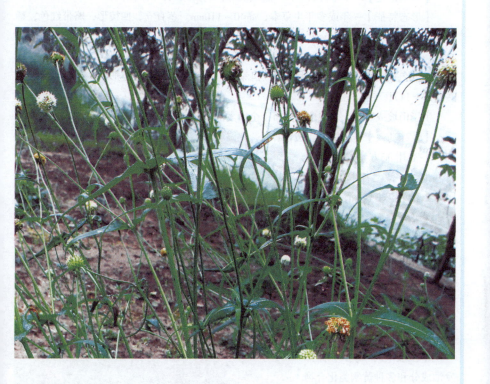

藿香（土藿香）

【来源及药用部位】唇形科植物藿香 *Agastache rugosa* (Fisch. et Mey.) O. Kuntze的地上部分。

【本草论述】《本草再新》："解表散邪，利湿除风，清热止呕。"

【形态特征】一年或多年生草本，高40～110cm。茎直立，四棱形，略带红色，稀被微柔毛及腺体。叶对生，叶片卵形或椭圆状卵形，先端锐尖或短渐尖，基部圆形或近心形；边缘有不整齐粗锯齿，上面无毛，下面被短柔毛。总状花序顶生；萼5裂；花冠唇形，紫色或白色；雄蕊4，2强；子房4深裂。小坚果倒卵状三棱形。花期6～7月，果熟期10～11月。

生于山坡或路旁，多栽培。分布于全国大部分地区。

【性味功效】辛，微温。祛暑解表，化湿和胃。

【常用配方】1.预防中暑　藿香、佩兰各12g，水煎服。2.治胃寒呕吐清水　藿香、半夏各12g，生姜水煎服。3.治暑湿热证、身热困倦　藿香、滑石、黄芩、茵陈各6g，水煎服。4.治夏季感冒发热恶寒、胸脘满闷　藿香、佩兰各9g，砂仁、木香各4.5g，神曲6g，水煎服。

【主要化学成分】含挥发油成分和多种黄酮类化合物等。

【现代研究】药理研究显示有抗菌，抗病毒，抗螺旋体等作用。现代临床用于治疗急、慢性胃肠炎，消化不良，小儿腹泻，刀伤流血，慢性鼻炎，急性卡他性结膜炎及妊娠呕吐等。

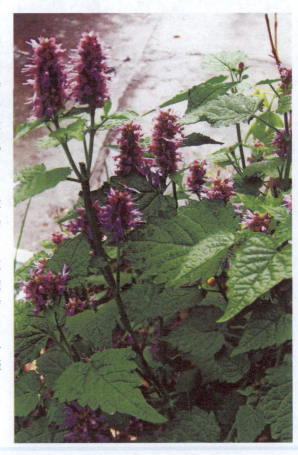

筋骨草

【来源及药用部位】唇形科植物筋骨草 *Ajuga ciliata* Bunge. 的全草。

【本草论述】《贵州草药》："祛风除湿，舒筋活络"

【形态特征】多年生草本，茎高20～40cm。根茎横生，较短。茎四棱形，紫红色或绿紫色，有白毛。叶对生，具短柄；叶片卵形至广椭圆形，叶缘有粗锯齿。穗状花序；花萼5裂；花冠紫色，唇形，下唇增大，3裂；雄蕊4，二强，伸出；花盘小，环状，前方具一指状腺体；子房无毛。小坚果矩圆状三棱形，背部具网状皱纹，果脐大。花期4～8月，果熟期7～9月。

生于海拔340～1 800m的草地、林下或山谷溪旁。分布于河北、山西、陕西、甘肃、山东、浙江、河南、四川和贵州等地。

【性味功效】苦，寒。清热凉血，退热消肿。

【常用配方】**1.治肺热咯血** 筋骨草、白茅根各20～30g，加冰糖适量，水煎服。**2.治咽喉肿痛、口渴** 筋骨草20～30g，加冰糖适量，水煎服。**3.治跌打损伤** 鲜筋骨草，加适量生姜、大葱，共捣烂外敷伤处。**4.治风湿痹证** 筋骨草、生姜适量，捣烂加酒外包。

【现代研究】现代临床用于治疗急性感冒咳嗽，支气管炎咳嗽，大叶性肺炎咳嗽，急性咽喉炎肿痛、发热和跌打损伤等。

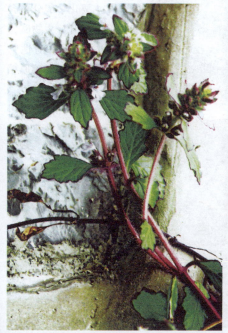
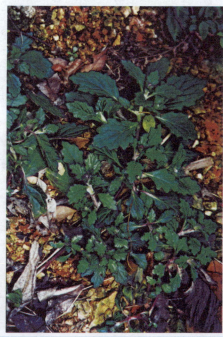

白毛夏枯草（筋骨草）

【来源及药用部位】唇形科植物白毛筋骨草 *Ajuga decumbens* Thunb. 的干燥或新鲜全草。

【本草论述】《本草拾遗》："主金疮止血，长肌，断鼻中衄血。"

【形态特征】多年生草本。高10～30cm。茎方形，基部匍匐，多分枝，全株被白色柔毛。单叶互生，有柄，卵形、长椭圆形或倒卵形，先端尖，基部楔形，边缘有不规则的波状粗齿，上面绿色，幼时下面紫色。花轮腋生；在枝顶者集成多轮的穗状花序；花白色或淡紫色。坚果灰黄色。花期3～4月，果熟期5～6月。

生于路旁、河岸、山脚及荒地上。分布于全国各地。

【性味功效】苦、甘，寒。清热解毒，止咳化痰，凉血止血。

【常用配方】1.**治湿热痢疾**　鲜白毛夏枯草150g，捣烂绞汁，调蜜炖服。2.**治喉痛**　白毛夏枯草适量，开水泡，内服。3.**治肺痨**　白毛夏枯草6～9g，晒干研末服，每日3次。4.**治齿痛**　鲜白毛夏枯草捣汁，含痛处，再用酒和服少许。

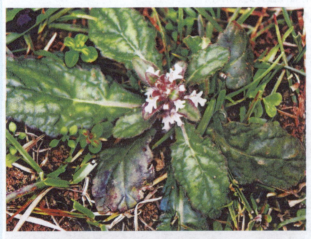

【主要化学成分】含黄酮苷及皂苷，生物碱，有机酸，鞣质，酚性物质，甾体化合物和还原糖等。

【现代研究】药理研究显示有镇咳、祛痰、平喘作用，还有抑菌、抗病毒、抗炎、增加冠脉血流量、抗过敏等作用。现代临床用于治疗老年性慢性支气管炎，外伤疼痛、感染，高血压病，跌打损伤筋骨疼痛，风湿性关节炎等。

风轮菜（断血流）

【来源及药用部位】唇形科植物风轮菜 *Clinopodium chinense* (Benth.) O. Kuntze 的地上部分。

【本草论述】《浙江民间常用草药》："疏风清热，解毒止痢，治感冒、中暑、过敏性皮炎、指头炎、痢疾。"

【形态特征】多年生草本，茎方形，多分枝，高20～60cm。全体被柔毛。叶对生，卵形，先端尖或钝，基部楔形，边缘有锯齿。花密集成轮伞花序，腋生或顶生；苞片线形、钻形；边缘有长缘毛；花萼筒状，绿色，具5齿，分2唇；花冠淡红色或紫红色，上唇半圆形；雄蕊2；花柱着生子房底。小坚果宽卵形，棕黄色。

生于草地、山坡、路旁。分布于我国东北、华东以及西南各地。

【性味功效】辛，凉。凉血止血，清热解毒。

【常用配方】**1.治崩漏、尿血、鼻衄** 风轮菜鲜草20～30g，水煎服。**2.治咯血、吐血、崩漏** 风轮菜30～50g，水煎服；或风轮菜丸剂，每日2～3次，每次6～9g内服。**3.治感冒** 风轮菜15g，柴胡9g，水煎服。**4.治腹痛** 风轮草30g，水煎服。

【主要化学成分】含断血流皂苷，黄酮苷，酚类，鞣质和香豆精等。

【现代研究】药理研究显示有止血，抑菌，消炎和降血压等作用。现代临床用于治疗黄疸型肝炎，胆囊炎，急性结膜炎，多种出血和感冒等。

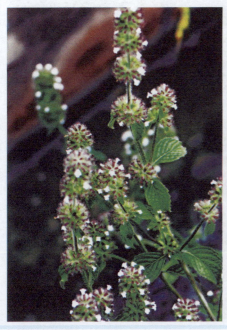
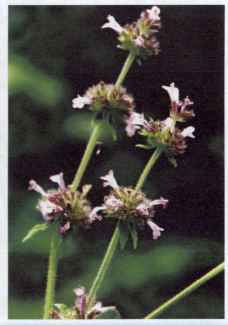

剪刀草（细风轮菜）

【来源及药用部位】唇形科植物细风轮菜 *Clinopodium gracile* (Benth.) Matsum 的全草。

【本草论述】《饮片新参》："消疮肿丹毒，虫咬伤。"

【形态特征】一年生草本，高8～30cm。茎多数，自匍匐茎生出，四棱形，被倒向短柔毛。叶对生，叶片卵形，先端钝，基部圆形或楔形，边缘有圆齿状锯齿；上面近无毛，下面脉上具短硬毛。轮伞花序分离或密集于茎端；苞片针状；花萼管状，上唇3齿，下唇2齿；花冠白色至紫红色，上唇先端微缺，下唇3裂；雄蕊4，花药2室；子房4裂。小坚果卵球形，褐色。花期6～8月，果熟期7～10月。

生于海拔2 400m以下的草地、山坡、路旁和灌丛中。分布于我国华东、华南以及西南各地。

【性味功效】苦、辛，凉。祛风清热，行气活血，解毒消肿。

【常用配方】**1.治中暑腹痛** 剪刀草15g，青木香6g，水煎服。**2.治妇人崩漏** 剪刀草30g，生地黄、侧柏叶各15g，红糖少许，水煎服。**3.治感冒头痛** 剪刀草30g；或剪刀草9g，淡豆豉12g，薄荷6g（后下），水煎服。**4.治腹痛** 风轮草30g，水煎服。

【主要化学成分】含醉鱼草皂苷，瘦风轮皂苷Ⅰ～Ⅴ和柴胡皂苷等。

【现代研究】药理研究显示有缩短出血时间、减少出血量，抑制金黄色葡萄球菌等作用。现代临床用于治疗毛囊炎，蜂窝组织炎，荨麻疹，跌打损伤，乳腺炎，过敏性皮炎，细菌性痢疾，急性肠炎，多种出血和感冒等。

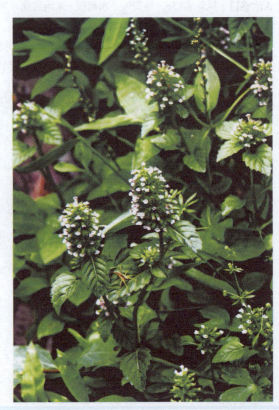

断血流（山薄香）

【来源及药用部位】唇形科植物灯笼草 *Clinopodium polycephalum* (Vaniot) C. Y. Wu et Hsuan ex Hsu的全草。

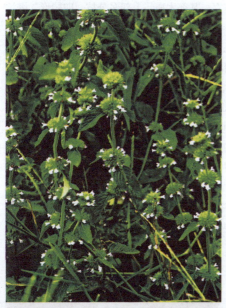

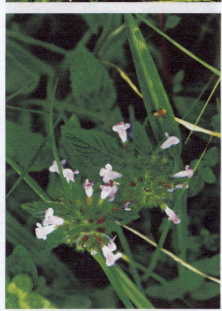

【本草论述】《贵州草药》："解表散寒，理气消肿。"

【形态特征】多年生草本，高50～100cm。茎基部匍匐生根，多分枝，被糙硬毛及腺毛。叶对生，叶片卵形，先端尖或钝，基部楔形，边缘有锯齿，两面具糙硬毛。花密集成轮伞花序；苞片针状；边缘有长缘毛；花萼筒状，上唇3齿，下唇3齿；花冠紫红色，上唇半圆形；雄蕊4，花药2；子房4裂。小坚果卵形，棕色。花期7～8月，果熟期8～9月。

生于山坡、林旁、路旁或灌丛中。分布我国华东、西南及河北、陕西、甘肃、湖北、广西、湖南等地。

【性味功效】辛、苦，凉。清热解毒，凉血活血。

【常用配方】**1.治崩漏、尿血、鼻衄等出血** 断血流鲜草、白茅根各20～30g，生地黄、白芍药、牡丹皮、黄芩各9g，水煎服。**2.治疮疖** 鲜断血流、鲜马齿苋各适量，捣烂外敷。**3.治感冒** 断血流15g，柴胡9g，水煎服。**4.治小儿咳嗽** 断血流9g，薄荷3g，生姜3片，水煎服。

【主要化学成分】含风轮菜皂苷A，蒲公英赛-9,12,17-三烯3β，23-二醇等。

【现代研究】药理研究显示有止血，抑制免疫功能，抗菌，消炎和降血压等作用。现代临床用于治疗月经不调，功能性子宫出血，产后出血，宫外孕和感冒等。

沙虫药（鸡肝散、四方蒿）

【来源及药用部位】唇形科植物四方蒿 *Elsholtzia blanda* (Benth.)Benth.的全草。

【本草论述】《贵州草药》"除湿，杀虫。"

【形态特征】亚灌木，高1～1.7m。茎直立，基部木质，上部多分枝，四棱形，密被短柔毛。叶对生；叶柄长3～15mm，密被柔毛；叶片椭圆形或椭圆状披针形，边缘具锯齿，上面被微柔毛和腺点，下面叶脉被平伏毛。轮伞花序具7～10花，密集排列偏向一侧；苞片钻形或披针状钻形，被短柔毛；花萼近筒状，萼齿5；花冠白色，外被平伏毛，上唇直立，下唇3裂；雄蕊4；子房4裂。小坚果长圆形，黄褐色。花期6～10月，果熟期7～12月。

生于海拔700～2 500m的林缘、沟边、路旁草地和林中。分布于广西、贵州、云南和西藏等地。

【性味功效】苦、辛，平。清热解毒，利尿止痒。

【常用配方】**1.治痢疾** 沙虫药20g，水煎服。**2.治胁痛食少脘痞** 沙虫药、清明菜、齐头蒿各20g，水煎服。**3.治皮肤瘙痒** 沙虫药适量，水煎外洗。**4.治脚癣** 沙虫药适量，水煎泡洗或鲜叶捣汁外搽。

【主要化学成分】含牻牛儿醇乙酸酯，β-丁香烯，E-β-罗勒烯，芳樟醇和芳樟醇乙酸酯等。

【现代研究】现代临床用于治疗感冒发热，痢疾，黄疸型肝炎，肾盂肾炎，湿疹，水火烫伤和腋臭等。

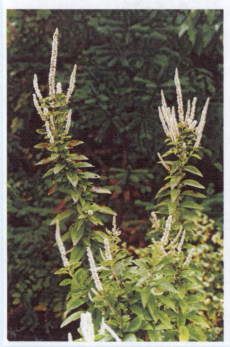
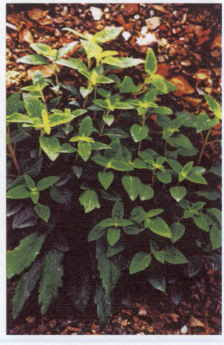

野草香（木姜花）

【来源及药用部位】唇形科植物野草香 *Elsholtzia cypriani* (Pavol.) C. Y. Wu et S. Chow 的全草。

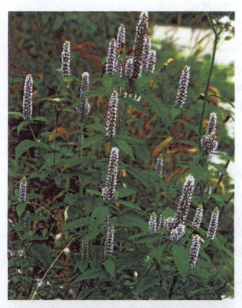

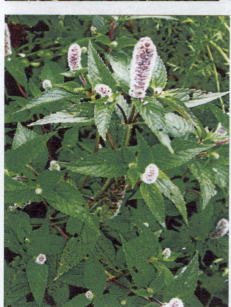

【本草论述】《贵州草药》："清热，解毒，解表"。

【形态特征】多年生直立草本。茎直立，四棱形，带紫红色，密被细短柔毛，上部有对生的分枝。叶对生；叶片椭圆形，先端尖，基部楔形，边缘有锯齿，两面密被细短柔毛。花小，排成紧密的穗状花序；花萼管状钟形；花冠玫瑰红色；雄蕊4。小坚果长圆状椭圆形，直立，光滑。花期8~10月，果熟期9~11月。

生于田边、路旁、河谷岸边、林中或林边草地。分布华南、西南地区。

【性味功效】辛，凉。清热解毒，解表。

【常用配方】**1.治瘰疬痰核肿痛** 木姜花、女贞叶尖各30g，水煎内服又外搽。**2.治伤风感冒** 木姜花15g，生姜3片，水煎服。**3.治疔疮** 木姜花、豆豉各适量，捣烂外敷。**4.治鼻塞** 木姜花适量，揉烂塞鼻。**5.治伤风感冒** 木姜花15g，生姜3片，水煎服。

【主要化学成分】新鲜植株含挥发油，主要成分有β-去氢香薷酮，反式丁香烯和β-金合欢烯等。

【现代研究】现代临床用于治疗感冒，鼻窦炎，风湿病关节疼痛，痢疾，疟疾和神经性皮炎等。可作为食品调料使用。

咳嗽草（土香薷、野香薷）

【来源及药用部位】唇形科植物密花香薷 *Elsholtzia densa* Benth. 和萼果香薷 *Elsholtzia densa* Benth. var. *calycocarpa* (Diels.)C. Y. Wu et S. C. Huang 的全草。

【本草论述】《新疆药用植物志》："清热解毒，消炎。"

【形态特征】**密花香薷**：一年生草本，高20～60cm。茎直立，四棱形，被短柔毛。叶对生；叶片长圆状披针形或椭圆形，先端急尖，基部楔形，边缘在基部以上有锯齿，两面被毛。轮伞花序多花密集；花萼钟状，密被串珠状长柔毛；萼齿5，近三角形；花冠淡紫色；雄蕊4；子房4裂。小坚果卵圆形，暗褐色。花期7～9月，果熟期8～10月。

生于海拔1 400～4 100m的高山草甸、林下、河边和林缘草地。分布于华北、西北和西南地区。

【性味功效】苦，微温。发汗解表、化湿和中。

【常用配方】**1.治伤暑感冒** 咳嗽草、藿香各9g，水煎服。**2.治暑湿犯胃呕吐** 咳嗽草、扁豆、厚朴各9g，水煎服。**3.治浮肿小便减少** 咳嗽草、白术、茯苓各6g，水煎服。**4.治吐泻转筋** 咳嗽草、紫苏、藿香各10g，木瓜15g，炙甘草6g，水煎服。

【主要化学成分】香薷茎叶含黄酮类和呋喃香豆精类化合物等。

【现代研究】现代临床用于治疗感冒，暑季外感吐泻，胃痛，脓疮，急性肾炎水肿，外伤出血和消化不良食少等。

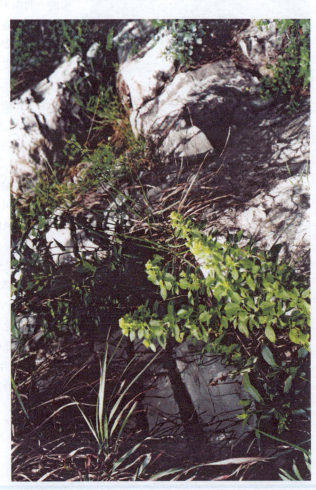

连钱草（活血丹）

【来源及药用部位】唇形科植物活血丹 *Glechoma longituba* (Nikai) Kupr. 的地上部分。

【本草论述】《百草镜》："治跌打损伤，疟疾，产后惊风，肚痛，便毒，痔漏。"

【形态特征】多年生匍匐草本。高达60cm。茎细，方形，被白色细柔毛；下部匍匐生根，须根纤细；上部直立，有分枝。叶交互对生，有长柄，叶心形或肾形，顶端圆头，基部心形，边缘有不规则的波状粗齿。花单朵或数朵腋生；萼筒状，被刺毛，具5齿：花冠淡紫色，先端2唇形；雄蕊4，2强；子房4裂，柱头2歧。小坚果长圆形，平滑。花期5月，果熟期6月。

生于阔叶林间、灌丛、河畔、田野和路旁。分布于长江流域以南地区。

【性味功效】苦、辛，凉。活血化瘀，清热利湿。

【常用配方】**1.治跌打损伤** 连钱草、筋骨草、酸咪咪各30g，酒水各半煎服。**2.治月经不调** 连钱草、益母草、对叶莲各20g，甜酒水煎服。**3.治闭经** 连钱草、元宝草、马蹄当归各20g，水煎服。**4.治虫蛇咬伤** 连钱草、地丁、野菊花各30g，捣汁服，渣外敷。

【主要化学成分】含挥发油，油中主要有 α-蒎烯、β-蒎烯、柠檬烯等，还含有熊果酸，水苏碱，苦味质，胆碱和鞣质等。

【现代研究】药理研究显示有利尿及降压作用，能使小便变为酸性，促使碱性条件下的泌尿系结石溶解，还有抑制金黄色葡萄球菌、伤寒杆菌、痢疾杆菌等作用。现代临床用于治疗慢性支气管炎，高血压病，跌打损伤，筋骨疼痛，风湿性关节炎，急性肾炎，过敏性皮炎，胆囊炎，尿路感染及泌尿系结石等。

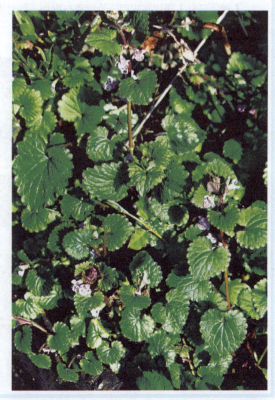

佛座草（宝盖草）

【来源及药用部位】唇形科植物宝盖草 *Lamium amplexicaule* L. 的全草。

【本草论述】《植物名实图考》："养筋，活血，止遍身疼痛。"

【形态特征】一年生直立草本。茎柔弱，方形，常带紫色，被有倒生的稀疏毛，高10～60cm。叶肾形或圆形，基部心形或近圆形，边缘有圆齿或小齿，两面均被毛；根出叶有柄，茎生叶无柄，基部抱茎。轮状花序腋生，每花轮有花数朵，腋生。小坚果长圆形，具三棱，黑褐色。花期3～4月，果熟期6月。

生于路旁或荒地。分布于全国各地。

【性味功效】辛、苦，微温。活血散瘀，解毒消肿。

【常用配方】**1.治痤疮** 佛座草、嫩益母草、红浮萍、山冬青叶各等量，泡酒外擦。**2.治无名肿毒** 佛座草15g，水煎服。**3.治跌打损伤红肿疼痛** 佛座草、苎麻根、大戟各等分，加鸡蛋清、蜂蜜共捣碎，外敷伤处，每日一换。**4.治瘰疬肿痛** 佛座草60～90g，鸡蛋2～3只，同煮，去蛋壳后，继续煮1/2小时，吃蛋饮汤。

【主要化学成分】含环臭蚁醛类，野芝麻苷，野芝麻酯苷，野芝麻新苷和山栀苷甲酯等。

【现代研究】现代临床用于治疗跌打损伤，筋骨疼痛，骨折，黄疸型肝炎，面神经麻痹，鼻窦炎引起的头痛和湿疹等。

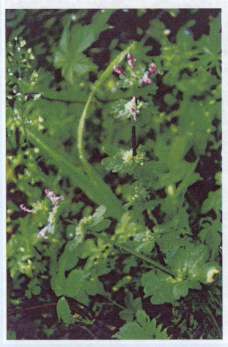 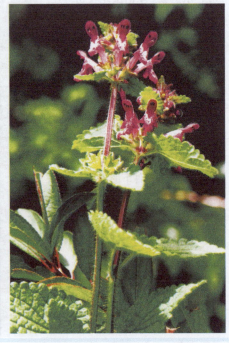

益母草（坤草）

【来源及药用部位】唇形科植物益母草 Leonurus japonicus Houtt. 的全草。

【本草论述】《本草纲目》："活血破血，调经解毒。治胎漏，产难，胎衣不下，血运，血风，血痛，崩中漏下，尿血，疳，痢，痔疾，打仆内损，瘀血，大便、小便不通。"

【形态特征】一年或二年生草本。茎直立，方形。叶对生；叶片略呈圆形，直径4~8cm，叶缘5~9浅裂，基部心形；上下两面均被短柔毛；花序上的叶呈条状披针形，全缘。轮伞花序；花萼筒状钟形；花冠粉红色或淡紫色，花冠筒内有毛环，中裂片倒心形；雄蕊4；子房4，柱头2裂。坚果三棱形。花期6~8月，果熟期7~9月。

生于山野荒地、田埂、草地、溪边等处。分布于全国各地。

【性味功效】辛，微苦，微寒。活血调经，利尿消肿。

【常用配方】**1.治痛经** 益母草30g，水煎服。**2.治白带过多** 益母草15g，夜关门10g，香椿皮10g，水煎服。**3.治产前产后诸病** 益母草适量，加红糖与水浓煎，每日服用。**4.治疗月经不调** ①益母草、元宝草、马鞭草、小血藤各15g，水煎服；②益母草、仙鹤草各30g，水煎浓汁服。

【主要化学成分】含益母草碱，水苏碱，益母草定碱，益母草宁碱等生物碱；尚含苯甲酸，月桂酸，亚麻酸，β-亚麻酸，延胡索酸及芸香苷等。

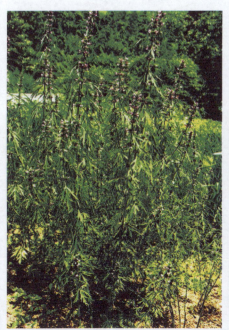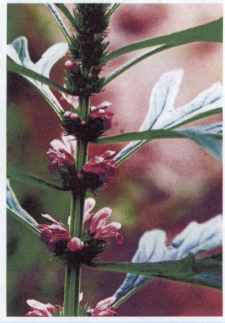

【现代研究】药理研究显示有抗血小板聚集及抗血栓形成，抗心肌缺血、改善微循环，扩张血管，兴奋呼吸中枢，兴奋子宫和利尿等作用。现代临床用于治疗功能性子宫出血，产后子宫复位不全，冠心病心绞痛，原发性高血压病，妊娠期高血压，高脂血症和肾炎水肿等。

茺蔚子

【来源及药用部位】唇形科植物益母草 *Leonurus japonicus* Houtt. 的果实。

【本草论述】《本草从新》："终是滑利之品，非血滞、血热者勿与。"

【形态特征】见"益母草"该项下。

【性味功效】甘、辛，微寒；有小毒。活血调经，清肝明目。

【常用配方】**1.治乳痈恶痛** 茺蔚子30g，捣烂外敷，并取汁内服。**2.治阴挺腰痛** 茺蔚子15g，枳壳12g，水煎服。**3.治肝火上炎目赤肿痛** 茺蔚子、菊花、蒺藜、牛膝各10g，水煎服。

【主要化学成分】含益母草宁碱、水苏碱等生物碱，脂肪油和维生素A样物质等。

【现代研究】药理研究显示有轻微降压作用。现代临床用于治疗月经不调，子宫脱垂，原发性高血压病，乳腺炎和小儿消化不良大便异常等。

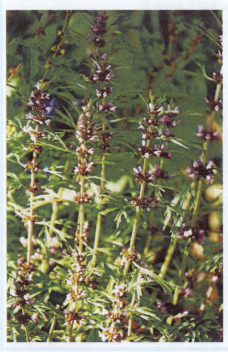
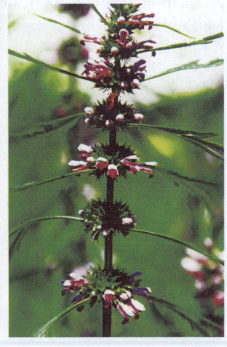

錾菜（白花茺蔚）

【来源及药用部位】唇形科植物錾菜 *Leonurus pseudo-macranthus* Kitag.的全草。

【本草论述】《本草拾遗》："主破血。产后腹痛，煮汁服之；亦捣碎敷疔疮。"

【形态特征】一年生草本，全体较粗糙。茎直立，高达40～100cm，方形，有节。叶厚，带革质，对生，两面均有灰白色毛；下部的叶有长柄，卵圆形或羽状3深裂，先端锐尖，基部楔形，边缘有粗锯齿和缘毛；中部的叶有短柄，披针状卵圆形，有粗锯齿；枝梢的叶无柄，椭圆形至倒披针形，全缘。花多数，腋生成轮状，无柄；苞片线形至披针形，或呈刺状，有毛；萼钟状，5脉，萼齿5，先端刺尖；花冠白色，常带紫色条纹，上唇匙形，先端微凹，有缘毛，下唇3浅裂；雄蕊4，2强；子房4裂，花柱丝状，柱头2裂。小坚果黑色，有3棱，表面光滑。花期7～9月，果熟期10～11月。

生于山坡、路边、荒地上。分布东北、华北、华中、华东及西南等地。

【性味功效】甘、辛，平。活血调经，解毒消肿。

【常用配方】**1.治产后腹痛** 錾菜10g，桃仁、红花各6g，水煎服。**2.治经期不准，腰腹疼痛** 錾菜、茜草各9g，鸡冠花15g，水煎服。**3.治月经不调** 錾菜、当归、生地、熟地各10g，丹参15g，水煎服。

【现代研究】现代临床用于治疗月经不调，产后腹痛伴恶露不尽等。

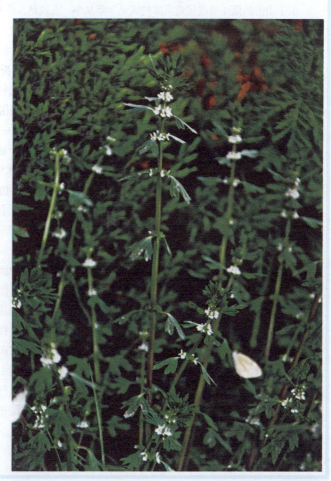

泽兰（地笋叶）

【来源及药用部位】唇形科植物毛叶地瓜儿苗 *Lycopus lucidus* Turcz. var. *hirtus* Regel的地上部分。

【本草论述】《本经》："主乳妇内衄、中风余疾；大腹水肿，身面、四肢浮肿，骨节中水；金疮痈肿疮脓。"

【形态特征】多年生草本，高40～100cm。地下根茎横走，稍肥厚，白色。茎直立，方形四棱，中空，茎棱上被白色小硬毛，节上密集硬毛。叶交互对生，披针形至广披针形；先端长锐尖或渐尖，基部楔形，边缘有粗锯齿；近革质；叶柄短。轮伞花序腋生，花小，多数；萼钟形，先端5裂；花瓣白色，钟形。坚果扁平。花期7～9月，果熟期9～10月。

生于山野的低洼地或溪流沿岸的灌丛、草丛中，有栽培。分布于全国大部分地区。

【性味功效】苦、辛，微温。活血化瘀，化湿行水。

【常用配方】**1.治骨折**　泽兰、水冬瓜、园麻根、接骨木各适量，捣烂包患部。

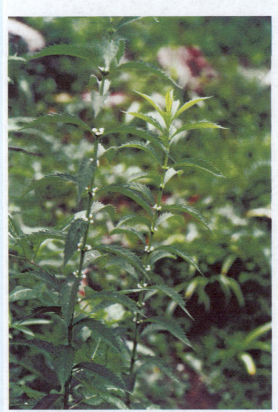

2.治骨折肿痛　泽兰、玉枇杷、凤仙花秆各15g，水煎服。**3.治跌打损伤**　泽兰、九龙盘、三角咪各20g，酒水各半煎服。**4.治闭经、痛经**　泽兰、血当归各20g，水煎服。**5.治口臭**　泽兰、佩兰、鱼香菜各10g，水煎服。

【主要化学成分】含挥发油和鞣质等。

【现代研究】药理研究显示有减少血小板数量，抑制血小板功能，促进纤维溶解酶的活性，抗血栓及抗凝血，强心，较强抑制伤寒杆菌、痢疾杆菌、金黄色葡萄球菌等作用。现代临床用于心功能不全性水肿，泌尿系统感染，流行性出血热，蛇咬伤，跌打损伤和外伤出血等。

地 笋

【来源及药用部位】唇形科植物地笋 *Lycopus lucidus* Turcz. 的根茎。

【本草论述】《本曹拾遗》："利九窍，通血脉，排脓，治血。"

【形态特征】多年生草本，高40~100cm。地下根茎横走，先端肥大，近纺锤形。茎直立，方形四棱，中空，一般不分枝。叶互生，长圆状披针形；先端长锐尖或渐尖，基部楔形，叶缘有深锯齿；近革质；叶柄短。轮伞花序腋生，花小，多数；萼钟形，先端5裂；花瓣白色，钟形。坚果扁平。花期7~9月，果熟期9~11月。

生于海拔2 100m以下的山野低洼地或溪流沿岸的灌丛、草丛中。分布于东北、西南和河北、陕西等地。

【性味功效】甘、辛，平。化瘀止血，化湿行水。

【常用配方】**1.治骨折** 地笋、水冬瓜、园麻根、接骨木各适量，捣烂包患部。**2.治骨折肿痛** 地笋、玉枇杷、凤仙花秆各15g，水煎服。**3.治跌打损伤** 地笋、九龙盘、三角咪各20g，酒水各半煎服。**4.治黄疸** 地笋、赤小豆各60g，水煎代茶饮。

【主要化学成分】全草含糖类、虫漆蜡酸，白桦脂酸和熊果酸等。

【现代研究】药理研究显示有减少血小板数量，抑制血小板功能，促进纤维溶解酶的活性、抗血栓、抗凝血、强心和较强抑制伤寒杆菌、痢疾杆菌、金黄色葡萄球菌等作用。现代临床用于心功能不全性水肿，泌尿系统感染，流行性出血热，蛇咬伤，跌打损伤和外伤出血等。

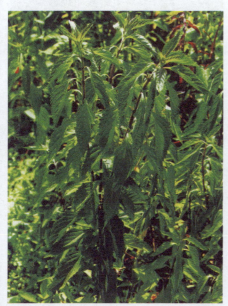 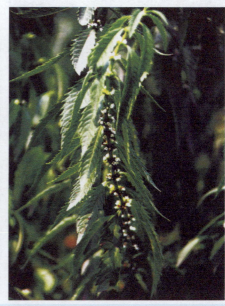

华西龙头草

【来源及药用部位】唇形科植物华西龙头草 *Meehania fargesii* (Lévl.) C. Y. Wu的全草。

【形态特征】多年生草本，茎直立，高10~20cm，匍匐茎细弱。叶纸质，心形至卵状心形或三角状心形，基部心形，边缘具疏锯齿或钝锯齿，叶面被疏糙伏毛。花通常成对着生于茎上部形成轮伞花序，苞片狭卵形或近披针形；花萼筒状；花冠淡红色至紫红色，管状；雄蕊4，1对着生于上唇下近喉部，另1对着生于侧裂片下花冠管中部；花药2室；花柱细长，柱头2裂；花盘杯状，裂片不明显。小坚果。

生于林下阴湿处。分布于四川、贵州和云南等地。

【性味功效】辛，苦，微寒。发表退热，利湿解毒。

【常用配方】**1.治感冒发热**　华西龙头草10g，水煎服。**2.治湿热黄疸胁痛**　华西龙头草、田基黄各10g，水煎服。**3.治蛇咬伤**　华西龙头草适量，捣烂外敷患处。

【现代研究】现代临床用于治疗感冒发热，黄疸型肝炎和虫蛇咬伤等。

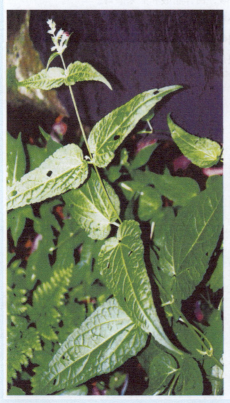
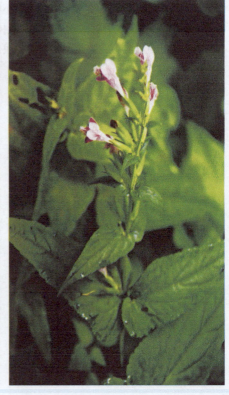

薄 荷

【来源及药用部位】唇形科植物薄荷 *Mentha haplocalyx* Briq.的地上部分。

【本草论述】《新修本草》："主贼风伤寒，发汗，恶气心腹胀满，霍乱，宿食不消，下气。"

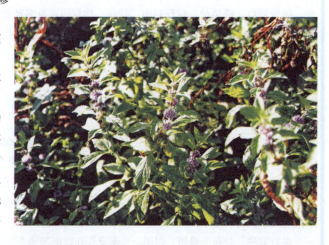

【形态特征】多年生芳香草本，茎直立，高30～80cm。具匍匐的根茎。茎锐四棱形，多分枝。单叶对生；叶片披针形、卵状披针形、长圆状披针形至椭圆形，先端锐尖或渐尖，基部楔形至近圆形，侧脉5～6对，上面深绿色，下面淡绿色，两面具柔毛及黄色腺鳞。轮伞花序腋生；总梗上有小苞片数枚，线状披针形；花萼管状钟形，萼齿5；花冠淡紫色至白色，冠檐4裂；雄蕊4，前对较长，常伸出花冠外或包于花冠筒内；花柱略超出雄蕊，先端近相等2浅裂，裂片钻形。小坚果长卵球形，黄褐色或淡褐色，具小腺窝。花期7～9月，果熟期10～11月。

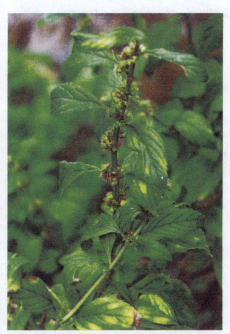

生于小沟旁，路边及山野湿地。分布于华北、华东、华中、华南及西南各地。

【性味功效】辛，凉。宣散风热，清头目，透疹。

【常用配方】**1.预防中暑** 薄荷、鲜荷叶、绿豆衣各10g，西瓜皮30g，水煎代茶饮。**2.治夏季痱子、疔疮** 薄荷、艾叶各50g，煎水沐浴。**3.治感冒发热头痛、咽喉肿痛** 鲜薄荷15g，加水100ml，纱布包裹绞汁；粳米50g煮粥。粥成后加入薄荷汁及白糖适量，再煮开，一次服完。**4.治头

痛目赤 薄荷3g，茶叶5g，开水冲服；或加糖适量调味，频服。

【主要化学成分】含挥发油，油中主要为1-薄荷醇（1-menthol）、1-薄荷酮（1-menthol）及薄荷酯类等；还含黄酮类成分，有机酸，迷迭香酸，咖啡酸及多种氨基酸等。

【现代研究】药理研究显示有兴奋中枢神经及发汗，解热，皮肤刺激，抗炎，驱虫，肠管解痉，抗早孕，保肝利胆，祛痰，抑制病毒及多种细菌等作用。现代临床用于治疗感冒，慢性荨麻疹，急性乳腺炎，急性结膜炎，低血钾症，湿疹和过敏性皮炎等。

鱼香菜（圆叶薄荷）

【来源及药用部位】唇形科植物圆叶薄荷 *Mentha rotundifolia*(L.) Huds. 的茎叶。

【本草论述】《分类草药性》："去风，明目，散瘀，清气。"

【形态特征】多年生草本，高约30～50cm，全株疏被短毛。茎四棱，直立或斜生，略分枝。单叶对生，椭圆形或卵状矩圆形，边缘具锯齿，两面均疏被短毛，基部近于心形或钝圆形。穗状花序顶生。小坚果卵球形，表面光滑。

多数栽种。分布于贵州、四川、云南及长江以南等地。

【性味功效】辛，凉。祛风解表，解毒消肿。

【常用配方】**1.治风热感冒** 鱼香菜、清明菜、土升麻各10g，水煎服。**2.治疗疮疼痛** 鲜鱼香菜、木姜花各适量，捣烂外敷。**3.鼻衄出血** 鲜鱼香菜适量，捣烂取汁，滴鼻。

【主要化学成分】含挥发油，如左旋α-蒎烯和左旋α-水芹烯等。

【现代研究】现代临床用于治疗湿疹、风疹皮肤瘙痒，感冒发热，鼻出血和化脓性毛囊炎等。

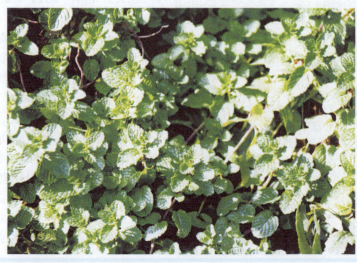

留兰香

【来源及药用部位】唇形科植物留兰香 *Mentha spicata* L.的带根全草。

【本草论述】《岭南采药录》："专散风寒湿,调经。"

【形态特征】多年生草本,气芳香。根茎横走。茎方形,多分枝,紫色或深绿色。叶对生;叶披针形、披针状卵形,顶端急尖,基部圆钝至楔形,边缘具疏锯齿,鲜绿色。轮伞花序密集成顶生的穗状花序;小苞片线形;花萼钟形;花冠淡紫色;雄蕊4。小坚果卵形,黑色,具细小窝孔。花期7~9月,果熟期9~10月。

我国河北、江苏、浙江、广东、广西、四川、贵州、云南等地都有栽培。

【性味功效】辛,凉。祛风,解毒,和胃,润肤。

【常用配方】1.治胃痛 留兰香60g,茴香全草30g,鱼鳅串250g,水煎服。2.治咳嗽 鲜留兰香15~30g,水煎服。3.治脚生皲裂 留兰香全草,捣绒涂患处。

【主要化学成分】含挥发油,如α-蒎烯、樟烯、β-蒎烯、香桧烯、月桂烯、柠檬烯、芳樟醇、丁香烯、龙脑等;还含有机酸及黄酮化合物等。

【现代研究】现代临床用于治疗感冒,急性结合膜炎,胃痛,疮疖和脚皲裂等。

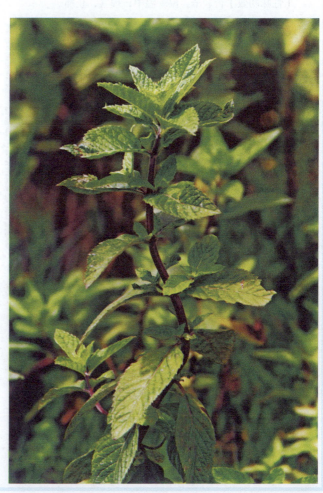

姜味草

【来源及药用部位】唇形科植物姜味草 *Micromeria biflora*（Ham.ex D.Don） Benth.的全草。

【本草论述】《滇南本草》："燥脾暖胃，进饮食，宽中下气。"

【形态特征】多年生草本，高15～30cm，全体有姜气味。茎簇生，紫褐色，被白色长柔毛。叶对生，小而密集；叶片卵圆形，先端尖，基部浑圆，全缘；下面有数对棕黄色腺点。花小，紫色，2～3朵腋生成聚伞花序；花萼紫绿色；花冠早落，粉红色。小坚果平滑。花期4～6月，果熟期8～10月。

生于石灰岩山坡或向阳山坡上。分布于云南、贵州等地。

【性味功效】苦、辛，温。温中，理气，止痛。

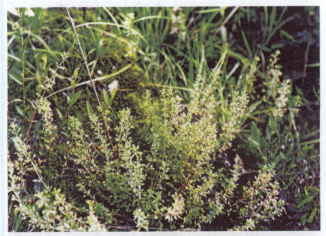

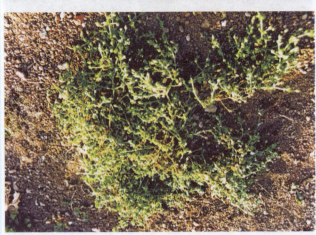

【常用配方】1.治胃寒气滞疼痛 姜味草5～10g，水煎服；或研末2～3g，热酒送服。2.治寒疝腹痛 姜味草3g，倒提壶9g，荔枝核7枚，共研末，每次1.5g，糯米白酒蒸服。3.治小儿虫积腹痛 姜味草1.5g，温开水加酒1～2滴服。4.治肝积 姜味草10g，青皮1.5g，柴胡3g，川芎、小茴香、草豆蔻各6g，研末，温水加酒1～2滴吞服，或水煎服。

【现代研究】现代临床用于治疗慢性胃炎疼痛，小儿蛔虫腹痛，疝气和早期肝硬化等。

香薷

【来源及药用部位】唇形科植物华荠苧 *Mosla chinensis* Maxim.的地上部分。

【本草论述】《名医别录》："主霍乱腹痛，吐下，散水肿。"

【形态特征】一年生草本，高15~45cm。茎直立，方形，绿褐色或带淡红色，多分枝。叶对生，线形至线状披针形，先端突尖，基部楔形，边缘具疏锯齿，两面密被白色细柔毛。花轮生，每轮着生两朵，由数轮聚成头状或总状花序，顶生；花萼筒状，5裂；花冠2唇形，淡紫色；雄蕊2；子房2深裂。小坚果圆形。花期9~10月，果熟期10~11月。

生于荒地、路旁、田边、山坡草丛中。分布于南方各地。

【性味功效】辛，微温。发汗解表，和中化湿，利水消肿。

【常用配方】**1.治腹痛、吐泻** 香薷、厚朴、扁豆各12g，水煎服。**2.治感冒风寒头痛无汗** 香薷、生姜、防风各12g，水煎服。**3.治脾虚水肿** 香薷、茯苓、猪苓各12g，水煎服。

【主要化学成分】含挥发油，油中含百里香酚，香荆芥酚，对–聚伞花烃；尚含丹皮酚，β–金合欢烯，蛇床烯，β–紫罗兰酮，α–萜品醇，丁香油酚和柏木脑等。

【现代研究】药理研究显示有发汗，解热，促进胃肠蠕动，利尿，抗流感病毒，健胃、解暑、增强机体特异性免疫和非特异性免疫功能等作用。现代临床用于治疗急性胃肠炎，痢疾，霉菌性阴道炎和预防感冒等。

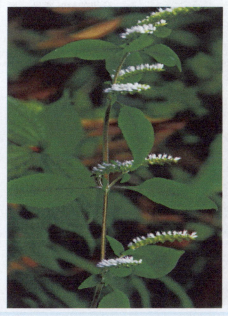
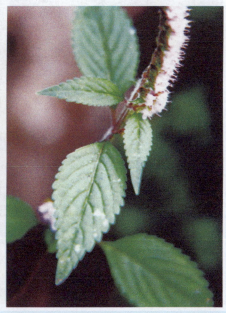

石荠苧（野香薷）

【来源及药用部位】唇性科植物石荠苧 *Mosla scabra* (Thunb.) C. Y. Wu et H. W. Li 的全草。

【本草论述】《本草拾遗》："主风血冷气，疮疥，痔漏下血。"

【形态特征】一年生草本，高20～100cm。茎直立，四棱形，密被短柔毛。叶对生；叶柄被短柔毛；叶片卵形至卵状披针形，先端急尖或钝，基部宽楔形，边缘具锯齿，上面被柔毛，下面被疏短柔毛。花轮生，每轮着生两朵，由数轮聚成假总状花序；花萼钟形，上唇3齿，下唇2齿；花冠粉红色；雄蕊4，子房4裂。小坚果黄褐色，球形。花期5～10月，果熟期6～11月。

生于海拔50～1 150m的山坡、路旁、灌丛或沟边湿地。分布于全国大部分地区。

【性味功效】辛、苦，凉。疏风解表，清暑除湿，解毒止痒。

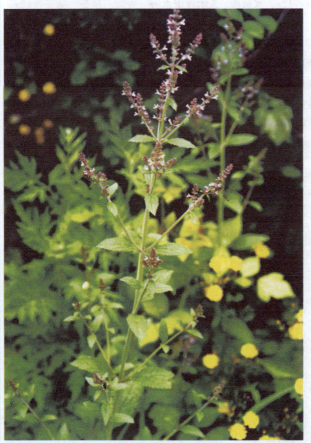

【常用配方】**1.治霍乱呕吐** 石荠苧干品15～25g，水煎服。**2.治感冒** 石荠苧、白菊花各12～15g，水煎服。**3.治湿热痢疾里急后重** 石荠苧45g，浓煎顿服。**4.治鼻出血** 石荠苧鲜叶适量，揉烂塞鼻孔。

【主要化学成分】含挥发油，油中含荠苧烯、桉叶素、牻牛儿醇、丁香烯、柠檬醛、β-罗勒烯、α-蒎烯、百里香酚和芳香醇等。

【现代研究】现代临床用于治疗感冒，急性胃肠炎，细菌性痢疾，痔疮，创伤出血，湿疹，脚癣，痱子，慢性气管炎和大便秘结等。

罗 勒

【来源及药用部位】唇形科植物罗勒 *Ocimum basilicum* L. 的全草。

【本草论述】《嘉祐本草》："调中消食，去恶气，消水气，宜生食。"

【形态特征】一年生直立草本，全株具芳香味，高20～70cm。茎四方形，上部多分支，通常紫绿色，被柔毛。叶对生，卵形或卵状披针形，先端急尖或渐尖，基部楔形，边缘有疏锯齿或全缘。轮伞花序顶生，呈间断的总状排列，每轮生花6朵或更多；花白色或淡红色。小坚果4粒，暗褐色。花期7～9月，果熟期8～10月。

多为栽培。广泛分布于全国各地。

【性味功效】辛、甘、温。疏风解表，化湿和中、行气活血，解毒消肿。

【常用配方】**1.治感冒风寒，头痛胸闷** 罗勒、生姜各12g，水煎，红糖为引调服。**2.治腹胀、消化不良** 罗勒、鸡矢藤、蜘蛛香各15g，水煎服。**3.治跌打损伤** 罗勒15g，川芎10g，红花6g，桃仁12g，水煎服。

【主要化学成分】全草含挥发油。

【现代研究】药理研究显示对胃黏膜有保护作用，可以有效地降低胃溃疡的发生率。现代临床用于治疗排卵功能障碍性不孕症，感冒头痛，消化不良腹胀痛，跌打损伤肿痛和急性胃痛等。

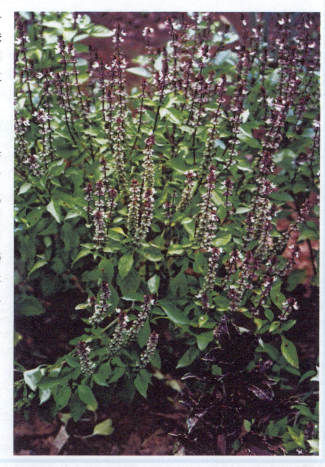

牛至（土香薷、满坡香）

【来源及药用部位】唇形科植物土香薷 *Origanum vulgare* L. 的全草。

【本草论述】《广西药用植物名录》："治黄疸，疳积，小儿热泻，水肿。"

【形态特征】多年生草本。全株有香气。根须状。茎直立，高约40cm；四方形，被白毛，两侧多分细枝。叶对生，卵圆形，先端钝，基部圆形，全缘，边缘及脉上生细白毛，有透明腺点。花小，稠密成穗状伞房花序，苞片叶状；萼筒状，5裂；花冠唇形，紫红色；子房上位。

生于山坡、草地、溪边及路旁湿润地。分布于全国大部分地区。

【性味功效】辛，凉。解表、化食、杀虫。

【常用配方】**1.治外感发热** 牛至15g，鱼香菜10g，水煎服。**2.治消化不良** 牛至10g，隔山消20g，水煎服。**3.治呕吐** 牛至10g，紫苏叶10g，生姜10g，水煎服。**4.治皮肤瘙痒** 牛至适量，水煎外洗。**5.治扁平疣** 牛至适量，泡酒外搽。

【主要化学成分】全草含挥发油，水苏糖。叶含熊果酸。

【现代研究】药理研究显示有抑制金黄色葡萄球菌、痢疾杆菌、伤寒杆菌、大肠杆菌，平滑肌解痉，降低血压，增强巨噬细胞功能及抗氧化等作用。现代临床用于治疗中暑呕吐腹泻，感冒发热，急性胃肠炎，湿疹，疥疮，过敏性皮炎和水肿等。

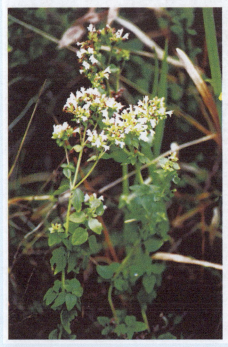 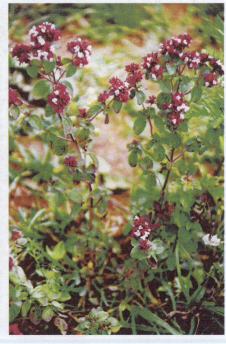

十二槐花(金槐)

【来源及药用部位】唇形科植物小叶假糙苏 *Paraphlomis javanica* (Bl.) Prain var. *coronata* (Vaniot) C. Y. Wu et H. W. Li的根。

【本草论述】《贵州草药》："滋阴润燥，止咳，调经。"

【形态特征】多年生草本，高30~80cm。茎单生，钝四棱形，被倒向平伏毛。叶对生；叶柄长达5cm，被平伏毛；叶片肉质，椭圆形或长圆状卵形，先端锐尖或渐尖，基部圆形或近楔形，边缘疏生锯齿，上面多少被小刚毛，下面沿脉上密生平伏毛。轮伞花序多花呈圆球形；小苞片钻形，被小硬毛；花萼筒状，萼齿5；花冠黄或淡黄色；雄蕊4；子房4裂。小坚果倒卵球状三棱形，黑色。花期6~8月，果熟期8~12月。

生于海拔320~1 350m的热带林荫下。分布于江西、台湾、湖南、广东、广西、四川、贵州和云南等地。

【性味功效】甘，平。滋阴润燥，止咳，调经。

【常用配方】**1.治月经不调** 十二槐花根、倒触伞根各15g，蒸酒服。**2.治肺痨咳嗽** 十二槐花根、臭牡丹、美人蕉根、茯苓、土洋参、黑及根、对叶莲各15g，炖肉、炖鸡或炖猪心肺食。

【现代研究】现代临床用于治疗肺结核久咳、痰中带血和月经不调等。

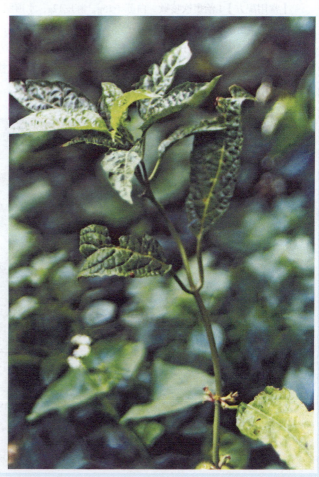

白苏子（荏子）

【来源及药用部位】唇形科植物白苏 *Perilla frutescens* (L.) Britt. 的果实。

【本草论述】《名医别录》："主咳逆，下气，温中补体。"

【形态特征】一年生草本，高50~200cm。茎直立，钝四棱形，具四槽，密被长柔毛。叶对生，叶片阔卵形或圆形；先端短尖或突尖，基部圆形或阔楔形，边缘在基部以上有粗锯齿，两面绿色或紫色，上面被疏柔毛。轮伞状花序；花梗密被柔毛；花萼钟形，10脉；花冠唇形，通常白色；雄蕊4，前对稍长；花柱先端2浅裂。小坚果近球形，具网纹。花期8~10月，果熟期8~12月。

全国大部分地区均有栽种，亦有逸为野生的。

【性味功效】辛，温。降气祛痰，润肠通便。

【常用配方】**1.治痰饮咳嗽** 白苏子15g，陈皮12g，水煎服。**2.预防感冒** 白苏子6g，青蒿、马兰、连钱草各9g，水煎服。

【主要化学成分】种子含左旋紫苏醛，白苏烯酮，松茸醇，左旋芳樟醇和脂肪油等。

【现代研究】药理研究显示有调节血脂，抑制肿瘤和抗血栓等作用。现代临床用于治疗各种感冒，急性胃肠炎，慢性气管炎痰多咳嗽等。

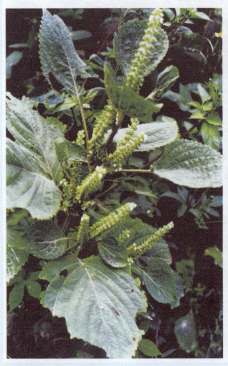 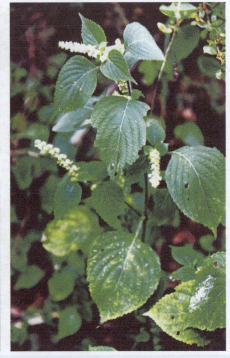

紫苏（紫苏叶、苏叶）

【来源及药用部位】唇形科植物紫苏 *Perilla frutescens* (L.) Britt. var. *arguta* (Benth.) Hand.–Mazz.的叶或嫩枝。

【本草论述】《本草纲目》："行气宽中，消痰利肺，和血，温中，止痛，定喘，安胎，解鱼蟹毒。"

【形态特征】一年生草本，高30～200cm。全株具特殊芳香味。茎直立，多分枝，紫色或绿紫色，钝四棱形，密被长柔毛。叶对生，紫红色或绿色，被长节毛；叶片阔卵形或卵状圆形；先端渐尖或突尖，基部圆形或阔楔形，边缘具有粗锯齿，两面紫色或仅下面紫色；侧脉7～8对。轮伞花序，由2花组成偏向一侧呈假总状花序；花萼钟状，顶端5齿；花冠唇形，白色或紫红色；雄蕊4，2强；子房4裂，花柱于子房基部着生。小坚果近球形，灰棕色或褐色。花期6～8月，果熟期7～9月。

全国大部分地区均有栽种。

【性味功效】辛，温。散寒解表，宣肺发表，行气宽中，安胎。

【常用配方】**1.治感冒发热**　紫苏叶、防风、川芎各5g，陈皮3g，甘草2g，生姜3片，水煎服。**2.治胸闷呕吐**　紫苏叶10g，陈皮6g，生姜3g，水煎服。**3.治咳嗽**　紫苏叶4～6g，生姜4g，杏仁、陈皮各6g，水煎服。**4.治恶疮、疥癣**　鲜苏叶适量捣烂，局部外敷。

【主要化学成分】叶含有特殊香气的挥发油和左旋柠檬烯，α–蒎烯，紫苏醇，二氢紫苏醇，榄香素及紫苏红色素等。

【现代研究】药理研究显示有较弱的解热作用，能促进消化液分泌，增进胃肠蠕动，减少支气管黏膜分泌物，缓解支气管痉挛，抑制大肠杆菌、痢疾杆菌、葡萄球菌，止血，收缩血管及促进内凝血，使血栓形成等作用。现代临床用于治疗各种感冒，急性胃肠炎，妊娠呕吐，寻常疣，慢性气管炎和过敏性皮炎等。

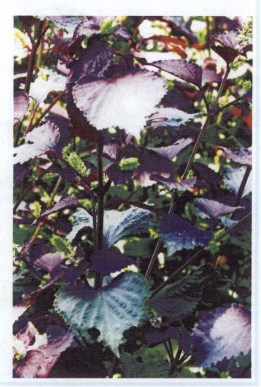

紫苏梗（苏梗）

【来源及药用部位】唇形科植物紫苏 *Perilla frutescens* (L.) Britt. var. arguta (Benth.) Hand.–Mazz.的茎。

【本草论述】《本草崇原》："主宽中行气，消饮食，化痰涎。治噎膈反胃，止心腹痛。"

【形态特征】见"紫苏"该项下内容

【性味功效】辛，温。理气宽中，安胎，和血。

【常用配方】**1.治感冒伤寒胸闷呕吐、饮食不下**　紫苏梗、大腹皮、旋覆花、茯苓各9g，陈皮12g，半夏4.5g，适量生姜、大枣，水煎服。**2.治孕妇胎气不和，胸闷恶心**　紫苏梗、半夏各10g，陈皮5g，生姜3片，水煎服。**3.治吐血、衄血**　紫苏梗6g，白茅根6～9g，研末，水煎调生蒲黄6g服。

【主要化学成分】地上部分含紫苏酮，白苏烯酮，紫苏烯，亚麻酸乙酯和亚麻酸等。

【现代研究】药理研究显示有孕激素样作用，干扰素诱导等作用。现代临床用于治疗各种感冒，妊娠呕吐，慢性气管炎久咳咯血和消化不良饮食减少等。

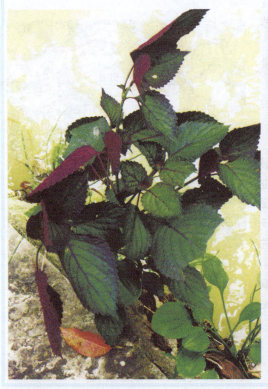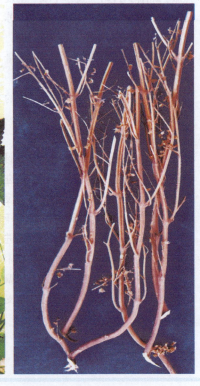

紫苏子（苏子）

【来源及药用部位】唇形科植物紫苏 *Perilla frutescens* (L.) Britt. var. *arguta* (Benth.) Hand.–Mazz.的果实。

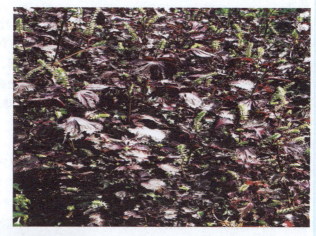

【本草论述】《本草经疏》：“定喘，消痰，降气。”

【形态特征】见“紫苏”该项下。

【性味功效】辛，温。降气，消痰，平喘，润肠。

【常用配方】**1.治气喘咳嗽痰多** 紫苏子、白芥子、莱菔子各等量，装

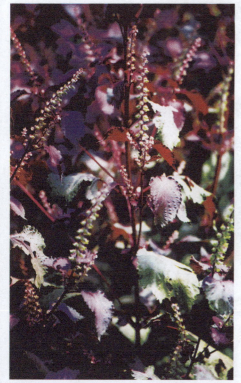

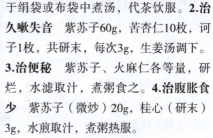

于绢袋或布袋中煮汤，代茶饮服。**2.治久嗽失音** 紫苏子60g，苦杏仁10枚，诃子1枚，共研末，每次3g，生姜汤调下。**3.治便秘** 紫苏子、火麻仁各等量，研烂，水滤取汁，煮粥食之。**4.治腹胀食少** 紫苏子（微炒）20g，桂心（研末）3g，水煎取汁，煮粥热服。

【主要化学成分】种子含蛋白质，油类，脂肪酸，亚麻酸和亚油酸等。

【现代研究】药理研究显示有抗癌，延长中风后生存时间等作用。现代临床用于治疗各种咳嗽，急性气管炎，慢性气管炎，便秘和消化不良等。

广藿香（藿香）

【来源及药用部位】唇形科植物广藿香 *Pogostemon cablin* (Blanco) Benth.的地上部分。

【本草论述】《名医别录》："疗风水毒肿，去恶气，疗霍乱，心痛。"

【形态特征】多年生草本，高30～100cm，全株揉之有香气。茎直立，粗壮，四棱形，密被灰黄色长柔毛，上部多分枝。叶对生，叶片阔卵形、卵形或卵状椭圆形，先端钝尖，基部阔楔形或近心形；边缘有不整齐粗锯齿，两面密被灰白色短柔毛。轮伞花序密集成穗状，顶生或腋生；萼5裂；花冠唇形，淡紫红色；雄蕊4，突出；子房上位，柱头2裂。小坚果椭圆形，平滑。花期1～2月。

广东、云南有栽培。

【性味功效】辛，微温。芳香化浊，开胃止呕，发表解暑。

【常用配方】**1.治湿阻脾胃、脘腹胀满**　广藿香、佩兰各12g，水煎服；或藿香、苍术、厚朴、陈皮各6g，水煎服。**2.治胃寒呕吐清水**　广藿香、半夏各12g，生姜水煎服。**3.治暑湿热证、身热困倦**　广藿香、滑石、黄芩、茵陈各6g，水煎服。**4.治夏季感冒发热恶寒、胸脘满闷**　广藿香配伍紫苏、陈皮等，制成藿香正气水服用。

【主要化学成分】含广藿香醇，广藿香酮，苯甲醛，丁香油酚，桂皮醛，多种倍半萜类化合物及黄酮类化合物等。

【现代研究】药理研究显示有促进胃液分泌，增强消化力，松弛气管平滑肌，抑制白色念珠菌、许兰黄癣菌，抗病毒，收敛止泻和扩张微血管而促进发汗等作用。现代临床用于治疗急、慢性胃肠炎，消化不良，肠伤寒，小儿腹泻，念珠菌性阴道炎，夏令皮炎，急性卡他性结膜炎及无黄疸型肝炎等。

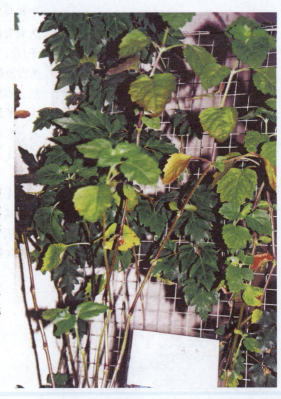

夏枯草

【来源及药用部位】唇形科植物夏枯草 *Prunella vulgaris* L.的果穗或嫩茎叶。

【本草论述】《本经》："主寒热，瘰疬，鼠瘘，头疮，破癥，散瘿结气，脚肿湿痹。"

【形态特征】多年生草本，茎方形，高约30cm。全株密生细毛。叶对生，近基部的叶有柄，上部叶无柄；叶片椭圆状披针形。轮伞花序呈穗状；苞片肾形；花萼唇形，上唇长椭圆形，3裂，下唇2裂；花冠紫色或白色，唇形，下部管状；雄蕊4；子房4裂。小坚果褐色。

生于路旁、山坡、草地或溪边。全国各地普遍分布。

【性味功效】苦、辛，寒。清肝明目，消肿散结。

【常用配方】**1.治肝虚夜盲** 夏枯草嫩尖10个，蒸猪肝50g，每日1次。**2.治青盲内障** 夏枯草、狗地芽各15g，水煎服。**3.治瘰疬包块** 夏枯草、虾脊兰各50g，水煎服。**4.治血热鼻衄** 夏枯草、白茅根各30g，金银花15g，水煎服。

【主要化学成分】含三萜皂苷，夏枯草多糖，芸香苷，金丝桃苷，熊果酸，咖啡酸，挥发油，游离齐墩果酸，维生素A、C、K及胡萝卜素，树脂，苦味质，鞣质和生物碱等。

【现代研究】药理研究显示有降压，降血糖，抗细胞毒，抗艾滋病病毒，抑制痢疾杆菌、伤寒杆菌、霍乱弧菌、大肠杆菌、变形杆菌、绿脓杆菌、葡萄球菌及皮肤真菌、疱疹病毒等作用。现代临床用于治疗高血压病，急性传染性黄疸型肝炎，细菌性痢疾，肺结核，淋巴瘤，颈淋巴结结核，甲状腺肿，乳腺增生和肝癌等。

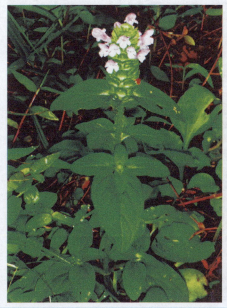
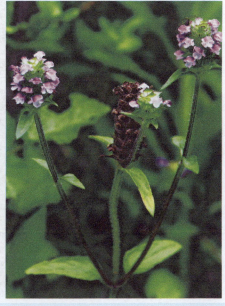

冬凌草

【来源及药用部位】唇形科植物碎米桠 *Rabdosia rubescen* (Hemsl.) Hara的全草。

【本草论述】《贵州草药》："驱风除湿，疏筋活络。"

【形态特征】小灌木，高0.5～1m。根茎木质，有长纤维状须根。茎直立，基部近圆柱形，茎上部及分枝四棱形，具条纹，褐色或带紫红色，密被小疏柔毛。叶对生，叶片卵圆形或菱状卵形，先端锐尖或渐尖，基部阔楔形，边缘具粗圆齿状锯齿，脉纹常带紫红色。聚伞花序，有3～5花，花梗、序轴长密被微柔毛；小苞片钻状线形至线形；花萼钟状，外被灰色微柔毛及腺点，萼齿5；花冠筒状，冠缘二唇形，上唇外反，下唇宽卵形；雄蕊4；花柱丝状，伸出。小坚果倒卵状三角形。花期7～10月，果熟期8～10月。

生于山坡、路旁、林地及灌丛中。分布于华北至西南、华南多数地区。

【性味功效】苦、甘，微寒。清热解毒，活血止痛。

【常用配方】**1.治感冒头痛** 冬凌草30g，水煎服。**2.治风湿痹证筋骨疼痛** 冬凌草90g，泡酒500ml，早晚服用30ml。**3.治跌打损伤关节痛** 冬凌草250g，水煎熏洗患处。

【主要化学成分】茎叶含挥发油，叶含冬凌草甲素、冬凌草乙素、贵州冬凌草素、β-谷甾醇和2α-羟基熊果酸等。

【现代研究】药理研究显示有抗肿瘤，降压，兴奋细胞免疫，抗菌和抗炎等作用。现代临床用于治疗多种呼吸道感染性疾病，食管癌和贲门癌等。

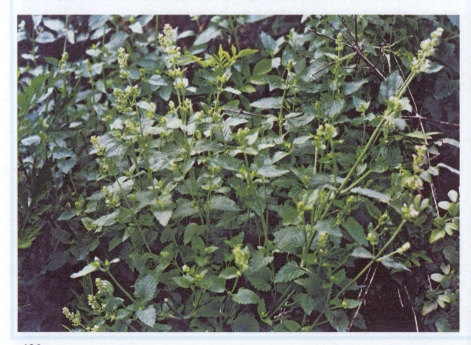

溪黄草

【来源及药用部位】唇形科植物溪黄草 *Rabdosia serra* (Maxim.) Hara的全草。

【本草论述】《常用中草药手册》："清热，利湿，退黄。"

【形态特征】多年生草本，高1.5～2m。根茎呈疙瘩状，向下密生须根。茎四棱，带紫色。叶对生，叶片卵圆形或卵状披针形，先端近渐尖，基部楔形，边缘具粗大内弯的锯齿，两面脉上被微柔毛和淡黄色腺点。聚伞花序，密被灰色柔毛；苞片及小苞片卵形至条形；花萼钟状，外被柔毛及腺点，萼齿5，长三角形，果时萼增大，呈宽钟形；花冠紫色，上唇4等裂，下唇舟形；雄蕊4；花柱先端2浅裂。小坚果阔倒卵形，先端具腺点及髯毛。花、果期8～10月。

生于山坡、路旁、田边河岸及灌丛中。分布于全国大部分地区。

【性味功效】苦，寒。清热解毒，利湿退黄，散瘀消肿。

【常用配方】**1.治湿热黄疸** 溪黄草、防己、酢浆草、铁线草各12g，水煎服。**2.治黄疸胁痛、口苦** 溪黄草、田基黄、茵陈蒿、鸡骨草、车前草各12g，水煎服。**3.治湿热下痢** 溪黄草鲜叶30～40g，捣汁冲服；或鲜品捣汁口服，每次5ml，儿童2～3ml。**4.治癃闭** 鲜溪黄草60g，鲜石韦、鲜车前草各30g，水煎服。

【主要化学成分】叶和茎中含溪黄草素，尾叶香茶菜素，2α-羟基熊果酸，熊果酸，β-谷甾醇和β-谷甾醇苷等。

【现代研究】药理研究显示有抑制人宫颈癌细胞的作用。现代临床用于治疗急性黄疸型肝炎，急性胆囊炎，急性肠炎和细菌性痢疾等。

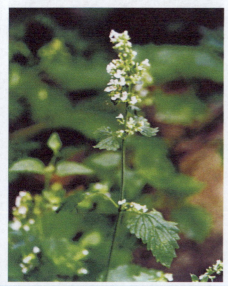
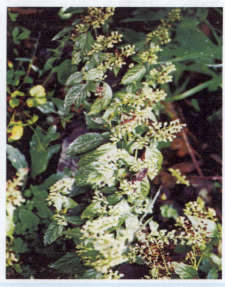

反背红（血盆草）

【来源及药用部位】唇形科植物贵州鼠尾草 *Salvia cavaleriei* Lévl. 的全草。

【本草论述】《贵州草药》："清热止血，利湿。"

【形态特征】多年生草本。茎四方形，高可达50cm，上部略有分枝，被细柔毛。根生 叶丛生，有长柄，叶片长卵圆形，有时有3小叶，下面紫红色，先端渐尖或钝形，基部略呈心形，边缘圆齿形，叶脉明显，背面脉上被茸毛。轮状总状花序，每轮着生花3~8朵，紫红色，唇形。

生于岩石的山坡、林下、水沟边。分布于西南以及南方多数地区。

【性味功效】苦，凉。凉血止血，消热利湿。

【常用配方】**1.治吐血、咯血** 反背红、地锦、土大黄各30g，水煎服。**2.治崩漏** 反背红、石灰菜各30g，水煎服。**3.治产后寒** 反背红、野青菜、土升麻各20g，水煎服。**4.治外伤出血** 反背红适量，捣烂敷。

【主要化学成分】含甾醇，菲醌类，丹参酚酸，紫草酸和迷迭香酸等

【现代研究】药理研究显示有抗凝血和耐缺氧作用。现代临床用于治疗吐血，崩漏，血痢，便血，外伤出血，肺结核咯血，慢性肝炎和鼻出血等。

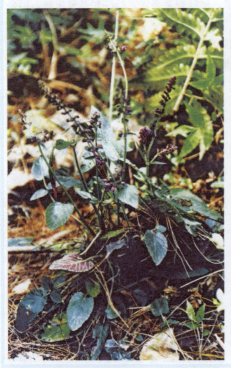 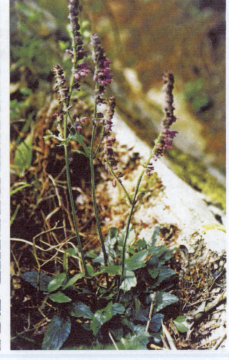

石打穿（紫参、小丹参）

【来源及药用部位】唇形科植物华鼠尾草 *Salvia chinensis* Benth.的全草。

【本草论述】《本草纲目》："主骨痛，大风，痈肿。"

【形态特征】一年生草本，高20～70cm。根多分枝，直根不明显，黄褐色。茎单或分枝，直立或基部倾斜，四棱形，全株被倒生柔毛。叶对生；下部叶三出，顶端小叶较大，卵形或披针形；上部叶单生，卵状至披针形，先端钝或急尖，基部近心形或楔形，边缘具圆锯齿或全缘，两面均被短柔毛。轮伞花序，每轮有花6朵，顶生或腋生；苞片披针形；花萼钟状；花冠紫色或蓝紫色，上唇倒心形，下唇3裂；雄蕊花丝短。小坚果椭圆状卵形，褐色，光滑。花期8～10月。

生于山坡、路旁和田野草丛中。分布于长江流域以南和西南等地。

【性味功效】辛、苦，微寒。活血化瘀，清热利湿，散结消肿。

【常用配方】**1.治月经不调** 石打穿全草30～60g，水煎，冲黄酒服；或加龙牙草、益母草各30g，水煎，冲红糖、黄酒服。**2.治痛经** 石打穿15g，生姜2片，红糖适量煎服。**3.治黄疸** 石打穿60～120g，茵陈、糯稻根各60g，水煎，分两次服。**4.治疮疡、乳痈肿痛** 石打穿鲜茎叶适量，捣烂外敷患处。

【主要化学成分】含异丹参酚酸C，丹参酚酸B、D，紫草酚酸，迷迭香酸，咖啡酸，原儿茶醛，齐墩果酸，甾醇，三萜成分和氨基酸等。

【现代研究】现代临床用于治疗晚期血吸虫病引起的肝脾肿大，痢疾，肝炎，痛经，月经不调，带下，带状疱疹，乳腺炎和疮疡疔肿等。

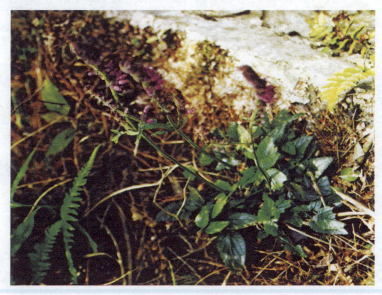

丹 参

【来源及药用部位】唇形科植物丹参*Salvia miltiorrhiza* Bge.的根及根茎。

【本草论述】《本经》："主心腹邪气,肠鸣幽幽如走水,寒热积聚;破癥除瘕;止烦满;益气。"

【形态特征】多年生草本,高30~80cm,全株密被柔毛。根圆柱形,砖红色。茎直立,四棱,上部多分枝。羽状复叶对生,小叶5~7枚,叶片卵形或卵状椭圆形,先端尖,基部楔形或圆形;边缘有锯齿;两面密被白色柔毛。轮伞花序腋生或顶生,每轮有花3~10朵,花萼钟状,紫色;2唇形;雄蕊2;子房深4裂。小坚果4。花期5~8月,果熟期8~9月。

生于山坡草地、沟旁、灌木林下。分布于湖北、江西、贵州、四川、广东、辽宁、甘肃和陕西等地。

【性味功效】苦,寒。活血调经,凉血消痈、养血安神。

【常用配方】**1.治月经不调、痛经** 丹参、益母草各15g,桃仁、红花各10g,水煎服。**2.治胸痹心痛** 丹参适量,配降香、川芎、赤芍、红花等,制成片剂、胶囊等现代制剂使用。**3.治头痛** 丹参30g,钩藤、牛膝、僵蚕各9g,水煎服。**4.治脾虚肝郁胁痛、食少** 丹参、板蓝根各15g,郁金12g,水煎服。

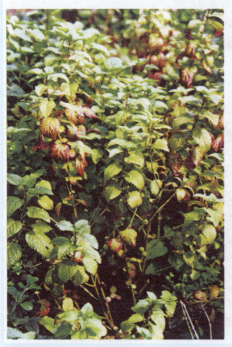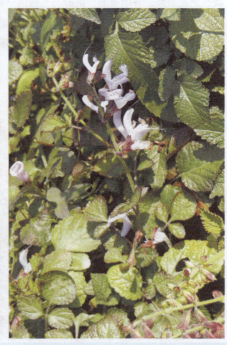

【主要化学成分】含丹参酮Ⅰ、ⅡA、ⅡB、Ⅲ，隐丹参酮、异丹参酮、丹参素，丹参酸甲、乙、丙，原儿茶酸和原儿茶醛等。

【现代研究】药理研究显示能扩张冠状动脉，增加冠脉血流量，改善心肌缺血、微循环，促进血液流速，降低血压，改善血液流变性，降低血液黏度，抑制血小板和凝血功能，激活纤溶，降血脂，促进肝细胞再生，抗肝纤维化，促进骨折和皮肤切口愈合，抗胃溃疡，改善肾功能，镇静和镇痛，抗炎，抗过敏和抑制多种致病菌等作用。现代临床用于治疗脑血栓，冠心病心绞痛，高血压病，血栓闭塞性脉管炎和慢性肝炎等。

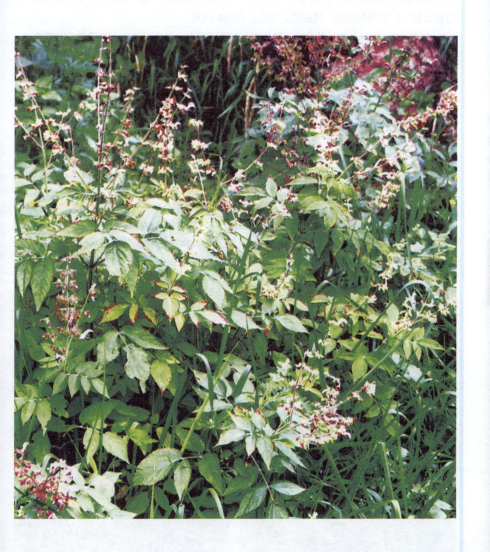

滇丹参（紫丹参）

【来源及药用部位】唇形科植物云南鼠尾草 *Salvia yunnanensis* C. H. Wright 的根。

【本草论述】《滇南本草》："补心，生血，养心，定志，安神宁心。"

【形态特征】多年生草本，高约30cm。根茎短缩，块根丹红色，纺锤形。茎被长柔毛。叶通常基生，单叶或3裂，叶下面紫色；两面被密或疏长柔毛。轮伞花序，4～6花，疏离，组成顶生假总状花序；花萼钟状，外被长柔毛，二唇形，上唇三角形，下唇2浅裂；花冠蓝紫色。小坚果椭圆形，黑棕色，无毛。花期4～8月。

生于海拔1 800～2 900m的草地、林缘和疏林干燥地上。分布于云南、贵州和四川等地。

【性味功效】苦、甘、微寒。活血祛瘀，凉血止血，养心安神，解毒消肿。

【常用配方】**1.治月经不调、痛经** 滇丹参15g，水煎服。**2.治经期血虚受寒** 滇丹参30g，草血竭15g，艾叶3g，白胡椒1.5g，水煎加红糖服。**3.治乳痈肿痛** 鲜滇丹参适量，捣烂加乙醇外敷患处。**4.治黄疸、胁痛、食少** 滇丹参15g，栀子、连翘各3g，土大黄9g，水煎服。

【主要化学成分】含丹参酮Ⅰ、ⅡA，亚甲基丹参醌、隐丹参酮等。

【现代研究】药理研究显示能增加冠脉血流量，有改善心肌耐缺血能力等作用。现代临床用于治疗脑血栓，冠心病心绞痛，高血压病，血栓闭塞性脉管炎和慢性肝炎等。

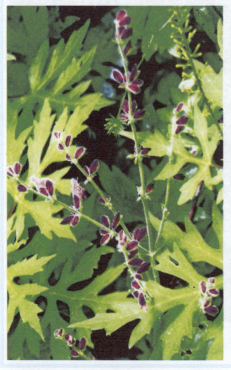
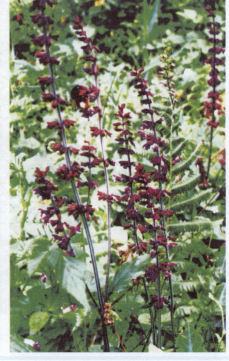

蜜蜂花(鼻血草、滇荆芥)

【来源及药用部位】唇形科植物滇荆芥 *Melissa axillaris* (Benth.) Bakh.f.的全草。

【本草论述】《四川常用中草药》："清热解毒。"

【形态特征】多年生草本，高0.6～1m，被短柔毛。茎四棱形，具分枝。叶对生；叶柄长2～2.5cm，密被短柔毛；叶片卵形，先端急尖或短渐尖，基部圆形、钝或近心形，边缘有圆齿状锯齿，上面疏被短柔毛，下面靠近中脉两侧带紫色或全部紫色。轮伞花序少花或多花腋生；苞片小，具缘毛；花萼钟形，上唇3齿，下唇2齿；花冠白色或淡红色；雄蕊4；子房4裂。小坚果卵圆形。花期6～11月，果熟期7～11月。

生于海拔600～2 800m的山地、山坡、谷地和路旁。分布于陕西、江西、台湾、湖北、湖南、广东、广西、四川、贵州和云南等地。

【性味功效】苦、涩，平。凉血止血，清热解毒。

【常用配方】**1.治鼻衄，吐血** 蜜蜂花15g，刺黄柏15g，白茅根15g，土茯苓15g，水煎服。或鲜蜜蜂花叶，捣绒塞鼻。**2.治皮肤疮疹** 鲜蜜蜂花1把，水煎洗患处。**3.治蛇咬伤** 蜜蜂花、马牙半枝莲、半边莲各等分，捣绒外敷患处。

【现代研究】现代临床用于治疗吐血，鼻出血，崩漏，带下，麻风，皮肤瘙痒，疥疮，虫蛇咬伤和口臭等。

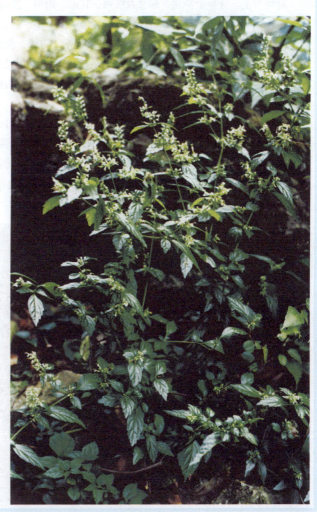

荆 芥

【来源及药用部位】唇形科植物荆芥 *Schizonepeta tenuifolia* （Benth.）Briq.的地上部分。

【本草论述】《本经》："主寒热，鼠瘘，瘰疬，生疮，下瘀血，除湿痹。"

【形态特征】一年生草本，高30～100cm。全株有香气，被短柔毛。茎直立，四棱形，上部多分枝。叶对生，掌状3裂，偶有多裂，裂片线性至线状披针形，两面有短柔毛，下面有腺点。轮伞花序密生于枝端呈假穗状；花萼狭钟形，花冠唇形，雄蕊4，2强；子房四裂。小坚果4，三棱状长圆形，棕色。花期6～8月，果熟期7～9月。

栽培为主。分布于华北、东北及陕西、甘肃、四川、贵州等地。

【性味功效】辛，微温。解表散风，透疹。

【常用配方】**1.治外感风寒发热身痛** 荆芥、防风、羌活各12g，加生姜适量水煎服。**2.治风热咽痛** 荆芥、连翘、薄荷、桔梗12g，加竹叶适量煎服。**3.治风疹瘙痒** 荆芥、蝉蜕、薄荷、紫草各6g，水煎服或熏洗。**4.治皮肤溃破流水** 荆芥、苦参、防风、赤芍各10g，水煎服。

【主要化学成分】地上部分含挥发油1%～2%，穗含4.11%；包括右旋薄荷酮、消旋薄荷酮、左旋胡薄荷酮及少量右旋柠檬烯；还含有荆芥苷及黄酮类成分等。

【现代研究】药理研究显示能使汗腺分泌旺盛，有微弱解热作用，还有解痉，镇静，抗炎，祛痰，平喘，抗过敏等作用；荆芥炭有明显止血作用。现代临床用于治疗感冒，麻疹不透，皮肤瘙痒和丘疹样荨麻疹等。

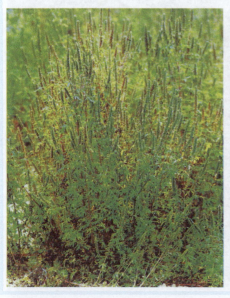
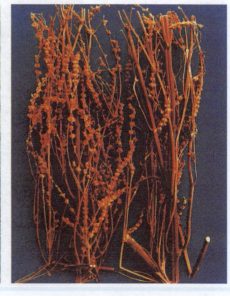

黄 芩

【来源及药用部位】唇形科植物黄芩*Scutellaria baicalensis* Georgi 的根。

【本草论述】《本经》："主诸热；黄疸；肠澼泄痢，逐水；下血闭；恶疮疽蚀；火疡。"

【形态特征】多年生草本。主根粗壮，茎高30～80cm，自基部多分枝。叶对生；叶片披针形，先端钝，基部近圆形，下面密被下陷的腺点，全缘。总状花序顶生，常于茎顶再聚成圆锥形花序，具叶状苞片，花萼二唇形；花冠蓝紫色或紫红色，二唇形；雄蕊4。小坚果黑色，球形。花期7～8月，果熟期8～10月。

生于向阳干燥山坡、荒地上。分布于东北、内蒙古、河北、山西、陕西、甘肃、山东、河南等地。

【性味功效】苦，寒。泻实火，除湿热，止血，安胎。

【常用配方】**1.治小儿心热惊啼** 黄芩、人参等份，研为末，每次1～2g，竹叶汤调下。**2.治胸闷咳嗽** 黄芩、葶苈子各等份，共为细末，每次3g，开水送下。**3.治针灸不当表皮破损血出** 酒炒黄芩6g，研为末，酒送服。**4.治火丹肿痛** 黄芩适量，研末，水调敷患处。

【主要化学成分】含黄芩苷元，黄芩苷，汉黄芩素，汉黄芩苷，黄芩新素，苯甲酸和β–谷甾醇等。

【现代研究】药理研究显示有抗炎，抗变态反应，抗菌，解热，降压，利尿，利胆，解痉，镇静等作用。现代临床用于治疗气管炎咳嗽，急性肠炎腹泻，急性肝炎、胆囊炎黄疸，急性泌尿道感染小便淋痛，吐衄、崩漏等出血，急性结膜炎和痈肿疔疮等。

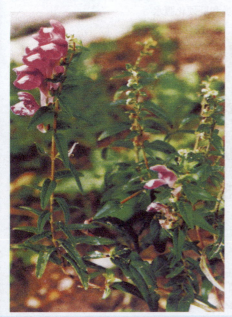
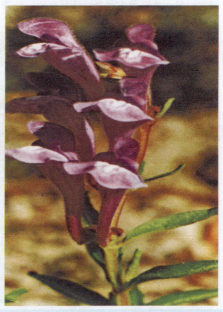

半枝莲（溪边黄芩、牙刷草）

【来源及药用部位】唇形科植物半枝莲 *Scutellaria barbata* D. Don 的全草。

【本草论述】《广西药植图志》："消炎，散瘀，止血。治跌打损伤，血痢。"

【形态特征】多年生草本，根须状。茎直立，四棱形，高15～50cm。叶对生，卵形至披针形，先端钝，基部截形或心形，边缘具疏锯齿；茎下部叶有短柄，顶端叶近无柄。花轮有花2朵并生，集成腋生或顶生的偏侧总状花序；苞片披针形；花萼钟形；花冠浅蓝紫色，管状；雄蕊4；子房4裂。小坚果球形，横生，有弯曲柄。花期5～6月，果熟期6～8月。

生于池沼边、田边或路旁潮湿处，亦有栽种。分布于长江流域以及以南各地。

【性味功效】苦，寒。清热解毒，散瘀止痛。

【常用配方】**1.治热证出血**　半枝莲20g，鲜白茅根50g，水煎服。**2.治小便淋漓、涩痛**　半枝莲20g，川谷根30g，野油菜20g，水煎服。**3.治胃痛**　半枝莲、万年荞、鸡屎藤各20g，水煎服。**4.治咽喉肿痛**　鲜半枝莲20g，鲜马鞭草24g，食盐少许，水煎服。

【主要化学成分】含红花素，异红花素，高山黄芩素，高山黄芩苷，硬脂酸，β-谷甾醇，生物碱，黄酮苷，酚类及多糖等。

【现代研究】药理研究显示有很强的抗突变作用；还有祛痰，止咳，平喘，利尿以及抑制金黄色葡萄球菌、痢疾杆菌、伤寒杆菌、绿脓杆菌和大肠杆菌等作用。现代临床用于治疗肺癌，肝癌，胃癌，咽喉炎，跌打损伤，痈疽肿毒，毒蛇咬伤，慢性肝炎、肝肿大，急、慢性肾盂肾炎，带状疱疹，角膜炎和肝硬化腹水等。

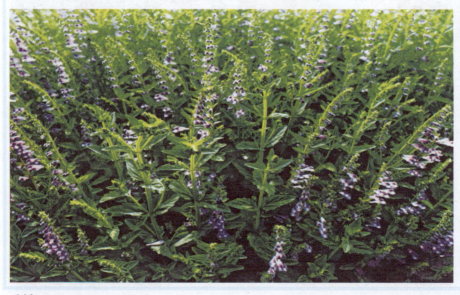

韩信草（牙刷草）

【来源及药用部位】唇形科植物韩信草 *Scutellaria indica* L.的全草。

【本草论述】《生草药性备要》："治跌打，蛇伤，祛风散血，壮筋骨，消肿，浸酒妙。"

【形态特征】多年生草本，全体被毛，高10～40cm。茎基部伏地，上部直立，四棱形。叶对生；叶柄长；叶片心状卵圆形至椭圆形，先端钝或圆，基部近心形，边缘有圆锯齿。花2朵成一轮，集成偏侧的顶生总状花序，萼钟状，2唇，全缘；花冠蓝紫色，2唇形，上唇先端微凹，下唇有3裂片；雄蕊2对；子房光滑，4裂。小坚果4个，卵形。花期4～5月，果熟期6～9月。

生于海拔1 500m以下的山地或丘陵地、疏林下，路旁空地及草地阴湿处。分布于我国中部、西南、东部及南部等地。

【性味功效】辛、微苦，平。清热解毒，活血散瘀。

【常用配方】**1.治肺痈**　韩信草、苦荞头、筋骨草各30g，水煎服。**2.治湿热痢疾脓血便**　韩信草、海蚌含珠、朝天罐各15g，水煎服。**3.治疗疮疼痛**　韩信草、蒲公英、地丁、千里光各15g，水煎服。**4.治跌打损伤**　韩信草、热甜酒各60g，共捣烂，取药汁内服，药渣外包伤处。

【主要化学成分】根含黄芩素，全草显黄酮苷、酚性物质、氨基酸和有机酸等反应。

【现代研究】现代临床用于治疗肺脓疡，细菌性痢疾，化脓性毛囊炎和跌打损伤等。

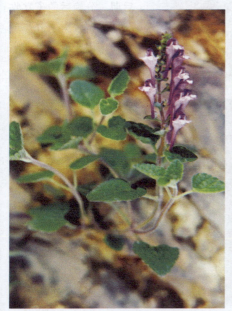
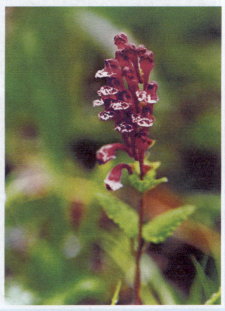

水 苏

【来源及药用部位】唇形科植物水苏 *Stachys baicalensis* Fisch. ex Bunge的全草。

【本草论述】《本经》："主下气辟口臭，去毒辟恶。"

【形态特征】多年生草本，高约30cm。茎直立，方形，通常不分枝，四棱粗糙。叶对生；有短柄，叶片长椭圆状披针形，先端钝尖，基部心脏形；边缘有锯齿，上面皱缩，脉具刺毛。花数层轮生集成轮伞花序，顶端密集呈头状；花冠淡紫红色，上唇圆形，下唇向下平展；雄蕊4；花柱着生于子房底。小坚果倒卵形，黑色，光滑。花期夏季。

生于田边、水沟边等潮湿地。分布于我国南方各地。

【性味功效】辛，微温。疏风理气，止血消肿。

【常用配方】**1.治感冒** 水苏12g，野薄荷、生姜各6g，水煎服。**2.治痧症** 水苏15g，水煎服。**3.治吐血及下血、妇人崩漏** 水苏鲜茎叶30~60g，水煎取汁饮。**4.治热毒肿痛、疮疡** 鲜水苏全草，捣烂，外敷患处。

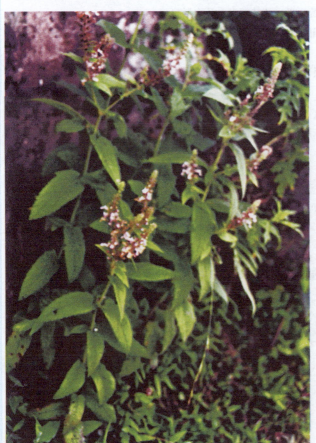

【主要化学成分】含黄酮苷。

【现代研究】药理研究显示能促进胆汁分泌，使妊娠期、妊娠后期、分娩后的子宫收缩加强，张力上升。现代临床用于治口臭，咽痛，痢疾，产后中风，吐血，衄血，崩漏，血尿和跌打损伤等。

野油麻

【来源及药用部位】唇形科植物长圆叶水苏 *Stachys oblongifolia* Benth.的全草或根。

【本草论述】《贵州草药》："补中益气，止血生肌。"

【形态特征】多年生草本。具横走根状茎。茎棱及节上有长柔毛。叶对生；叶片长圆状披针形，先端微急尖，基部浅心形，上面疏被柔毛，下面密被柔茸毛，沿脉上被长柔毛。轮伞花序通常有花6朵；小苞片条形，具微柔毛；花萼钟状；花冠粉红色或粉紫色；雄蕊4。小坚果卵球形。花期5~6月，果熟期6~7月。

生于山野、林下或湿地。分布于长江流域以南地区。

【性味功效】辛、微甘，平。补中益气，止血生肌。

【常用配方】1.治久痢腹痛　野油麻30g，小青藤香10g，水煎服。2.治病后虚弱无力　野油麻根30g，炖肉吃。3.治外伤出血　野油麻适量，捣绒敷患处。4.治感冒发热　野油麻根10~15g，水煎服。

【现代研究】现代临床用于治疗感冒，细菌性痢疾，白喉和外伤出血等。

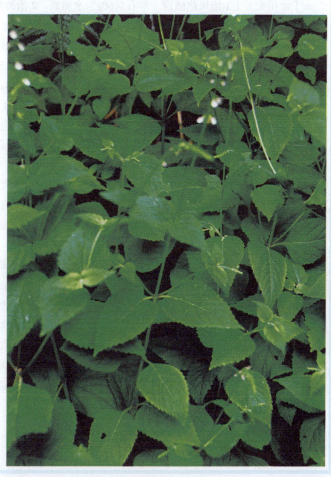

草石蚕（甘露子）

【来源及药用部位】唇形科植物草石蚕 *Stachys sieboldii* Miq.的块茎及全草。

【本草论述】《贵州草药》："清肺解表。"

【形态特征】多年生直立草本。根状茎基部有匍匐枝，枝端有螺旋状的块茎。茎高30~120cm，茎四棱方形，有倒生的长刺毛。叶对生，叶片卵形或长椭圆形，先端尖或急尖，基部心形或近圆形，边缘有圆锯齿，两面有长柔毛。花2~6轮，每轮有花3~6朵，淡紫色或微带白色，集成简短的穗形总状花序，顶生于枝梢；花萼狭钟状；花冠粉红色至紫红色，中裂片近圆形。小坚果卵球形。花期5~6月，果熟期6~7月。

生于湿润地或近水处，亦有栽种。分布于西南及华中、华东等地。

【性味功效】甘，平。解表清肺，利湿解毒，补虚健脾。

【常用配方】**1.治风热感冒** 草石蚕60g，水煎服。**2.治肺痨咳嗽** 草石蚕120g，炖猪肺常吃。**3.治关节酸痛** 草石蚕（全草）15g，水、酒各半煎服。

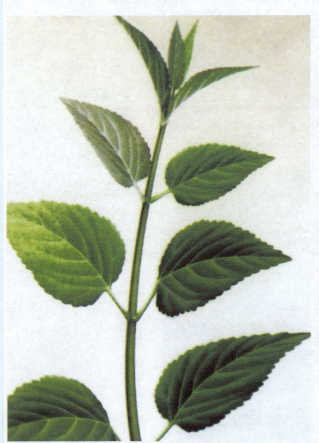

4.治湿热黄疸 草石蚕（根）15g，积雪草60g，栀子根30g，鲜茵陈30g，精肉90g，水炖服。

【主要化学成分】含有洋丁香酚苷，水苏苷，水苏碱，胆碱和水苏糖等。

【现代研究】药理研究显示能活化透明质酸酶，有减慢心率等作用。现代临床用于治疗感冒发热，肺结核久咳，慢性支气管炎咳嗽，慢性劳伤腰痛，淋巴结核，关节炎疼痛和黄疸型肝炎等。

大风子

【来源及药用部位】大风子科植物大风子 *Hydnocarpus anthelmintica* Pierre. 或海南大风子 *Hydnocarpus hainanensis* (Merr.) Sleum. 的种子。

【本草论述】《本草纲目》："主风癣疥癞，杨梅诸疮，攻毒杀虫。"

【形态特征】大风子：常绿乔木。叶革质互生，长椭圆形，先端钝尖，基部钝圆，全缘，两面无毛，侧脉8~10对，网脉明显。花单性或杂性；1至数朵簇生；雄花萼片5，花瓣5，卵形，黄绿色，能育雄蕊5，中央有退化子房；雌花的退化雄蕊合生成纺锤状，子房卵形，被长硬毛，柱头5裂。浆果球形，果皮坚硬。种子30~50颗，卵形。花期1~3月。

生于山地疏林的阴处及山地石灰岩林中，有栽培。分布于东南亚地区和台湾、海南及云南等地。

【性味功效】辛，热；有毒。祛风燥湿，攻毒杀虫。

【常用配方】**1.治大风癞** 大风子适量，烧存性，研细过筛，与轻粉等分混合，用麻油调敷疮上。**2.治疥疮** 大风子20个（去皮），羊尾子油2片，硫黄3g，楂肉30个（去尖）。上合做一处捣烂，生绢布袋装，每日握在手中捏。**3.治面部及全身癣疾** 大风子、槟榔各15g，硫黄9g，醋煎滚调搽。

【主要化学成分】种子含糖苷类，有机酸，多糖类及环戊烯脂肪酸等。

【现代研究】药理研究显示有抗菌作用。现代临床用于治疗皮肤真菌感染，酒糟鼻，痤疮，疥疮和麻风病等。

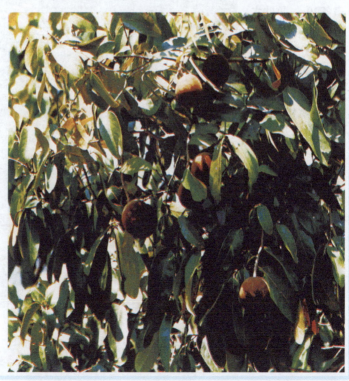

柞 木

【来源及药用部位】大风子科植物柞木 *Xylosma japonicum* (Walp.) A.Gray 的树皮、根和叶。

【本草论述】《本草求原》："平肝降火，益阴，堕胎，破块。"

【形态特征】常绿乔木，高2～10m。多少有刺，幼时为甚；小枝秃净或被微柔毛。单叶互生，革质，叶片卵形，先端渐尖，基部阔、钝楔形或浑圆，边缘有钝锯齿，两面均秃净。总状花序腋生，被微柔毛；花单性，雌雄异株；花淡黄色或黄绿色；雄花有雄蕊多数。浆果球形，熟时黑色。种子2～3颗。花期夏季。

生于丘陵地或小山下疏林中。分布于我国南部、西部、中部及华东地区。

【性味功效】苦、酸，凉。清热燥湿，利湿消肿。

【常用配方】**1.治湿热黄疸** 柞木根15g，茵陈蒿30g，水煎服。**2.治湿热痢疾** 柞木根、铁苋菜各30g，水煎服。**3.治水肿** 柞木根30g，萹蓄、石韦各20g，竹叶水煎服。**4.治跌打损伤、痈疖肿痛** 柞木鲜叶适量，捣烂外敷患处。

【现代研究】现代临床用于治疗黄疸型肝炎，细菌性痢疾，跌打损伤，骨折，痈疮和水肿等。

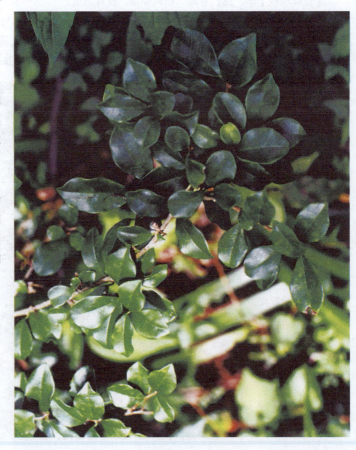

铁苋菜（海蚌含珠）

【来源及药用部位】大戟科铁苋菜 *Acalypha australis* L. 的干燥全草。

【本草论述】《草木便方》："止泻痢，治虚热，牙痛腮肿，二便热结。"

【形态特征】一年生草本。高10～40cm，直根。茎细长，多分枝。叶互生，纸质，有柄；叶片椭圆形，或卵状菱形，先端尖，基部楔形，边缘有钝齿，两面均粗糙。穗状花序腋生，单性，雌雄同序；雄花多数生于上部，花萼4裂，裂片镊合状；雌花生于基部，萼片3。花期5～7月，果熟期6～7月。

生于山野路旁，土坎。分布于全国各地。

【性味功效】苦、涩、凉。清热利湿，止血。

【常用配方】**1.治湿热泻痢** 铁苋菜、仙鹤草各20g，水煎服。**2.治休息痢** 铁苋菜、委陵菜各50g，水煎服。**3.治哮喘** 铁苋菜、山蚂蟥根各20g，水煎服。**4.治尿血、便血** 铁苋菜50g，水煎服。**5.治外伤出血** 铁苋菜适量，捣烂外包。

【主要化学成分】含铁苋菜碱，黄酮，酚类和没食子酸等。

【现代研究】药理研究显示有抗菌作用。现代临床用于治疗细菌性痢疾，急性胃肠炎，血崩，便血，湿疹，皮炎等。

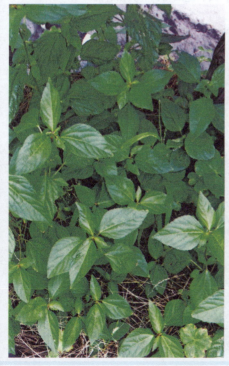
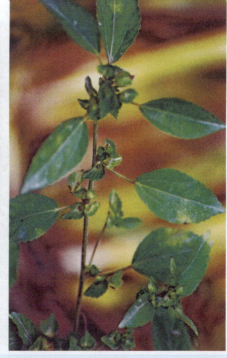

山麻杆

【来源及药用部位】大戟科植物山麻杆 *Alchornea davidi* Franch.的茎皮和叶。

【本草论述】《陕西中草药》："解毒,杀虫,止痛。"

【形态特征】落叶小灌木,高1~2m,直根。幼枝密被茸毛,老枝栗褐色,光滑。单叶互生,叶柄被柔毛;托叶狭披针形或线形,早落;叶片阔卵形至扁圆形,先端渐尖或钝,基部圆形或心形,边缘有钝齿,基出3脉,上面绿色,下面带紫色,网脉明显。花小,单性,雌雄同株,无花瓣;雄花密集成穗状花序,花萼3~4裂;雄蕊6~8,花丝分裂;雌花疏生成总状花序,萼片4;子房3室。蒴果扁球形,密被短柔毛。花期4~5月,果熟期6~8月。

生于低山河谷两岸。分布于西南及河南、陕西、江苏、安徽、浙江、湖北、湖南、广西等地。

【性味功效】淡,平。驱虫,解毒,定痛。

【常用配方】**1.治蛔虫病** 山麻杆3g,研末,加面粉做馒头吃。**2.治蛇咬伤** 鲜山麻杆适量,捣烂外敷患处。**3.治劳伤腰痛** 山麻杆根皮、桑根白皮各21~24g,百节皮、土人参各15~18g,水煎,冲黄酒、红糖,早晚饭前服。

【现代研究】现代临床用于治疗蛔虫病,犬、蛇虫咬伤和劳伤肿痛等。

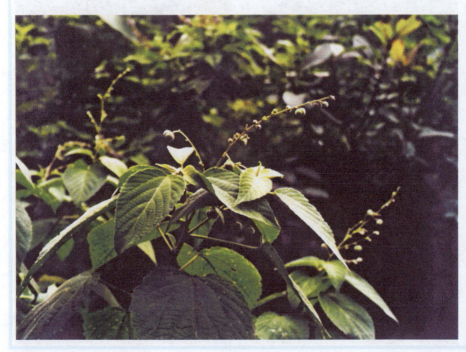

重阳木

【来源及药用部位】大戟科植物重阳木 *Bischofia polycarpa* (Lévl.)Airy-Shaw的叶、树皮和根皮。

【本草论述】《秦岭巴山天然药物志》："行气活血，消肿解毒。"

【形态特征】落叶乔木，高可达20m。全株光滑，树皮灰褐色，有裂纹。掌状复叶，小叶3；总叶柄长6～10cm；小叶片近圆形或广椭圆形，先端尾状短尖或急尖，基部钝圆或微心形，边缘锯齿较密；两面无毛。花小，雌雄同株，淡绿色，排成腋生的总状花序；雄花雄蕊5，退化子房盾状；雌花具粗壮花梗，子房3室或4室，每室胚珠2，花柱不分裂。蒴果扁球形，紫色。种子小，长圆形。花期4～5月，果熟期7～8月。

生于山坡、林中及河谷沟边。分布于江苏、浙江、江西、湖北、广东、广西、贵州和云南等地。

【性味功效】辛、涩，凉。理气活血，解毒消肿。

【常用配方】**1.治风湿骨痛** 重阳木根或树皮9～15g，浸酒服，并用药酒外搽。**2.治黄疸** 重阳木鲜叶60g，合欢皮15g，积雪草30g，冰糖15g，水煎服。**3.治咽喉肿痛** 重阳木鲜叶、荸荠各30g，捣烂取汁内饮。**4.治痈疮肿毒** 重阳木鲜叶适量，捣烂外敷患处。

【现代研究】现代临床用于治疗风湿病，传染性肝炎，咽喉炎，肺炎，疮疡和痈疽等。

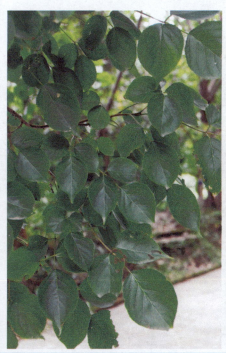
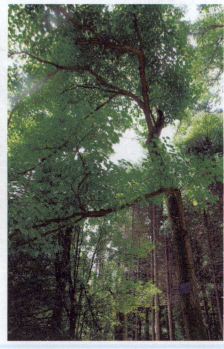

黑面神（黑面叶）

【来源及药用部位】大戟科植物黑面神 *Breynia fruticosa* (L.) Hook.f.的嫩枝叶和根。

【本草论述】《生草药性备要》："散疮消毒。洗烂肉、漆疮，解牛毒。"

【形态特征】灌木，全株无毛，高1～3m。树皮灰棕色，枝常紫红色，小枝灰绿色。单叶互生，具短柄；托叶三角状披针形；叶片革质，菱状卵形、卵形或阔卵形，两端钝或急尖，全缘。枝及叶干燥后变为黑色，故有黑面神之称。花单生或2～4朵簇生，雌雄同株，雌花位于小枝上部，而雄花位于小枝下部各叶腋内，或有雌雄花生于同一叶腋内。蒴果球形肉质。花期4～9月，果熟期5～12月。

生于山坡、旷野疏林下或灌木丛中。分布于浙江、福建、广东、海南、广西、贵州和云南等地。

【性味功效】微苦，凉。清热解毒，散瘀止痛，止痒。

【常用配方】**1.治湿热泄泻腹痛** 黑面神根、委陵菜、车前子各15g，水煎服。**2.治咳嗽气喘** 黑面神叶、岩豇豆、果上叶各15g，水煎服。**3.治湿热带下、阴痒** 黑面神叶、苦参各30g，黄柏15g，水煎坐浴或外阴清洗。

【主要化学成分】枝叶均含鞣质，叶含酚类和三萜，种子含脂肪油等。

【现代研究】药理研究显示有抗菌作用。现代临床用于治疗急性胃肠炎，急性、慢性支气管炎和阴道炎等。

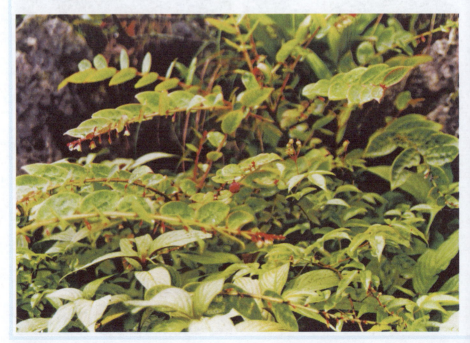

土沉香

【来源及药用部位】大戟科植物鸡骨香*Croton crassifoliun* Geisel. 的根。

【本草论述】《生草药性备要》："治咽喉肿痛，心气痛。"

【形态特征】常绿乔木。叶革质，椭圆形、卵形或倒卵形，网脉纤细，近平行，不明显；叶柄被毛。伞形花序顶生或腋生；花芳香，被柔毛；花萼浅钟状，5裂；花瓣10，鳞片状，着生萼管的喉部，雄蕊10；子房卵圆形，被毛，2室，每室1胚珠，花柱极短或无。蒴果倒卵圆形，木质，顶端具短尖头，基部收缩，被短柔毛，熟时2瓣裂；种子1颗或2颗，基部有尾状附属物。花期2～4月，果熟期6月。

多为栽培。我国长江以南大部分地区有分布。

【性味功效】辛、苦，温。理气止痛，祛风除湿，舒筋活络。

【常用配方】**1.治风湿痹痛** 土沉香10g，四方藤20g，水煎服。**2.治胃痛** 土沉香、蛇莲、青木香各10g，水煎服。**3.治慢性胁痛** 土沉香10g，红客妈叶20g，水煎服。

【主要化学成分】全草含氨基酸和有机酸等。

【现代研究】现代临床用于治疗胃及十二指肠溃疡，风湿性关节炎，疝气疼痛，痛经，咽喉肿痛和跌打损伤肿痛等。

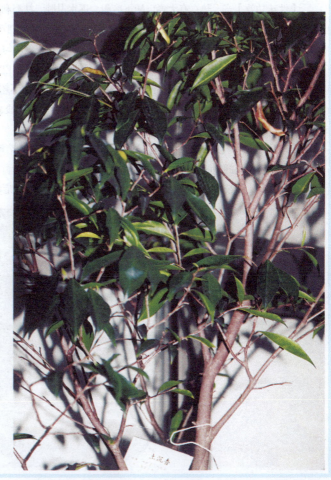

巴 豆

【来源及药用部位】大戟科植物巴豆 *Corton tiglium* L. 的果实。

【本草论述】《本经》："主伤寒温疟寒热，破癥瘕结聚坚积，留饮痰癖，大腹水肿。荡涤五脏六腑，开通闭塞，利水谷道；去恶肉。"

【形态特征】常绿乔木，高6～10m。幼枝绿色，二年生枝灰绿色。叶互生，叶片卵圆形或长圆状卵形，先端渐尖，基部圆形或阔楔形，边缘有稀疏锯齿，两面均有稀疏星状毛；主脉3出；托叶早落。花单性，雌雄异株；总状花序顶生，上部生雄花，下部生雌花；雄花绿色，花萼5裂；花瓣5；雄蕊15～20；雌花花萼5裂；无花瓣；子房圆形，3室。蒴果长圆形至卵圆形。花期3～5月，果熟期6～7月。

生于山野、溪边和旷野，有栽培。分布于华中、华南和西南各地。

【性味功效】辛，热；有大毒。峻下冷积，逐水退肿，祛痰利咽，外用蚀疮。

【常用配方】**1.治寒邪食积，便秘急症** 单用巴豆霜0.3g装入胶囊，内服；或配大黄、干姜制丸服。**2.治小儿鹅口疮** 巴豆1g，西瓜子0.5g，共研加香油调匀，揉成小团敷于印堂穴，15分钟取下，每日1次，一般连用2次。**3.治胆绞痛和胆道蛔虫症** 巴豆仁切碎置胶囊内，每次服100mg，小儿酌减，每3～4小时用药1次，至畅泻为度，每小时不超过400mg。

【主要化学成分】含巴豆树脂，巴豆毒素，巴豆苷和精氨酸、赖氨酸、解脂酶和生物碱等。

【现代研究】药理研究显示有强烈致泻，抗肿瘤，抑菌，溶解红细胞，促进血小板凝聚和对皮肤、黏膜的刺激性等作用。巴豆有大毒，人服巴豆油20滴可致死。现代临床用于治疗小儿鹅口疮，胆绞痛，胆道蛔虫症，骨髓炎，骨结核，胃癌和疟疾等。

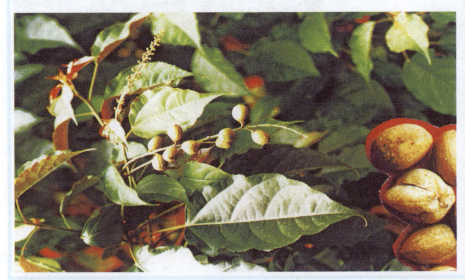

火秧簕

【来源及药用部位】大戟科植物金刚纂 *Euphorbia antiquorum* L. 的茎、叶。

【本草论述】《生草药性备要》："治无名肿毒，火疮。"

【形态特征】灌木，高达1m。全株含白色乳汁；分枝圆柱形，具不明显3~6棱，小枝肉质，绿色，扁平或有肥厚的翅，翅凹陷处有1对利刺。单叶互生；具短柄；托叶皮刺状，坚硬；叶片肉质，倒卵形或长圆状卵形，先端钝圆有小尖头，基部渐狭，两面光滑无毛。杯状聚伞花序；总苞黄色，5浅裂；雌雄花同声于总苞内，雄花多数，雄蕊1；雌花无柄，子房上位。蒴果球形。光滑无毛。花期4~5月。

生于村舍附近和园地，有栽培。分布于华东、华南和西南各地。

【性味功效】苦，寒；有毒。利尿通便，拔毒去腐，杀虫止痒。

【常用配方】**1.治便秘** 火秧簕茎叶捣汁，加适量番薯粉，制丸如绿豆大，新瓦焙干备用，每服1丸。**2.治癣** 火秧簕鲜茎适量，去皮捣烂绞汁，或用醋调，涂患处。**3.治乳痈肿痛** 火秧簕鲜叶适量捣烂，先用冷开水冲洗患病处，捣烂药渣用蜂蜜调后外敷患处。**4.治足底挫伤或瘀血肿痛** 火秧簕鲜叶适量捣烂，加热局部外敷。

【主要化学成分】茎含蒲公英赛醇，蒲公英赛酮，3α-无羁萜醇和3β-无羁萜醇等。

【现代研究】药理研究显示有轻微促癌使用。现代临床用于治疗水肿，腹水，腹泻，痢疾，消化不良，胆道蛔虫症，疔疮，痈疽，皮肤癣和疥疮等。

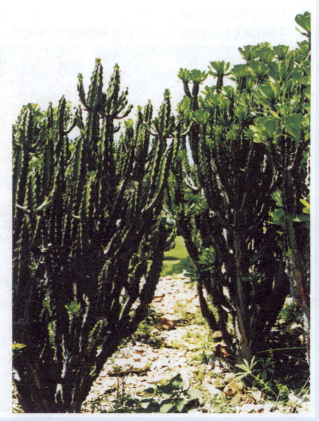

水黄花（括金板）

【来源及药用部位】大戟科植物水黄花 *Euphorbia chrysocoma* Lé vl. et Vant. 的根皮。

【本草论述】《贵州民间方药集》："利尿，利便。治水肿，臌胀病。"

【形态特征】多年生草本，高35～120cm。根茎肥厚。茎直立，有分枝。叶互生，叶片狭长椭圆形，质薄，先端盾形，基部狭，全缘。总苞叶状，5枚轮生，淡黄色，卵状长椭圆形；花枝5枚，伞形排列；苞片3；花瓣状，黄色；花单性，无花被。蒴果圆形，有三圆棱，表面有疣状突起。花期夏、秋季。

生于820～2 000m的山野、沟边等潮湿地。分布于贵州、云南、湖北、广西和四川等地。

【性味功效】苦，寒；有毒。逐水退肿，清热解毒。

【常用配方】**1.治水臌病**　水黄花根皮3～5g，研末调蜂蜜，开水冲服。**2.治无名毒疮**　水黄花嫩叶适量，捣烂外敷患处。**3.治疥疮瘙痒**　水黄花叶晒干研末，取适量，油调敷患处。

【主要化学成分】目前分离得到设食子酸甲酉花、5-羟甲基糠醛、大黄酚、大黄素甲醚、东莨菪内酯及七叶内酯等化合物。

【现代研究】现代临床用于治疗腹水和皮肤溃烂、痈疮等。

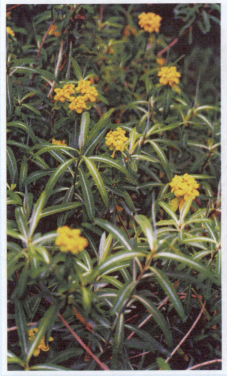
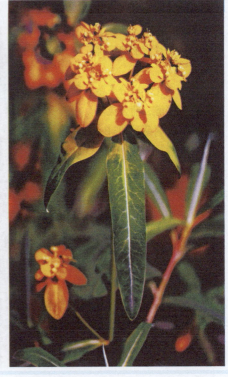

乳浆大戟（猫眼草）

【来源及药用部位】大戟科植物乳浆大戟 *Euphorbia esula* L. 的全草。

【本草论述】《湖南药物志》："利尿消肿，收敛止痒。"

【形态特征】多年生草本，高15～40cm。含乳汁，无毛。根茎伸长，直立或匍匐。茎有纵条纹，基部淡紫色。短枝和营养枝上叶密集，叶条形，无柄；长枝或生花茎上叶互生，无柄，披针形或倒披针形，先端钝圆，全缘。杯状聚伞花序顶生，排列成复伞形；伞梗5枚，每伞梗再2～3回分叉；总苞杯状，4裂，黄色，新月形；雄花8～12，每花具雄蕊1，雌花1位于中部；子房有长梗，花柱3枚。蒴果卵状球形，3分果爿。种子长圆状卵形，灰色。花期5～7月，果熟期7～8月。

生于山坡、草地或砂质地上。分布于全国大部分地区。

【性味功效】苦，平；有毒。利尿消肿，散结，杀虫。

【常用配方】**1.治瘰疬** 乳浆大戟全草9g，切碎水煎，打入鸡蛋煮熟，单吃鸡蛋。**2.治水火烫伤** 乳浆大戟研末，取适量麻油调敷。

【主要化学成分】根含大戟甾醇3,20–二苯甲酸酯，麻疯树烷二萜和乳浆大戟酮A、B；茎叶含24–亚甲基环木菠萝乙酸脂，环木菠萝烯醇乙酸脂和羽扇豆醇等。

【现代研究】药理研究显示对二甲基苯丙蒽的致癌活性有促进作用。现代临床用于治疗水肿，腹水，淋巴结炎和皮肤瘙痒等。

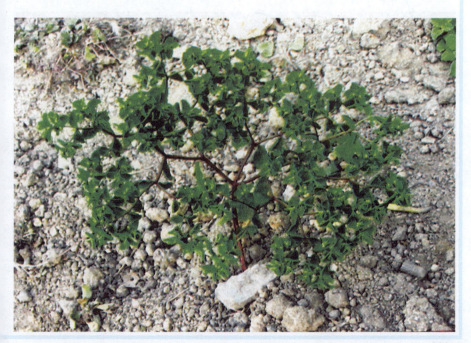

泽 漆

【来源及药用部位】大戟科植物泽漆 *Euphorbia helioscopia* L.的全草。

【本草论述】《本经》："主皮肤热；大腹水气，四肢、面目浮肿；丈夫阴气不足。"

【形态特征】二年生草本，高10～30cm。全株含乳汁。茎无毛或仅小枝略具疏毛，基部紫红色，分枝多。单叶互生，倒卵形或匙形，先端钝圆或微凹，基部阔楔形，边缘在中部以上有锯齿，无柄或狭成短柄。杯状聚伞花序顶生，排列成复伞形；伞梗5枝；花单性，无花被；雄花多数和雌花1枚同生于萼状总苞内，总苞先端4裂。蒴果表面平滑。

生于山沟、路旁、荒野。分布于全国各地。

【性味功效】苦，微寒，有毒。清热解毒，利水消积。

【常用配方】**1.治瘰疬** 泽漆适量，捣烂外敷。**2.治肺痨咳嗽** 泽漆、矮地茶、岩豇豆各20g，水煎服。**3.治水肿** 泽漆、野青菜各20g，水煎服。**4.治皮肤癣病** 鲜泽漆取乳汁外搽。**5.治疮痈肿毒** 泽漆适量，捣烂外敷。

【主要化学成分】含泽漆素，三萜类，丁酸，菜豆凝血素，泽漆新苷，泽漆醇和金丝桃苷等。

【现代研究】药理研究显示有抑制结核杆菌、金黄色葡萄球菌、绿脓杆菌，镇咳，祛痰，退热和抗癌等作用。现代临床用于治疗急、慢性支气管炎，肺结核，淋巴结结核，流行性腮腺炎，食道癌，淋巴肉瘤和急性流行性结膜炎等。

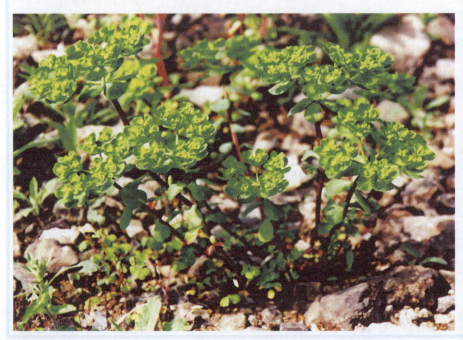

大飞扬草

【来源及药用部位】大戟科植物飞扬草 *Euphorbia hirta* L. 的带根全草。

【本草论述】《岭南采药录》:"煎水洗疥癞。"

【形态特征】一年生草本。被硬毛,含白色乳汁。茎基部分枝,淡红色或淡紫色。叶对生,柄短;托叶小,线性;叶片披针状长圆形至卵形或卵状披针形,先端急尖或钝,基部圆而偏斜,边缘有细锯齿,稀全缘。杯形头状花序密集生于叶腋,花单性;总苞宽钟状,顶端4裂;雄花具雄蕊1;雌花子房3室。蒴果卵状三棱形,被短柔毛。种子卵状四棱形。花期全年。

生于向阳山坡、山谷、路旁或灌丛下。分布于浙江、江西、福建、台湾、湖南、广东、海南、广西和西南等地。

【性味功效】辛、微苦,平。清热解毒,凉血止血。

【常用配方】**1.治湿热痢疾** 大飞扬草20g,赤痢加白糖,白痢加红糖,水炖服。**2.治肺痈** 鲜大飞扬草1握,捣烂绞汁,开水冲服。**3.治乳痈** 大飞扬草60g,豆腐120g,炖服。**4.治血尿淋漓** 鲜大飞扬草、鲜金丝草各30g,鲜乌韭、红糖各15g,水煎服。

【主要化学成分】全草含无羁萜,β-香树脂醇,三十一烷,β-谷甾醇,蒲公英赛醇,蒲公英赛酮,豆甾醇,菠菜甾醇和槲皮素等。

【现代研究】药理研究显示有镇痛,解热,抗菌,抗炎,止泻和兴奋子宫等作用。现代临床用于治疗肠炎,痢疾,乳腺炎,肺脓肿,尿路感染,癣,牙痛,带状疱疹和产后乳少等。

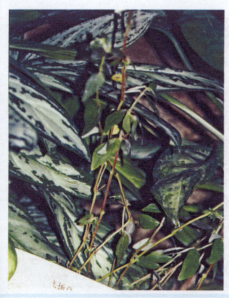
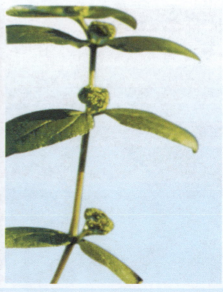

地　锦

【来源及药用部位】大戟科植物地锦 *Euphorbia humifusa* Willd. 或斑地锦 *Euphorbia maculate* L. 的全草。

【本草论述】《嘉祐本草》："主流通血脉，亦可用治气滞。"

【形态特征】一年生匍匐小草本，长约15cm，含白色乳汁，分枝多。根须状，扭曲。茎基部带红色，上部淡红色，生细毛。单叶对生，柄短；叶片长圆形至长矩圆形，边缘有细锯齿，近基部全缘。杯状聚伞花序生于叶腋，花单性同株。蒴果三棱状锥形。种子卵形，黑褐色，外被白色蜡粉。

生于山野荒土、路旁。分布于我国大部分地区。

【性味功效】辛、微苦，平。清热解毒，凉血止血。

【常用配方】**1.治湿热痢疾**　鲜地锦草150～200g，或干品30g～50g，水煎服。**2.治吐血**　地锦草、地榆各15g，水煎服。**3.治钩蚴性皮炎**　鲜地锦草适量，捣烂外敷患处，干燥后即换，每日数次。**4.治缠腰火龙**　鲜地锦草适量，捣烂，加醋搅匀，取汁涂患处。

【主要化学成分】含鞣质，没食子酸，没食子酸甲酯，棕榈酸，槲皮苷，槲皮素，东莨菪素，伞形花内酯和内消旋肌醇等。

【现代研究】药理研究显示有抑制金黄色葡萄球菌、痢疾杆菌、伤寒杆菌、副伤寒杆菌、变形杆菌和白喉杆菌、明显止血的作用。现代临床用于治疗肠炎，痢疾，咯血，便血，吐血，崩漏，小儿营养不良，支气管肺炎等。

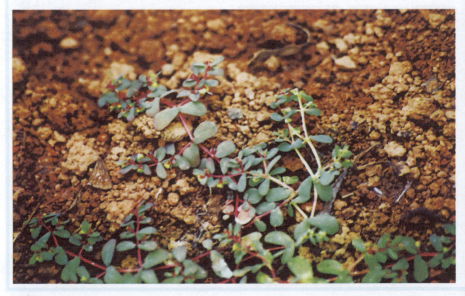

甘 遂

【来源及药用部位】大戟科植物甘遂 *Euphorbia kansui* T. N. Liou ex T. P. Wang 的块根。

【本草论述】《本经》："治大腹疝瘕，腹满，面目浮肿，恶饮宿食，破癥坚积聚，利水谷道。"

【形态特征】多年生肉质草本，高25～90cm。全株含乳汁。茎直立，淡紫红色。单叶互生，叶片狭披针形或线状披针形，先端钝，基部阔楔形，全缘。杯状聚伞花序成聚伞状，通常5～9枝簇生于茎顶；花单性，无花被；雄花多数和雌花1枚生于同一总苞中；雄蕊1；雌蕊1，子房三角卵形，3室。蒴果圆形。种子卵形，棕色。花期6～9月。

生于山沟荒地。分布于陕西、河南、山西、甘肃和河北、贵州等地。

【性味功效】苦，寒；有毒。泄水逐饮，消肿散结。

【常用配方】**1.治水肿、大腹膨胀，胸胁停饮** 单用甘遂1～3g，研末，米汤送服；或配大戟、芫花各等量研末，大枣煎汤送服。**2.治百日咳** 甘遂、大戟各4g，加面粉20g，共为散。依年龄选择用量，每次0.5～2.0g，每日3次。

【主要化学成分】甘遂根含 γ-大戟甾醇、甘遂甾醇、α-大戟甾醇以及大戟萜醇的衍生物；尚含 β-谷甾醇、维生素B$_1$、柠檬酸、棕榈酸、棕榈酸癸酯、鞣质和树脂等。

【现代研究】药理研究显示有刺激肠管和肠蠕动产生泻下，利尿，中止妊娠和免疫抑制等作用。现代临床用于治疗胸腔积液，水肿，腹水，肠梗阻，小儿肺炎和百日咳等。

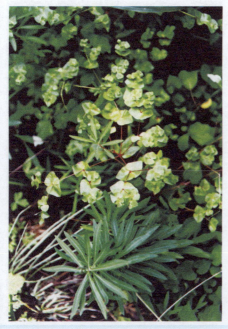
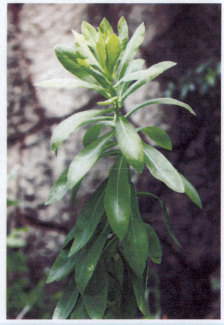

千金子（看园佬）

【来源及药用部位】大戟科植物续随子 *Euphorbia lathyris* L. 的成熟种子。

【本草论述】《蜀本草》："治积聚痰饮，不下食，呕逆及腹内诸疾。"

【形态特征】二年生草本，高50～100cm或更高。茎直立，有乳汁，表面微被白粉。单叶互生，叶线状披针形或广披针形，基部略呈心形而抱茎，全缘；上部分枝处的叶对生或轮生。花枝4条，顶生呈伞状，每枝再叉状分歧；苞片对生，卵状披针形；花单性，无花被，同生于杯状总苞内。蒴果球形，有三棱。

我国南北各地多种于庭院，亦有逸为野生。

【性味功效】苦，寒，有毒。利水退肿，破血散瘀。

【常用配方】**1.治腹水肿胀** 千金子5g、大泡通10g，水煎服。**2.治血瘀经闭** 千金子3g，丹参、制香附各9g，水煎服。**3.治咳嗽** 千金子研末，每次吞服2g。**4.治牛皮癣** 千金子鲜叶，折断取乳汁外搽。**5.治扭伤或挫伤疼痛** 千金子适量，压碎后，放于伤处揉搓。

【主要化学成分】含黄酮苷、大戟双香豆素、白瑞香素、千金子素、异千金子素、芸香素及脂肪油，油中含油菜甾醇、豆甾醇及三十一烷等。

【现代研究】药理研究显示有强烈刺激胃肠黏膜产生峻泻和抗肿瘤的作用。现代临床用于治疗肝硬化腹水，月经不调经闭，水肿，感冒咳嗽，急性胃痛，胆绞痛，扭伤疼痛及黑痔、赘疣等。

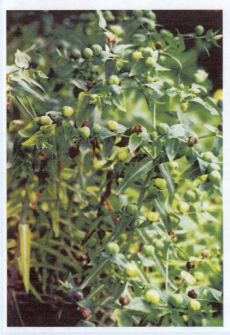
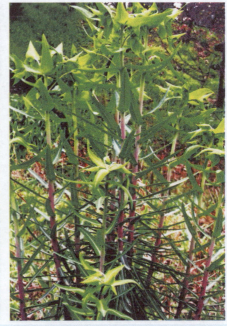

银边翠（高山积雪）

【来源及药用部位】大戟科植物银边翠 *Euphorbia marginata* Pursh.的全草。

【形态特征】一年生草本，高达70cm。全株被柔毛或无毛。茎直立，叉状分枝。顶端叶轮生，叶片卵形、长圆形或椭圆状披针形，下部叶互生，绿色，边缘白色或全部白色。杯状花序生于分枝上部叶腋处；总苞杯状，密被短柔毛，顶端4裂，有白色花瓣状附属物；子房3室，密被短柔毛；花柱3，先端2裂。蒴果扁球形，密被白色短柔毛。种子椭圆形或近卵形，熟时灰黑色。花期6～8月，果熟期8～10月。

各地公园或庭院有栽培。

【性味功效】苦、辛，微寒。活血调经，消肿拔毒。

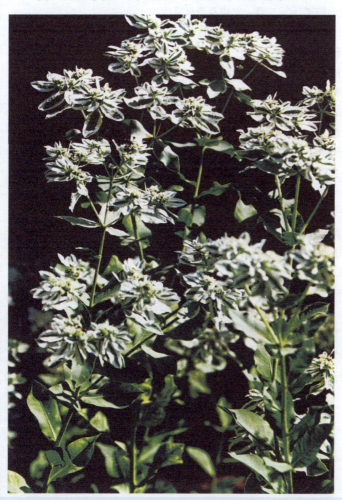

【常用配方】
1.治月经不调　银边翠3～9g，水煎服。
2.治无名肿毒、跌打损伤肿痛　银边翠鲜草适量，捣烂外敷患处。

【现代研究】现代临床用于治疗月经不调，无名肿毒和跌打损伤等。

万年刺（铁海棠）

【来源及药用部位】大戟科植物铁海棠 *Euphorbia milii* Ch. des Moulins的茎叶、根或乳汁。

【本草论述】《福建民间草药》："化痰排脓，消痈解毒。"

【形态特征】矮小多刺灌木，高可达 1 m。茎密被硬刺，刺长1～2.5 cm。叶生嫩枝上，互生，常为倒卵形，黄绿色，长2.5～5 cm，顶端圆而具凸尖，叶基楔形，无柄。5～9月开花，从茎枝顶端长出长花序梗，总苞钟形，顶端5裂，腺体4，总苞基部有2苞片，鲜红色，倒卵状圆形，直径1～1.2 cm。子房3室，花柱3，中部以下合生，花柱顶端2浅裂。结扁球形蒴果。花期5～9月，果熟期6～10月。

多栽培于庭院。分布于广东、广西、福建及贵州等地。

【性味功效】苦，凉；有毒。排脓，解毒，逐水。

【常用配方】**1.治痈疮肿毒** 万年刺鲜根适量，捣烂同酒糟炒热敷患处。**2.治对口疮** 鲜万年刺茎叶适量，酌加红糖，捣烂外敷患处。**3.治烫火伤** 万年刺鲜叶适量，捣烂绞汁涂患处。

【主要化学成分】茎含大戟醇，β-谷甾醇，β-香树脂醇乙酸脂和铁海棠碱等；根含铁海棠碱A和B；叶含大戟醇和β-谷甾醇等。

【现代研究】现代临床用于治疗化脓性感染，皮肤痈疖，跌打损伤，烫火伤，肝炎和水肿等。

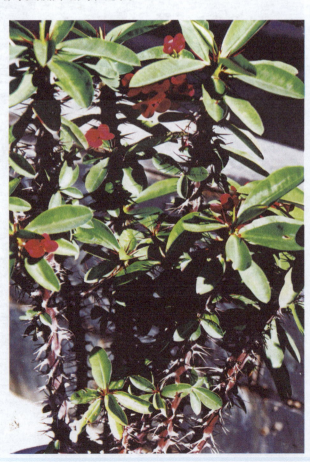

大 戟

【来源及药用部位】大戟科植物大戟 *Euphorbia pekinensis* Rupr. 的根。

【本草论述】《本经》："主蛊毒，十二水腹（肿）满急痛；积聚；中风，皮肤疼痛，吐逆。"

【形态特征】多年生草本。茎直立，上部分枝，表面被白色短柔毛。单叶互生；长圆形或披针形，全缘。杯状聚伞花序，排列成复伞形；基部有叶状苞片5；雌、雄花均无花被，花序基部苞叶近肾形；萼状总苞内有雄花多数，每花仅有雄蕊1，花丝细柱形；花序中央有雌花1，仅有雌蕊1，子房圆形，花柱3。蒴果三棱状球形，表面具疣状凸起物。种子卵圆形，表面光滑，灰褐色。花期6～9月，果熟期7～10月。

生于路旁、山坡、荒地及较阴湿的树林下。全国多数地区有分布。

【性味功效】苦、辛，寒；有毒。泄水逐瘀，消肿散结。

【常用配方】**1.治水肿** 枣一斗，锅内入水，上有四指，用大戟并根苗盖之一遍，盆合之，煮熟为度，去大戟不用，旋旋吃，无时。**2.治牙齿摇痛** 大戟根适量，咬于痛处。**3.治温疟寒热腹胀** 大戟15g，柴胡、姜制半夏各9g，广皮3g，生姜3片，水2大碗，煎七分服。

【主要化学成分】含三萜类，大戟苷，生物碱和大戟色素A、B、C等。

【现代研究】药理研究显示有抑制肿瘤细胞，抗噬菌体，利尿，降压和致泻等作用。现代临床用于治疗急慢性肾炎水肿，晚期血吸虫病腹水或其他肝硬变腹水以及肝癌、胰腺癌等。

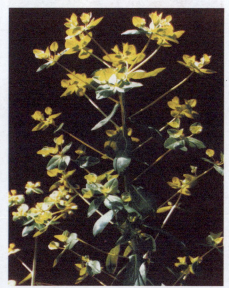
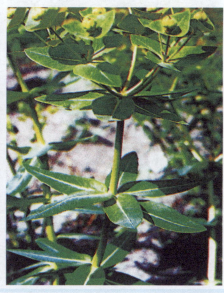

猩猩木（一品红）

【来源及药用部位】大戟科植物一品红 *Euphorbia pulcherrima* Willd.的全株。

【本草论述】《全国中草药汇编》："调经止血，接骨消肿。主治月经过多，跌打损伤，外伤出血，骨折。"

【形态特征】灌木，高1~3m。茎直立，无毛。叶互生，叶片卵状椭圆形或披针形，绿色，下面被柔毛，生于上部叶较狭，通常全缘。杯状花序多数，顶生于枝端；总苞坛形，边缘齿状分裂，密被短柔毛，腺体杯状，无花瓣状附属物；子房3室，无毛；花柱3，先端2裂。蒴果。花期全年。

我国各地有栽培。

【性味功效】苦、涩，凉；有毒。调经止血，活血定痛。

【常用配方】**治跌打损伤、骨折**　一品红3~9g，水煎服；另取鲜品适量，捣烂外敷伤处。

【主要化学成分】全草含植物甾醇，β-香树脂素乙酸酯，环木菠萝烯醇，计曼尼醇和计曼尼醇乙酸酯等。

【现代研究】现代临床用于治疗月经过多，跌打损伤，骨折和外伤出血等。

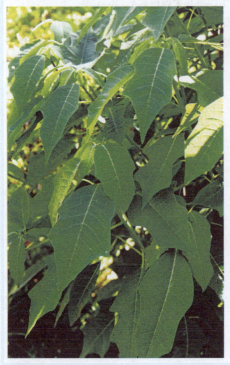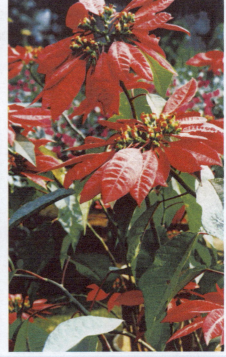

霸王鞭

【来源及药用部位】大戟科植物霸王鞭 *Euphorbia royleana* Boiss的全株。

【本草论述】《滇南本草》："主一切腹胀水气、血肿之症，烧灰为未，用冷水送下。"

【形态特征】多年生肉质灌木，高达3m。伤口处分泌乳汁状液体。茎基部近圆柱形，上部四角形或五角形；小枝有3~5条纵棱，边缘波浪状。单叶互生，少而早落；叶柄长约6mm，基部有刺一对；叶片倒披针形，全缘，两面无毛；肉质。杯状聚伞花序顶生或侧生，具短柄，排列成聚伞状，花黄色。蒴果近球形，直径约1cm。花期春、夏季。

生于山野石隙，也有栽培。分布于台湾、广西、四川、云南等地。

【性味功效】苦、涩、平；有毒。利水消肿，解毒，收敛。

【常用配方】**治疮毒，皮癣** 霸王鞭鲜品适量，挤汁外搽患处。

【主要化学成分】茎、乳汁含蒲公英赛醇，黏霉烯醇，环胺烯醇等三萜成分。花含并没食子酸。全株含大戟醇、2,3–二甲氧基并没食子酸和琉璃酸等。

【现代研究】药理研究显示有抑制蛇胆碱酯酶活性的作用。现代临床用于治疗疮痈肿毒和牛皮癣等。

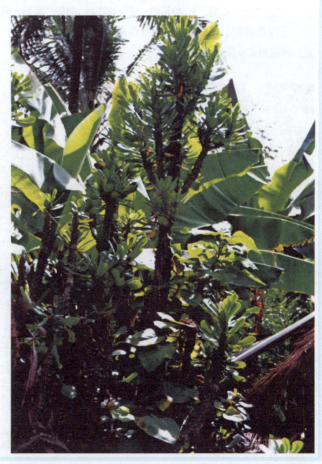

绿玉树

【来源及药用部位】大戟科绿玉树 *Euphorbia tirucalli* L.的全株。

【本草论述】《全国中草药汇编》："催乳，杀虫。"

【形态特征】无刺灌木或小乔木。分枝对生或轮生，圆柱状。小枝细长，绿色。叶缺少或只有数枚散生；无托叶。杯状聚伞花序常有短总花梗，簇生于枝端或枝杈上；总苞陀螺状；雄花少数；雌花淡黄白色。蒴果暗黑色。种子卵形，平滑。

我国南北各地均有栽培。

【性味功效】辛、微酸，凉；有毒。催乳，杀虫，解毒。

【常用配方】**1.治产后乳汁不足**　绿玉树5g，旋花根、花生仁各10g，水煎服。**2.治顽癣**　绿玉树鲜品适量，捣汁外敷患处。

【主要化学成分】根含大戟醇，大戟醇二十六烷酸酯，正二十六醇和蒲公英赛酮等；茎含三十一烷，三十一烷醇，β-谷甾醇，蒲公英赛醇，甘遂三酯类，甾醇三萜类和三萜酯等。

【现代研究】药理研究显示有促进肿瘤生长的作用。现代临床用于治疗产后乳汁不足，癣疮和关节肿痛等。

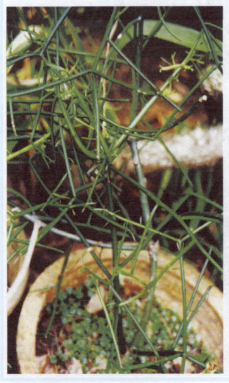
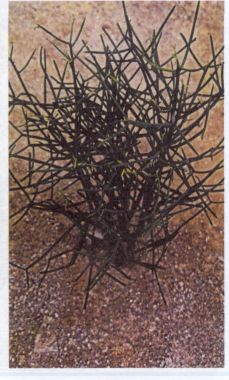

草沉香（刮筋板）

【来源及药用部位】大戟科植物草沉香 *Excoecaria acerifolia* F. Didr.的幼嫩全株。

【本草论述】《分类草药性》："治吐血，去风寒痰，消肿，格食症。"

【形态特征】常绿小灌木，高30～60cm。树皮平滑，有多数皮孔，皮层内含有乳液，切伤后流出。单叶互生，半革质，倒卵形或椭圆状披针形，先端渐尖，基部楔形，边缘有细微锐齿，上面绿色，下面淡绿色。花黄绿色，单性，雌雄合株；穗状花序，雄花在上，雌花在下；雄花20朵左右，雄蕊3；雌花花萼3，子房圆球形，3室。分果圆球形，成熟后紫红色，分裂为3个小干果。花期4～6月，果熟期7～9月。

生于大山竹丛林间，有栽培。分布于西南和陕西、湖北、湖南、西藏等地。

【性味功效】苦，微温。行气，破血，消积。

【常用配方】**1.治臌胀** 草沉香、苦荞头各6g，隔山消、虎杖各12g，水煎服。**2.治小儿食积、疝气** 草沉香6g，隔山消、鸡矢藤、萝卜各12g，水煎服。**3.治黄疸** 草沉香6g，炖肉吃。**4.治疟疾** 草沉香60～90g，水蜈蚣30g，水煎，疟疾发作前2小时服。

【现代研究】现代临床用于治疗水肿，小儿消化不良和慢性肝病等。

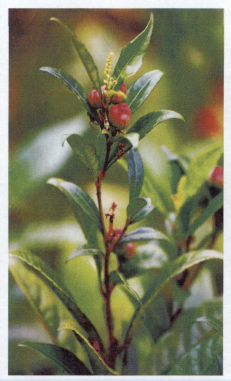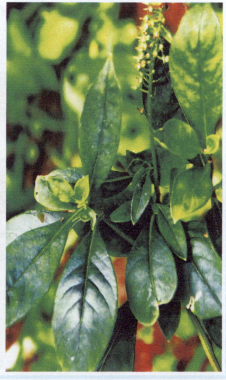

漆大姑

【来源及药用部位】大戟科植物毛果算盘子 *Glochidion eriocarpum* Champ. ex Benth.的枝叶。

【本草论述】《云南中草药》："清热利湿，舒筋活络。"

【形态特征】常绿灌木，高0.5～2m。枝密被淡黄色扩展的长柔毛。叶互生；叶柄被柔毛；托叶钻形，被毛；叶片卵形或狭卵形，先端渐尖，基部楔形至钝形，全缘，上面橄绿色，下面稍带灰白色，两面均被长柔毛，侧脉4～6对，下面网脉明显。花淡黄绿色，单性同株；雄花常2～4朵簇生于叶腋；萼片6，长圆形；雄蕊3；雌花几无梗；萼片6，长圆形；子房扁球形，5室。蒴果扁球形，顶部压入，具5条纵沟，密被长柔毛。种子橘红色。花期6～10月，果熟期7～11月。

生于山坡、山谷向阳处灌丛中。分布于福建、台湾、广东、海南、广西、贵州和云南等地。

【性味功效】苦、涩、平。清热解毒，祛湿止痒。

【常用配方】**1.治湿热泻痢**　漆大姑15～30g，水煎服。**2.治皮肤瘙痒**　漆大姑、杠板归、千里光、盐肤木叶各30～60g，水煎熏洗。**3.治湿疹、烧伤**　漆大姑鲜叶适量，水煎外洗。**4.治疗疮溃烂**　漆大姑叶适量，煅存性，研末外敷伤处。

【现代研究】现代临床用于治疗漆疮，皮肤过敏，稻田皮炎，荨麻疹，烧伤，乳腺炎，痢疾和急性胃肠炎等。

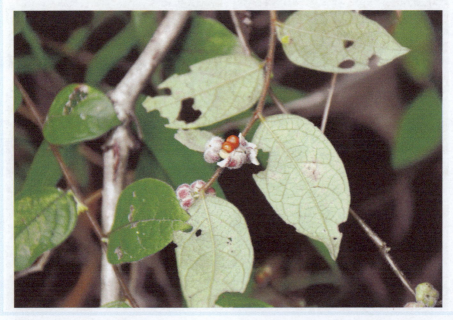

算盘子

【来源及药用部位】大戟科植物算盘子 *Glochidion puberum* (L.) Hutch.的成熟果实。

【本草论述】《四川中药志》："治气痛，腰痛。"

【形态特征】直立多枝灌木，高1~3m。小枝灰褐色，密被锈色或黄褐色短柔毛。叶互生；叶片长圆形至长圆状卵形或披针形，稀卵形或倒卵形，先端钝至急尖，基部楔形至钝形，上面仅中脉被疏短柔毛或几无毛，下面粉绿色，密被短柔毛。花单性，雌雄同株或异株，花小，2~5朵簇生于叶腋；萼片6，2轮；雄花花梗细，雄蕊3枚；雌花花梗长，子房8~10室。蒴果扁球形，算盘珠状，常具8~10条明显纵沟，成熟时带红色，种子近肾形，具三棱。花期6~10月，果熟期8~12月。

生于山坡灌丛中。分布于长江流域以南各地。

【性味功效】苦，凉；有小毒。清热利湿，活血，解毒。

【常用配方】**1.治痢疾** 算盘子20g，鸡屎藤10g，水煎服。**2.治胃痛** 算盘子、青木香、苦荞头各15g，水煎服。**3.治经闭** 算盘子20g，泽兰、桃仁各10g，水煎服。**4.治痔疮** 算盘子、铁包金各20g，水煎内服又外洗。

【主要化学成分】含鞣质，酚类，氨基酸，糖类和算盘子碱等。

【现代研究】现代临床用于治疗细菌性痢疾，带下病，月经不调，跌打损伤和急性泌尿道感染等。

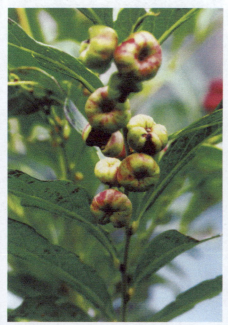
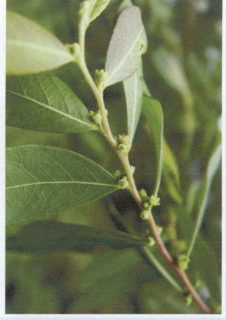

算盘子根

【来源及药用部位】大戟科植物算盘子 *Glochidion puberum* (L.) Hutch.的根。

【本草论述】《草木便方》："清肺热，利咽喉，消积，解毒，散疡核。"

【形态特征】见"算盘子"该项下。

【性味功效】苦，凉；有小毒。清热，利湿，行气，活血，解毒消肿。

【常用配方】**1.治感冒发热、咳嗽**　算盘子根30g，生姜、食盐各1.5g，水煎服。**2.治小便短赤、涩痛**　算盘子鲜根90g，车前子9~12g；水煎，冲烧酒服。**3.治风湿病关节疼痛**　鲜算盘子根、茎叶各24~30g，切细，水煎，炖猪蹄常服。**4.治闭经**　算盘子根30g，蒸烧酒服。**5.治蛇咬伤**　算盘子根90g，一枝黄花根、朱砂根各24g，白茅根15g，水煎服；另取算盘子鲜叶捣烂外敷。

【现代研究】现代临床用于治疗感冒发热，咽喉炎，咳嗽，牙痛，细菌性痢疾，带下病，痛经，闭经，风湿病，跌打损伤和小便淋痛等。

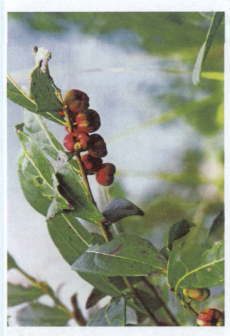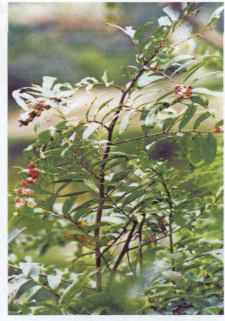

麻疯树（臭油桐、青桐木）

【来源及药用部位】大戟科植物麻疯树 *Jatropha curcas* L. 的树皮和叶。

【本草论述】《广西中草药》："散瘀消肿，止血，止痛，杀虫止痒。"

【形态特征】灌木或小乔木，高2～5m。全株无毛或近无毛，有乳汁。枝粗壮，圆柱形，有凸起叶痕，幼枝绿色。单叶互生，叶片纸质，近圆形至卵圆形，先端渐尖或短尖，基部心形，全缘或3～5浅裂，掌状脉5～7条。花单性，雌雄同株；二歧聚伞花序伞房状腋生；花小，黄绿色；雄花花梗短，萼片5，花瓣5，淡绿色，雄蕊10，2轮；雌花萼片5，长圆形，花瓣5，长圆形，子房卵圆形，无毛，3室。蒴果近球形。种子长圆形。花期5～8月，果熟期8～12月。

生于平地、山坡灌丛中，有栽培。分布于华南、中南和西南各地。

【性味功效】苦、涩，凉；有毒。散瘀消肿，止血止痛，杀虫止痒。

【常用配方】**1.治跌打损伤、创伤出血** 麻疯树鲜叶适量，捣烂外敷伤处。**2.治骨折** 麻疯树根皮、接骨藤、玄榔叶、叶上花各适量，捣烂外敷局部。**3.治湿疹、脚癣** 麻疯树鲜叶置火上烤熟，至叶柔软时揉烂，擦患处。**4.治哮喘** 麻疯树根皮15g，冰糖30g，水煎服。

【现代研究】药理研究显示种子油有峻泻作用，与巴豆类似。现代临床用于治疗跌打损伤，骨折疼痛，关节挫伤，创伤出血，麻风病，疥疮，脚癣，湿疹和阴道滴虫等。

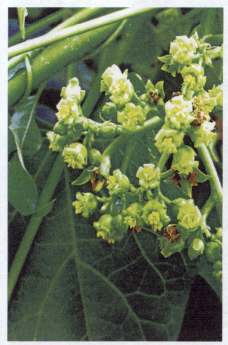
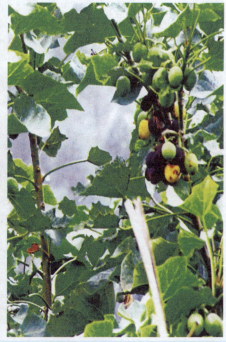

大毛桐

【来源及药用部位】大戟科植物毛桐*Mallotus barbatus* (Wall.) Muell.-Arg.的根、叶。

【本草论述】《广西本草选编》："清热利尿。"

【形态特征】落叶灌木或小乔木，高1~4m。幼枝密被棕黄褐色星状绵毛。叶互生，叶柄长5~22cm，被绵毛；幼叶红色，质厚，绒状；叶片纸质，卵形或卵圆形，先端渐尖，基部浑圆，边缘具疏锯齿，不分裂或3浅裂，上面幼时密被星状茸毛，后渐变无毛，绿色叶脉7~11条。总状花序顶生或腋生；花序柄浑面；花单性，雌雄异株；雄花5~8朵簇生，萼片4~5，雄蕊多数；雌花单生于苞腋内，花萼4裂，子房圆形，有乳头样突起，4室。蒴果扁球形，被软刺和星状茸毛。种子卵形，黑色，光亮。花期4~6月，果熟期7~10月。

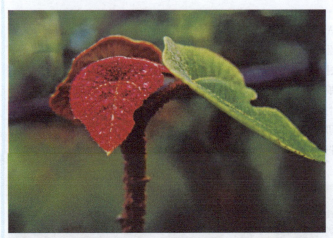

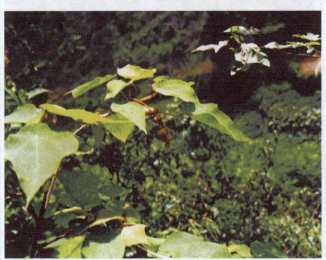

生于山坡、疏林或灌丛中。分布于湖南、湖北、广东、广西、四川、贵州和云南等地。

【性味功效】苦，平。清热，利湿。

【常用配方】1.治肺痨咯血　大毛桐根60g，子公鸡1只，炖服。2.治褥疮　毛桐叶，毛漆公叶各等量，晒干研末，清洁创面后外敷。3.治湿疹　毛桐叶适量，晒干研末，外敷。

【现代研究】现代临床用于治疗肺结核咯血，肠炎腹泻，小便淋痛，皮肤溃疡，褥疮，漆疮，背癣和外伤出血等。

粗糠柴（红果果毛）

【来源及药用部位】大戟科植物粗糠柴 *Mallotus philippinensis* (Lam.) Muell.–Arg.的叶和果实腺毛。

【本草论述】《全国中草药汇编》："（叶）清热利湿。"

【形态特征】常绿小乔木。小枝、叶及花序均被褐色星状柔毛。叶互生，卵状披针形，基部浑圆，先端渐尖，基出三脉，近叶柄有腺体2个。总状花序顶生或腋生，常有分枝；花单性，雌雄同株；花小，无花瓣；雄花序成束或单生，萼片3～4，雄蕊18～32；雌花序单生，花萼管状。蒴果近球形。种子球形。花期3～4月，果熟期7～8月。

生于山坡、林缘、路旁灌丛中。我国南方各地均有分布。

【性味功效】淡，平；有小毒。驱虫，缓泻。

【常用配方】**1.治绦虫病**　红果果毛3g，水煎，冲服雷丸2粒。**2.治蛔虫病**　红果果毛3g，使君子、槟榔、鹤虱各6g，水煎服。**3.治湿热泄泻**　红果果毛叶6g，捣烂，加两次米泔水炖服。**4.治疮疡溃烂**　红果果毛叶适量，水煎外洗。

【主要化学成分】叶含淀粉酶，过氧化酶，磷酸化酶和多酚氧化酶等；果实腺毛含粗糠柴毒素，异粗糠柴毒素，4–羟基粗糠柴毒素，蛋白质，脂肪油，纤维素，蜡，苷类及鞣质等。

【现代研究】药理研究显示有驱虫，提高小肠张力以增强肠蠕动等作用。现代临床用于治疗绦虫病，蛔虫病和蛲虫病等。

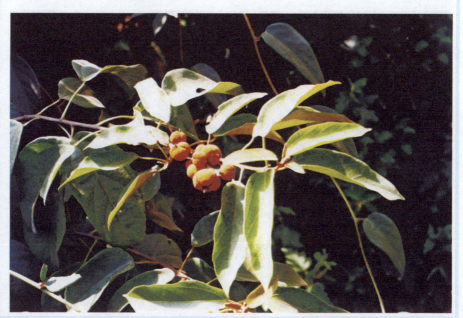

石岩枫（杠香藤）

【来源及药用部位】大戟科植物石岩枫 *Mallotus repandus* (Willd.) Muell.–Arg.的根或茎叶。

【本草论述】《全国中草药汇编》："祛风活络，疏筋止痛。"

【形态特征】灌木或乔木，有时藤本状，长达13～19m。小枝有星状柔毛。叶互生，具长柄；叶片三角状卵形，先端渐尖，基部圆或截平，全缘或呈波状，上面无毛；下面密生星状毛。花单性，雌雄异株；雄花序穗状，雄花簇生，萼3列，雄蕊极多数；雌花序顶生或腋生，萼3列，子房3室。蒴果球形。种子半球形，黑色，有光泽。花期5～6月，果熟期8～9月。

生于山坡裸岩旁，常缘石蔓生。分布于浙江、江苏、安徽、湖北、四川、陕西、贵州、云南、台湾和广西等地。

【性味功效】苦、辛，温。祛风除湿，活血通络，解毒消肿。

【常用配方】1.治风湿关节疼痛　石岩枫根、盐肤木根各60g，猪蹄、酒少许炖服。2.治风中经络口眼歪斜　石岩枫根20g，甘草12g，水煎服。3.治疔腮肿痛　石岩枫根15g，雀不站、醉鱼草、板蓝根、路路通各9g，水煎服。4.治绦虫　石岩枫根、叶各20g，水煎服。

【主要化学成分】含石岩枫鞣质，石岩枫酸，野桐酸和熊果酸等。

【现代研究】现代临床用于治疗风湿病，面神经麻痹，流行性腮腺炎和绦虫病等。

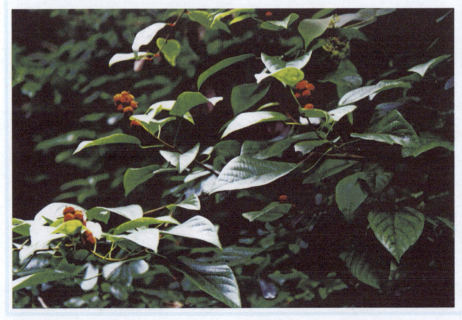

木 薯

【来源及药用部位】大戟科植物木薯 *Manihot esculenta* Crantz的叶或根。

【本草论述】《广西民族药简编》："治疮毒。"

【形态特征】直立亚灌木，高1.5～3m。块根圆柱形，肉质。叶互生；叶柄长约30cm；叶3～7掌状深裂，裂片披针形至长圆状披针形；全缘。圆锥花序顶生及腋生；花单性，雌雄同株；花萼钟状，5裂，黄白而带紫色；无花瓣；花盘腺体5枚；雄花雄蕊10枚，2轮；雌花子房3室，花柱3，下部合生。蒴果椭圆形，有纵棱6条。花期4～7月，果熟期7～10月。

生于热带地区，南方有栽培。

【性味功效】苦，寒；小毒。解毒消肿。

【常用配方】**治疮疡，疥癣**　木薯叶或根鲜品适量，捣烂外敷患处。

【主要化学成分】含碳水化合物，视黄醇，尼克酸，多种微量元素及多种维生素等。

【现代研究】现代临床用于治疗疮疡，疥疮和皮肤癣病等。

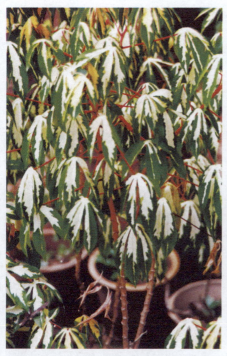
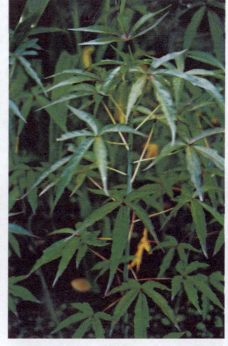

余甘子

【来源及药用部位】大戟科植物余甘子 *Phyllanthus emblica* L. 的果实。

【本草论述】《新修本草》："主风虚热气。"

【形态特征】落叶小乔木或灌木，高3～8m。树皮灰白色，薄而易脱落，露出大块赤红色内皮。叶互生于细弱小枝上，排成明显的2列；叶片线状长圆形，长约1cm，先端钝。花小，黄色；单性，雌雄同株，具短柄，簇生于叶腋内。果实肉质，直径约1.5cm，圆而稍带六棱，黄绿色至黄红色。花期3～4月，果熟期10～11月。

生于热带山地及河谷两岸。分布于西南大部分地区。

【性味功效】苦、甘、寒。化痰止咳，消食，生津。

【常用配方】**1.治咳嗽、咽痛** 余甘子20g，水煎服。**2.治哮喘** 余甘子、粘人花根各20g，水煎服。**3.治食积饱胀** 余甘子、刺梨根各15g，水煎服。**4.治感冒发烧口渴** 余甘子、果上叶各20g，水煎服。

【主要化学成分】果实含鞣质、没食子酸、并没食子酸和丰富的维生素C等。

【现代研究】药理研究显示对葡萄球菌、伤寒杆菌有抑制作用，对动物有一定降血脂作用。现代临床用于治疗感冒发热，咳嗽，咽痛，支气管哮喘等。

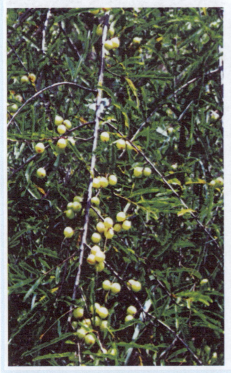 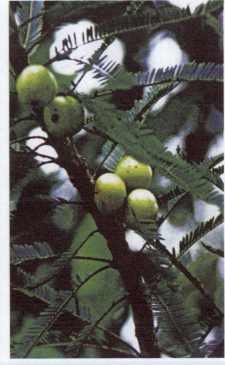

叶下珠

【来源及药用部位】大戟科植物叶下珠 *Phyllanthus urinaria* L.的带根全草。

【本草论述】《贵州草药》："清热，利水除湿，清肺。"

【形态特征】一年生草本，高20~40cm，全株有白浆。茎直立，分枝，常带红色。单叶互生，排成2列，叶片长椭圆形，先端尖或钝，基部圆形，全缘；下面灰绿色。花单性，雌雄异株，腋生，细小，赤褐色；花萼6；花冠缺；雄花2~3朵聚生，雄蕊3，花丝基部合生；雌花在叶下2列着生，子房3室。蒴果扁圆形，赤褐色。种子三角状卵形，淡褐色。花期7~8月。

生于山坡、路旁和田边。分布于我国华东、华南和西南各地。

【性味功效】微苦，凉。清热解毒，利水消肿，明目，消积。

【常用配方】**1.治湿热泻痢**　叶下珠、铁苋菜各30g，水煎服。**2.治湿热黄疸**　①鲜叶下珠、鲜黄胆草各60g，母螺7粒，鸭肝1具，冰糖60g，水炖服；②鲜叶下珠60g，鲜马鞭草90g，鲜半边莲60g，水煎服。**3.治痈疖初起**　鲜叶下珠适量，捣烂外敷患处。

【主要化学成分】含有没食子酸，阿魏酸，豆甾醇和羽扇豆醇等。

【现代研究】药理研究显示有保护肝脏以及对痢疾杆菌、溶血性链球菌、伤寒杆菌等的抑制作用。现代临床用于治疗肠炎、痢疾，病毒性肝炎，无名肿毒和痈疽疮疡等。

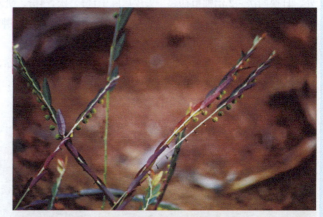

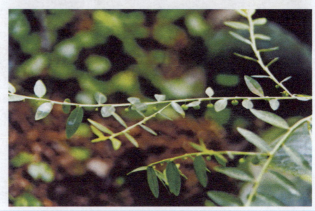

蓖 麻

【来源及药用部位】大戟科植物蓖麻 *Ricinus communis* L.的种子。

【本草论述】《唐本草》："主水溺。"

【形态特征】高大一年生草本，或变生为灌木、小乔木。幼嫩部分被白粉，绿色或稍呈紫色，无毛。单叶互生，叶片盾状圆形，掌状分裂至叶片的一半以下，裂片5～11裂，卵状披针形至长圆形，先端渐尖，边缘有锯齿，主脉掌状。圆锥花序与叶对生及顶生，下部生雄花，上部生雌花；花单性同株，雄花萼3～5裂，雄蕊多数，花丝多分枝；雌花萼3～5裂，子房3室，深红色，2裂。蒴果球形，有软刺，成熟开裂。种子长圆形，光滑有斑纹。花期5～8月，果熟期7～10月。

全国各地均有栽培。

【性味功效】甘、辛，平；有毒。消肿拔毒，泻下通滞。

【常用配方】**1.治疗疮脓肿** 蓖麻子20颗，去壳，和少量食盐、稀饭捣匀，敷患处，日换两次。**2.治痈疽初起** 去皮蓖麻子1份，松香4份，研末外敷患处。**3.治瘰疬** 蓖麻子炒热，去皮研末，蜂蜜制丸，每晚服1～2丸。**4.治喉痹肿痛** 蓖麻子，取肉捶碎，纸卷作筒，烧烟吸之。

【主要化学成分】含脂肪油，碳水化合物，蛋白质，纤维素，无氮化合物和灰分等。

【现代研究】现代临床用于治疗面神经麻痹，急性喉炎，淋巴结结核和皮肤细菌性感染等；局部治疗阴道炎及子宫颈糜烂等。

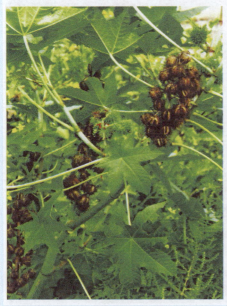
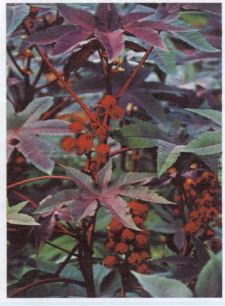

乌桕（木蜡树、桊子树）

【来源及药用部位】大戟科植物乌桕 *Sapium sebiferum* (L.) Roxb. 的根皮、叶等。

【本草论述】《唐本草》："治暴水癥结积聚。"

【形态特征】落叶乔木，高达15m，含白色乳液。叶互生，菱状卵形，先端短尖，全缘，下面初时白粉色，后渐变成黄绿色，秋季为红色。花单性同株，密集成顶生的穗状花序；花小，黄绿色，无花瓣及花盘；雄花每3朵有1苞，生于花序顶部，花萼杯状；雌花1～4朵生于花序基部，花萼3深裂，子房3室。蒴果椭圆状球形，成熟时褐色。花期7～8月，果熟期10～11月。

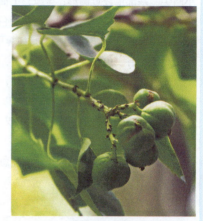

生于山坡、村旁和路边。分布于我国黄河以南各地。

【性味功效】苦，微温，消肿，解毒，利尿，泻下。

【常用配方】**1.治血吸虫病** 乌桕根皮10～15g，水煎服。**2.治皮肤湿疹** 乌桕叶200g，加水500ml煎煮，候温浸洗。**3.治肠痈腹痛** 新鲜乌桕根皮15g，鲜蛇莓60～120g，水煎，每日2次分服。**4.治跌打损伤** 鲜乌桕根皮30g，水煎服。

【主要化学成分】根皮含花椒油素等。叶含无羁萜、β–谷甾醇、没食子酸和异槲皮苷。

【现代研究】现代临床用于治疗阴道炎，传染性肝炎，脚癣，蛇咬伤，手足皲裂，水肿或腹水和小便不利等。

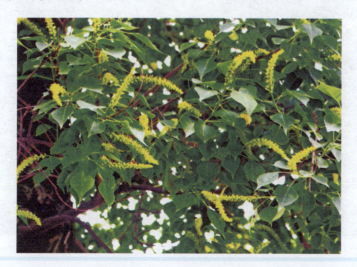

龙利叶

【来源及药用部位】大戟科植物龙利叶 *Sauropus rostratus* Miq.的叶或花。

【本草论述】《岭南采药录》："治痰火咳嗽。"

【形态特征】常绿小灌木，高达40cm。小枝稍有"之"字形折曲。单叶互生，常聚生于小枝枝顶；具短柄；托叶三角形；叶片卵状披针形至倒卵状披针形，先端圆钝或有小凸尖，基部窄或近圆形；全缘，上面暗绿色，下面浅绿色。花丛生于叶腋内或排成短总状花序；花单性，雌雄同序，暗紫色；花梗短；雄花花萼较小而厚，花药椭圆形；雌花花柱细，2叉。蒴果具短柄，状如豌豆。

生于山谷、山坡湿润肥沃丛林中，有栽培。分布于广东、广西等地。

【性味功效】甘，平。清热润肺，化痰止咳。

【常用配方】**1.治痰火咳嗽**　以龙利叶和猪肉煎汤服之（《岭南采药录》）。**2.治咳嗽、哮喘**　龙利叶6～12g（或用鲜品9～30g），水煎服。**3.治咯血**　龙利叶花9～15g，开水冲服。

【现代研究】现代临床用于治疗急性支气管炎，支气管哮喘和肺结核咳嗽等。

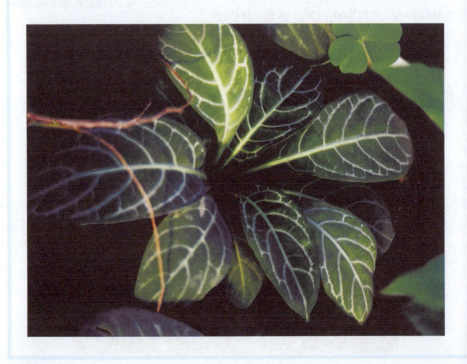

一叶萩

【来源及药用部位】大戟科植物一叶萩 *Securinega suffruticosa* (Pall.) Rehd. 的嫩枝叶及根。

【本草论述】《湖南药物志》："补肾壮阳，强筋骨，通血脉。"

【形态特征】灌木，高1~3m。根浅红棕色，具点状突起及横长皮孔。茎多分枝，当年新枝浅黄绿色。叶互生，椭圆形、矩圆形或卵状矩圆形，先端短尖或钝，基部楔形，全缘或有波状齿，两面无毛。花小、单性，雌雄异株，无花瓣；雄花簇生于叶腋；雌花单生。蒴果三棱状扁球形，红褐色，3瓣裂。花期7~9月，果熟期9~10月。

生于山坡灌丛中及向阳处，也有栽种。分布于东北、华北、华东、西南及湖南、陕西等地。

【性味功效】辛、苦，温；有毒。活血舒筋，健脾益肾。

【常用配方】**1.治小儿疳积** 一叶萩15~18g，紫青藤、六月雪、云实各15~18g，黑豆14粒，红枣5枚。水煎，冲红糖服用，早、晚各服一次。**2.治阳痿** 一叶萩15~18g，水煎服，每日一次。

【主要化学成分】叶含一叶萩碱，芸香苷，鞣质等。

【现代研究】药理研究显示一叶萩碱有士的宁样的中枢神经兴奋作用，提高肌肉张力；并有血压升高、心肌收缩力增强等作用。毒性表现为脊髓性惊厥。

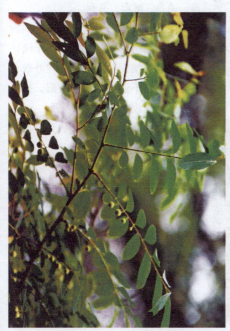
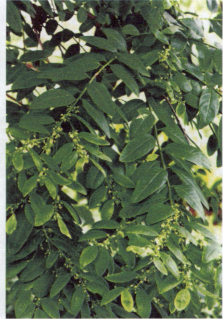

油 桐

【来源及药用部位】大
戟科植物油桐 *Aleurites fordii*
Hemsl. 的叶、花和种子。

【本草论述】《本草纲
目》："（种子）吐风痰喉
痹，以子研末，吹入喉中取
吐。"

【形态特征】落叶乔
木，高3～10m。粗壮无毛，
幼枝稍具长毛。叶互生，革
质，卵状心形，先端渐尖，基
部心形或截形，全缘，有时3

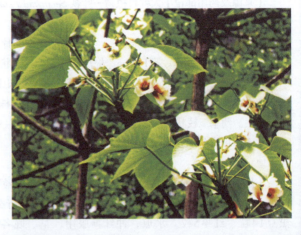

浅裂，绿色有光泽；有叶柄。花先叶开放，单性，雌雄同株；成圆锥状复聚伞花序，密集
小枝顶端；萼片2裂，绿色；花瓣5，白色；外轮雄蕊着生；子房3～5室。核果近球形。

生于较低的山坡、山麓和沟旁。分布于长江流域以南各地。

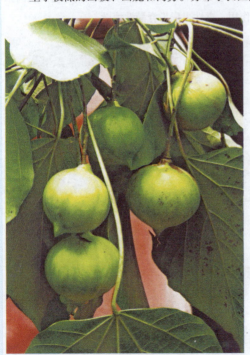

【性味功效】苦、辛，寒，有
毒。杀虫，解毒，通利。

【常用配方】**1.治烫火伤** 油桐
花、榆树皮各适量，泡麻油外搽。
2.治疔疮 油桐叶适量，捣烂外敷。
3.治大小便不通 油桐子一瓣，捣烂
敷肚脐，起效弃药。

【主要化学成分】种子含脂肪
油、粗蛋白和水分等。

【现代研究】药理研究显示对
胃肠道有强刺激作用，引起恶心、呕
吐和腹泻等。现代临床用于治疗毛囊
炎，疥疮，真菌感染，烫伤，刀伤出
血，漆疮，痢疾和肠炎等。

油桐根

【来源及药用部位】大戟科植物油桐 *Aleurites fordii* Hemsl. 的根。

【本草论述】《草木便方》："下气，治痞满。"

【形态特征】见"油桐"该项下。

【性味功效】甘、微辛，寒；有毒。下气消积，利水化痰，驱虫。

【常用配方】**1.治饮食积滞、脘腹痞满**　油桐根30g，水煎服或炖肉吃。**2.治小儿疳积**　油桐根30g，猪肉250g，炖熟吃肉。**3.治哮喘**　油桐根、盐肤木根各30g，冰糖适量，水煎服。**4.治蛔虫病**　油桐树根1.2～1.5g，研末，加面粉作馍，1次吃完。**5.治黄疸**　油桐根、柘树根各30g，或加鸡蛋1～2个，水煎服。**6.治牙龈肿痛**　油桐根30g，水煮鸭蛋2个，吃蛋。

【现代研究】现代临床用于治疗饮食不消化所致的脘腹胀满，水肿，哮喘，蛔虫病，黄疸和牙痛等。

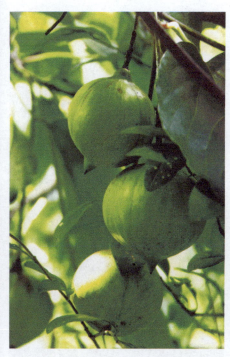
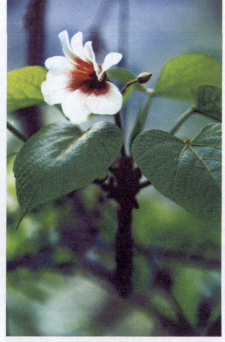

野灯芯草

【来源及药用部位】灯芯草科植物小灯芯草 *Juncus bufonius* L. 的全草。

【形态特征】多年生草本，高5～20cm。须根细弱。茎直立或斜升，基部常红褐色。叶基生或茎生；叶片多少扁压，线状。二歧聚伞花序生于枝顶，多数小花疏松或密集；花淡绿色；花被片6，外轮3，披针形；雄蕊6。蒴果三角状长形。种子倒卵形。花、果期4～8月。

生于湿地或沼泽边缘。分布于长江以南各地。

【性味功效】苦，凉。清热通淋，利尿，止血。

【常用配方】**治淋证小便涩痛** ①新鲜野灯芯草60g，豆腐300g，水煎，带汤连同豆腐同服；②野灯芯草15g，盐黄柏12g，盐知母12g，水煎服。

【主要化学成分】含木犀草素–7–葡萄糖苷，β–胡萝卜素，新黄质，堇黄质，β–谷甾醇和豆甾醇等。

【现代研究】现代临床用于治疗急性尿道炎、尿血和水肿等。

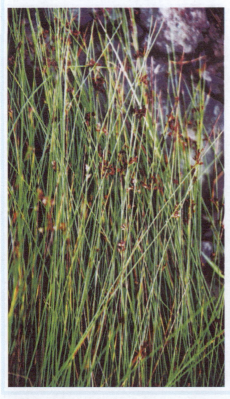
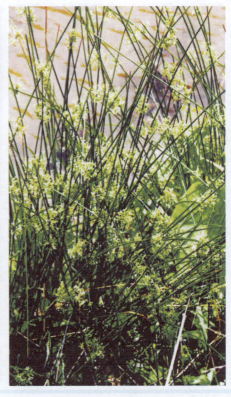

灯芯草

【来源及药用部位】灯芯草科植物灯芯草 *Juncus effuses* L. 的茎髓。

【本草论述】《开宝本草》："主五淋。"

【形态特征】多年生草本，高35～100cm。根茎横走，具多数须根。茎圆筒状，外具明显条纹，淡绿色。无茎生叶，基部具鞘状叶，长者淡紫褐色，短者褐色或黑褐色。复聚伞花序，假侧生，多数小花密集成簇；花淡绿色；花被6，2轮；裂片披针形；雄蕊3；子房3室。蒴果卵状三棱形或椭圆形。种子多数。花期5～6月，果熟期7～8月。

生于湿地或沼泽边缘。分布于全国各地。

【性味功效】甘、淡，微寒。利小便，清心火。

【常用配方】**1.治淋证小便涩痛**　①新鲜灯芯草60g，豆腐300g，水煎，带汤连同豆腐同服；②灯芯草15g，盐黄柏12g，盐知母12g，水煎服。**2.治小儿夜啼**　单用灯芯草，新生儿3g，1～6个月6g，6～12个月9g，鲜品加倍，水煎，去渣取汁服用，每日1剂。

3.治鼻衄　灯芯草、仙鹤草、铁苋菜各10g，蔗糖50g，水煎，浓缩至60ml，过滤，加入蔗糖，每次20ml，每日3次。**4.治风热咽痛**　灯芯草3g，麦冬9g，水煎服。

【主要化学成分】灯芯草含挥发油，黄酮及其苷类，灯芯草酚，肉豆蔻酸，硬脂酸，油酸，β-谷甾醇，纤维，脂肪油，蛋白质和多糖等。

【现代研究】药理研究显示有利尿，止血，抗氧化和抗微生物等作用。现代临床用于治疗泌尿道结石，急性尿道炎，小儿夜啼，感冒咽痛和急性咽炎等。

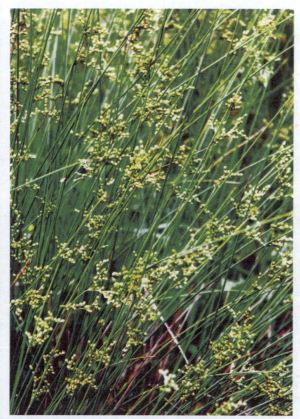

枸骨叶（枸骨冬青、功劳叶）

【来源及药用部位】冬青科植物枸骨 *Ilex cornuta* Lindl. ex Paxt. 的叶和种子。

【本草论述】《本草拾遗》："枝叶烧灰，淋取汁，涂白癜风。亦可作稠煎敷之。"

【形态特征】常绿乔木，通常呈灌木状。树皮灰白色，平滑。根球形。单叶互生，硬革质，长椭圆状直方形，先端具3个硬刺，中央的刺尖向下反曲，基部各边具有1刺，叶片上面绿色，有光泽；下面黄绿色，有叶柄。花白色，腋生，多数排列成伞形；雄花与两性花同株；花萼杯状，4裂；花瓣4；雄蕊4；子房上位。核果椭圆形。

生于山坡灌木林中向阳处，有栽培。分布全国大部分地区。

【性味功效】苦，寒。活血，解毒，清热。

【常用配方】**1.治肺痨久咳** 枸骨嫩叶30g，烘干，开水泡代茶饮。**2.治劳伤腰痛** 枸骨叶15g，桑寄生15g，猪腰子1对，水炖去药渣，对黄酒适量，食肉喝汤。**3.治潮热、盗汗** 枸骨叶、狗地芽各20g，水煎代茶饮。**4.治虚火牙痛** 枸骨子、朝天子各10g，水煎含漱。

【主要化学成分】含咖啡碱，羽扇豆醇，熊果酸，胡萝卜苷，地榆糖苷Ⅰ和苦丁茶苷等。

【现代研究】药理研究显示有加强心肌收缩力，增加冠状动脉血流量和抗生育等作用。现代临床用于治疗肺结核久咳，风湿病腰、腿关节疼痛和白癜风等。

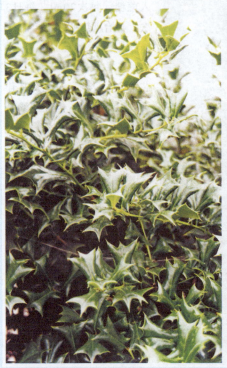
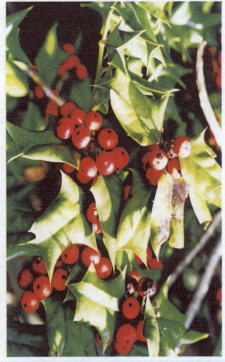

枸骨根

【来源及药用部位】冬青科植物枸骨 *Ilex cornuta* Lindl. ex Paxt. 的根。

【本草论述】《江西草药》："祛风通络，补肾健骨。"

【形态特征】见"枸骨叶"该项下。

【性味功效】苦，凉。补肝益肾，疏风清热。

【常用配方】**1.治久病腰痛**　枸骨根60g，猪腰子2个，酒适量，水炖，服汤吃肉。**2.治风湿痹证关节疼痛**　枸骨根20g，木本红禾麻30g，酒水各半煎服。**3.治赤眼肿痛**　枸骨根15g，车前子15～30g，水煎服。**4.治痄腮**　枸骨根（七蒸七晒），每天30g，水煎服。

【现代研究】现代临床用于治疗感冒头痛，风湿久病腰膝痿弱，牙痛，荨麻疹和腮腺炎等。

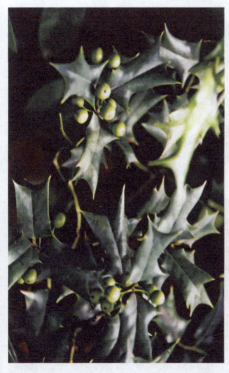
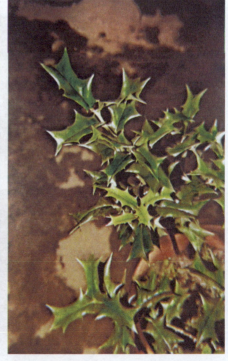

山枇杷（野枇杷）

【来源及药用部位】冬青科植物山枇杷 *llex franchetiana* Loes.的果实。

【本草论述】《分类草药性》："治瘰疬痒子，风湿麻木。"

【形态特征】常绿乔木或灌木。小枝黑褐色，当年的枝有棱角。叶互生，薄革质，倒卵状椭圆形、长椭圆形至倒披针形，边缘有细锯齿，先端锐尖，基部楔形。花白色，芳香，4数；雄花1~3朵成聚伞小花序，花冠轮状；不孕雌蕊圆锥形，先端钝形。雌花单1，花萼杯形，裂片卵状三角形，先端钝尖或圆形，长1mm，有稀疏的硬毛；花瓣长椭圆状卵形，长2mm；不孕雄蕊较花冠为短；雌蕊与花冠等长，子房卵形，柱头盘状，4裂，冠形。果球形，柱头宿存，成熟时红色，直径6mm，有纵沟；分核4颗。花期春季。

生于山区疏林阳处。分布湖北、四川、云南等地。

【性味功效】涩，平。清肺，通乳，祛风湿。

【常用配方】**1.治外感咳嗽** 山枇杷15~20g，蒸蜂蜜适量，每日服食。**2.治风湿痹痛** 山枇杷15g、山木通根12g，水煎服。**3.治产后乳少** 山枇杷30g，炖猪脚100g，每日服用，饮汤。

【现代研究】现代临床用于治疗感冒咳嗽，风湿病关节疼痛和产后乳汁不下等。

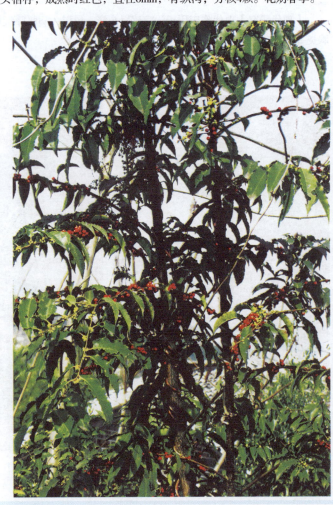

苦丁茶

【来源及药用部位】冬青科植物大叶冬青 *Ilex latifolia* Thunb. 的叶片。

【本草论述】《本草求原》："清肺脾，止痢，清头目。"

【形态特征】常绿乔木，高达15m。树皮赭黑色或灰黑色，粗糙有浅裂，枝条粗大，平滑，新条有角棱。叶革质而厚，螺旋状互生，长椭圆形或卵状椭圆形，先端锐尖,或稍圆；基部钝，边缘有疏齿。聚伞花序，雄花序1～3朵；雌花序1，雄蕊4，花丝针形，花药卵形；子房球状卵形。核果球形。花期4月，果熟期11月。

生于山野灌木丛中，分布于我国华东及西南地区。

【性味功效】甘、苦，寒。疏风清热，明目生津。

【常用配方】**1.治口疮**　苦丁茶叶30g，水煎慢咽。**2.治烫伤**　苦丁茶叶适量，水煎外洗。**3.治风疹瘙痒**　苦丁茶适量，水煎浸洗。

【主要化学成分】含有熊果酸，β–香树脂醇，蒲公英赛醇和熊果醇等。

【现代研究】药理研究显示能增加心脏冠脉流量，提高耐缺氧能力，降血脂，抗生育，兴奋子宫平滑肌等作用。现代临床用于治疗口腔炎，烫伤和高血压病等。

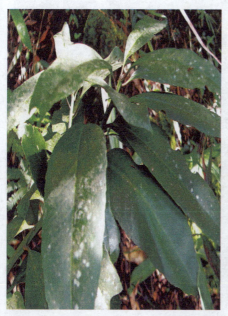
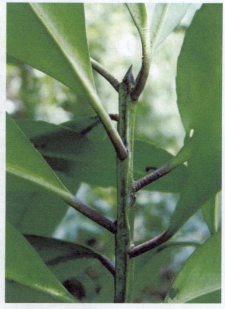

老鼠刺

【来源及药用部位】冬青科植物猫儿刺 *Ilex pernyi* Franch. 的根。

【本草论述】《贵州草药》："清热解毒，润肺止咳"。

【形态特征】常绿灌木或小乔木，高达8m。小枝有棱角，有短柔毛。叶柄很短，长约2mm；叶片革质，卵形或卵状披针形，长1.5～3cm，宽0.5～1.4cm，先端急尖，呈刺状，边缘1～3对（常2对）大刺齿，上面有光泽。雌雄异株；花4数；花序簇生于二年生小枝叶腋内，每分枝仅具1花；雄花花萼直径约2mm，花冠直径约7mm；雌花花萼同雄花，花瓣卵形。果近球形，红色，分核4颗。

常生长于山林中。分布于秦岭以南和长江流域各地。

【性味功效】苦，寒。清热解毒，止咳。

【常用配方】

1.治咽喉肿痛 老鼠刺、八爪金龙各10g，水煎服。**2.治咳嗽** 老鼠刺、一朵云、岩莲花各10g，水煎服。**3.治咯血** 老鼠刺20g，水煎服。

【现代研究】现代临床用于治疗急性咽喉炎，感冒咳嗽和慢性支气管扩张咯血等。

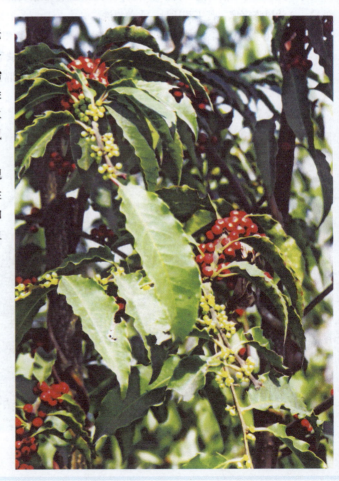

毛冬青

【来源及药用部位】冬青科植物毛冬青 *Ilex pubescens* Hook. et Arn. 的根。

【本草论述】《广西中草药》："清热解毒，消肿止痛，利小便。"

【形态特征】常绿灌木或小乔木，高3～4m。小枝灰褐色，有棱，密被粗毛。叶互生，纸质或膜质；叶柄密被短毛；叶片卵形或卵圆形，先端短渐尖，基部宽楔形或圆钝，边缘疏生小尖齿或近全缘；两面有疏粗毛。花单性，雌雄异株；花序簇生于叶腋；雄花序每枝1花，花4或5数，花萼裂片三角形，雄蕊比花冠短；雌花序每枝1～3花，子房卵形，无毛。果球形，熟时红色，分核6颗，内果皮近木质。花期4～5月，果熟期7～8月。

生于山坡灌丛中。分布于长江流域以南各地。

【性味功效】苦、涩，凉。清热解毒，活血通络。

【常用配方】**1.治肺热咳喘** 毛冬青根15g，水煎，白糖适量冲服。**2.治感冒咽痛** 毛冬青根15～30g，水煎服。**3.治肝阳上亢头痛** 毛冬青根30～60g，加白糖或鸡蛋炖服；或水煎代茶饮。**4.治刀伤、跌打伤痛** 毛冬青根适量，水煎，待冷，涂搽伤处，每日3～4次。

【主要化学成分】根含3，4-二羟基丙乙酮，毛冬青酸等。

【现代研究】药理研究显示扩张血管，增加冠脉血流量，降低血压，抗心律失常，抗血栓，抗炎和镇咳祛痰等作用。现代临床用于治疗感冒，扁桃体炎，咽喉炎，肺炎咳嗽，冠心病，高血压病，跌打损伤肿痛和血栓闭塞性脉管炎等。

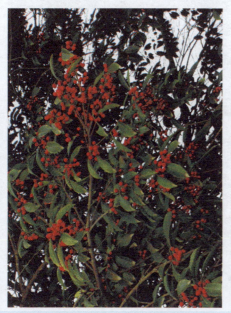
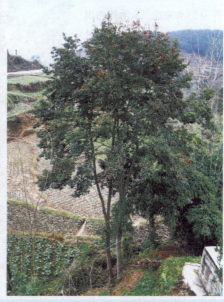

冬青（四季青、紫花冬青）

【来源及药用部位】冬青科植物冬青 *Ilex purpurea* Hassk.的叶。

【本草论述】《本草图经》："烧灰，面膏涂之。治痱瘃殊效，兼灭瘢疵。"

【形态特征】常绿乔木，高可达12m。树皮灰色或淡灰色，无毛。叶互生；叶柄长5～15cm；叶片革质，通常狭长椭圆形，长6～10cm，宽2～3.5cm，先端渐尖，基部楔形，很少圆形，边缘疏生浅锯齿，上面深绿色而有光泽，冬季变紫红色。花单性，雌雄异株，聚伞花序着生于叶腋外或叶腋内；花萼4裂，花瓣4，淡紫色；雄蕊4；子房上位。核果椭圆形，长6～10mm，熟时红色，内含核4颗。花期5月，果熟期10月。

常生长于疏林中。分布于我国长江以南各地。

【性味功效】苦、涩，寒。清热解毒，活血止血。

【常用配方】**1.治烧烫伤** 冬青150g，土大黄120g，紫草90g，银花60g，冰片6g，延胡索15g，紫草先煎，后加各药，用凡士林制成油纱布，局部外用。**2.治风热外感咽痛** 冬青、马兰各30g，水煎服。**3.治热淋小便涩痛** 冬青、凤尾草各30g，水煎服。**4.治妇人阴肿** 冬青叶、小麦、甘草各等分，水煎洗。**5.治外伤出血** 鲜冬青叶适量，嚼烂外敷。

【主要化学成分】叶含冬青三萜苷，原儿茶酸，原儿茶醛，熊果酸，鞣质，挥发油，黄酮苷和糖类等。

【现代研究】药理研究显示有抗菌，抗肿瘤和抗原虫等作用。现代临床用于治疗感冒咽痛，急性膀胱炎小便涩痛和烧烫伤等。

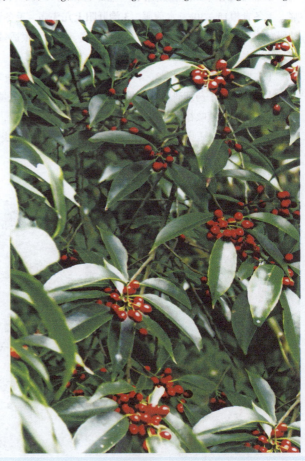

铁冬青（山冬青、救必应）

【来源及药用部位】冬青科植物铁冬青 *Ilex rotunda* Thunb. 的根、树皮和叶。

【本草论述】《岭南采药录》："清热散毒。"

【形态特征】灌木或乔木，高5～15m。枝灰色，小枝具纵棱，红褐色。叶互生，有短柄；叶片纸质，卵圆形至椭圆形，先端短尖，基部圆形或阔楔形，全缘，上面有光泽，侧脉5对。花单性，雌雄异株，排成具梗的伞形花序；花瓣4～5，绿白色；子房上位，核果球形，初时黄绿色，后变红色，顶端有宿存的柱头。花期5～6月，果熟期9～10月。

生于山坡、林缘和路旁等。分布于西南和华南各地。

【性味功效】苦、甘，平。活血止痛，清热解毒。

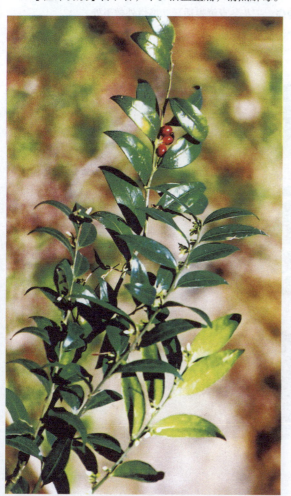

【常用配方】**1.治劳伤疼痛** 铁冬青、三角咪、毛青杠各20g，酒水各半煎服。**2.治风湿痹痛** 铁冬青、大风藤、追风伞各20g，水煎服。**3.治湿热痢疾** 铁冬青20g，水煎服。**4.治痰多咳嗽** 铁冬青、九头狮子草、岩豇豆各30g，水煎服。**5.治疗疮** 铁冬青鲜叶适量，捣烂外敷患处。

【主要化学成分】树皮含黄酮苷，酚类，鞣质，β-谷甾醇和硬脂酸等。

【现代研究】药理研究显示有扩张心血管，保护心肌耐缺氧，止血，解痉和抗炎等作用。现代临床用于治疗急、慢性肝炎，咽喉肿痛，感冒头痛，风湿病筋骨疼痛，痤疮和神经性皮炎等。

三花冬青（小冬青）

【来源及药用部位】冬青科植物三花冬青 *Ilex triflora* Bl. 的根。

【形态特征】灌木或小乔木。树皮灰白色，小枝褐色，近四棱形，无毛或近无毛。叶互生，有短柄；叶片薄革质或革质，长圆形至椭圆形，先端短渐尖，基部圆形或钝，边缘具浅锯齿，两面被微毛或无毛，下面具腺点。花簇生叶腋；雄花序每分枝有花1～3朵，花4数，花萼盘状；花瓣宽卵形；雌花序每分枝有花1～3朵，子房卵球形。果近球形，成熟后紫黑色，分核4颗，内果皮革质。花期4～5月，果熟期7～12月。

生于山坡、沟边和阔叶林中等。分布于西南和华南各地。

【性味功效】苦，凉。清热解毒。

【常用配方】**治疗疮疡肿痛** 三花冬青鲜根适量，捣烂外敷患处。

【现代研究】现代临床用于治疗疮疡肿痛等，

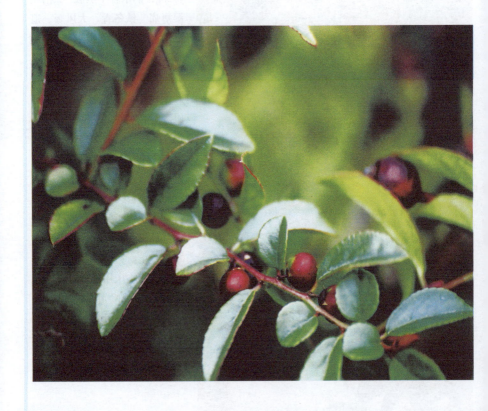

鸡骨草

【来源及药用部位】豆科植物广东相思子 *Abrus cantoniensis* Hance的全草。

【本草论述】《岭南采药志》："清郁热，舒肝和脾，续折伤。"

【形态特征】攀援灌木，长达1m。主根粗壮，长达60cm。小枝及叶柄被粗毛细，茎细，深紫红色，幼枝被黄褐色毛。偶数羽状复叶，小叶7～12对，倒卵形或长圆形，先

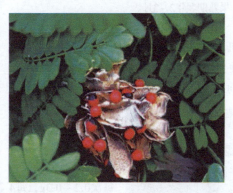

端截形而有小芒尖，基部浅心形，上面疏生粗毛，下面紧贴粗毛。总状花序腋生，花萼钟状；花冠突出，淡红色；雄蕊9；子房近无柄。荚果长圆形，扁平，黑色，种阜明显。花期8月，果熟期9～10月。

生于山坡或旷野灌木林。分布于广东、广西等地。

【性味功效】微苦、甘、凉。清热利湿，散瘀止痛。

【常用配方】**1.治黄疸** 鸡骨草60g，红枣7～8枚，水煎服。**2.治外感发热** 鸡骨草60g，水煎服。**3.治蛇咬伤** 鸡骨草30g，水煎服。

【主要化学成分】含相思子皂醇，大豆皂醇，葛根皂醇，广东相思子三醇，相思子皂苷，相思子碱和胆碱等。

【现代研究】药理研究显示能增强肠平滑肌收缩，保肝和增强耐力等作用。现代临床用于治疗黄疸型肝炎，胃痛，风湿病骨痛，跌打瘀血肿痛和乳腺炎等。

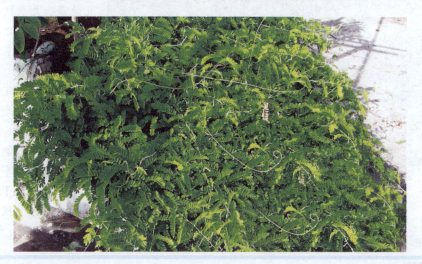

儿 茶

【来源及药用部位】豆科植物儿茶 *Acacia catechu* (L.f.) Willd.去皮枝、干的煎膏。

【本草论述】《饮膳正要》："去痰热，止渴，利小便，消食下气，神清少睡。"

【形态特征】落叶乔木。树皮棕色或灰棕色，常呈条状薄片开裂，不脱落。小枝细，有棘刺。叶为偶数二回羽状复叶，互生。总状花序腋生，花黄色或白色。荚果扁而薄，紫褐色，有光泽，有种子7~8枚。花期8~9月，果熟期翌年2~3月。

云南、广东有栽种。

【性味功效】苦、涩，微寒。收湿，生肌，敛疮。

【常用配方】**1.治胃脘疼痛** 儿茶3g，蒲公英、黄芪、楤木各15g，白芨、红木香、制香附各9g，丹参20g，煅牡蛎30g。水煎服，每日1剂。**2.治肺痨咯血** 儿茶30g，明矾24g，共研细粉，每次0.1~0.2g，每日3次；中等量咯血（大咯血者不宜采用），每次0.2~0.3g，每4小时1次。**3.治口疮糜烂** 儿茶3g，硼砂1.5g，研粉，敷患处。

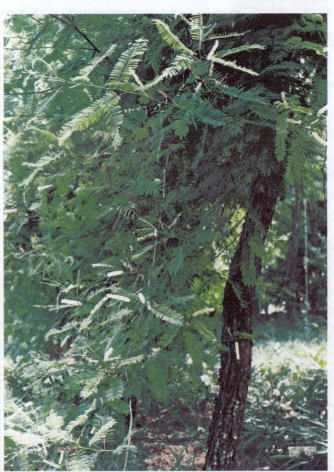

【主要化学成分】含儿茶鞣酸、儿茶素、儿茶红、槲皮素、多聚糖类、纤维素和半纤维素等。

【现代研究】药理研究显示能增强毛细血管抵抗力，降压，降血糖和抑制致病性皮肤真菌等作用。现代临床用于治疗宫颈糜烂，扁桃体炎和皮肤湿疹等。

蛇 藤

【来源及药用部位】豆科植物羽叶金合欢 *Acacia pennata* (L.) Willd.的根及老茎。

【本草论述】《浙江药用植物志》："祛风湿，强筋骨，活血止痛。"

【形态特征】多刺攀援藤本。小枝和叶轴均被短柔毛。2回羽状复叶，叶片8～22对，小叶30～54对，线性。头状花序圆球形，单生或2～4个聚生，排成腋生或顶生的圆锥花序；花白色；萼近钟状，5齿裂；雄蕊多数；子房被微柔毛。花期4~10月，果熟期7月至翌年4月。

生于山坡疏林旁或水边。分布于浙江、福建、广东、海南、贵州和云南等地。

【性味功效】苦、辛、微甘，温。祛风除湿，活血止痛。

【常用配方】**1.治风湿痹痛** 蛇藤根及老茎30~60g，炖猪蹄125g，炖熟，吃肉喝汤。**2.治骨折** 蛇藤、水冬瓜、四块瓦各适量，捣烂外包，固定。**3.治腰痛、骨折疼痛** 蛇藤根及老茎30g，当归、川续断、牛膝、茜草各9g，水煎服。

【现代研究】现代临床用于治疗风湿性关节炎疼痛，跌打损伤及骨折肿痛等。

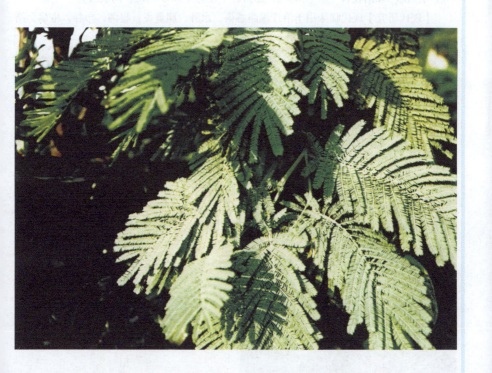

合 萌

【来源及药用部位】豆科植物田皂角 *Aeschynomene indica* L. 的地上部分。

【本草论述】《本草拾遗》："主暴热淋，小便赤涩，小儿瘈病，明目下水，止血痢。"

【形态特征】一年生亚灌木状草本，高30~100cm。无毛，多分枝。双数羽状复叶互生；托叶膜质，披针形；小叶片20~30对，长圆形，先端圆钝，有短尖头，基部圆形，无小叶柄。总状花序腋生，花少数；花萼上唇2裂；花冠黄色，带紫纹；雄蕊10枚合生，花药肾形；子房无毛。荚果线状长圆形，微弯，有6~10荚节。花期夏季，果熟期10~11月。

生于潮湿地或水边。分布于湖北、华东、中南和西南等地。

【性味功效】甘、苦，微寒。清热利湿，祛风明目，通乳。

【常用配方】**1.治热淋尿赤** 田皂角、鲜车前草各30g，水煎服。**2.治疮疖肿痛** 田皂角、紫薇各30g，水煎，适量加糖服。**3.治黄疸胁痛（胆囊炎）** 田皂角、海金沙各15g，水煎服。**4.治夜盲** 田皂角30g，加猪肝（或鸡肝）60~90g，同煎服。

【现代研究】现代临床用于治疗尿路感染，水肿，胆囊炎，腹泻，疖肿，疮疡，结膜炎，夜盲症，关节肿痛和产后乳少等。

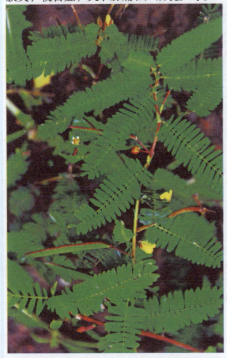
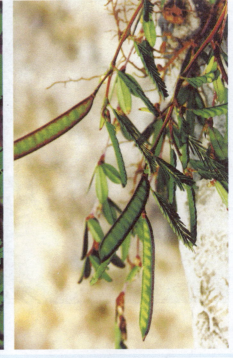

合欢皮

【来源及药用部位】豆科植物合欢 *Albizia julibrissin* Durazz. 的树皮。

【本草论述】《本经》："主安五藏，和心志，令人欢乐无忧。"

【形态特征】落叶乔木，高10m以上。树干灰褐色；小枝无毛，有棱角。2回双数羽状复叶，互生，羽片对生，小叶片镰状长方形，先端短尖，基部楔形，不对称，全缘，有缘毛；下面中脉具短毛；小叶夜间闭合。小花簇生成头状花序，花粉红色；花萼筒状，先端5裂；花冠漏斗状，先端5裂；雄蕊多数，基部联合；子房上位，柱头圆柱状。荚果扁平，黄褐色。种子椭圆形而扁，褐色。

生于山坡、路旁，也有栽培于庭院。分布于我国大多数地区。

【性味功效】甘，平。解郁安神，活血消肿。

【常用配方】**1.治心烦失眠**　合欢皮、夜交藤各15～30g，水煎服。**2.治劳损性肌肉、关节疼痛**　合欢皮15g，金钱草50g，水煎服。**3.治肺痈胸痛、咯吐脓痰**　合欢皮、鱼腥草各15～30g，桔梗、甘草各10g，水煎服。**4.治痈疽疔肿疮毒**　合欢皮、蒲公英、紫花地丁各等量，捣烂外敷患处。

【主要化学成分】皮含木脂体糖苷，剑叶莎酸甲酯，金合欢皂苷元B，7，3'，4'-三羟基黄酮，α-波菜甾醇葡萄糖苷和合欢三萜内酯甲等。

【现代研究】药理研究显示有镇静，显著抗早孕，抗过敏和抗肿瘤等作用。现代临床用于治疗神经官能症、慢性劳损性肌肉、关节疼痛，失眠，抑郁性神经衰弱和体表化脓性感染等。

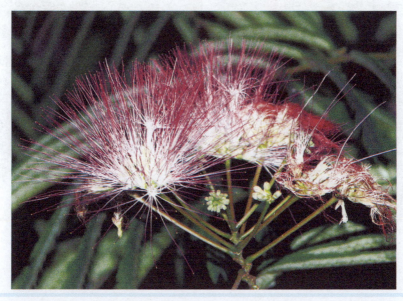

合欢花

【来源及药用部位】豆科植物合欢 *Albizia julibrissin* Durazz. 的花或花蕾。

【本草论述】《分类草药性》："能清心明目。"

【形态特征】见"合欢皮"项下。

【性味功效】甘，苦，平。解郁安神，理气开胃，消风明目，活血止痛。

【常用配方】**1.治抑郁失眠** 合欢花、柏子仁各9g，白芍6g；水煎，冲服珍珠、琥珀各1~2g。**2.治湿困食少** 合欢花、扁豆花、厚朴花各6g，水煎服。

【主要化学成分】花含芳香成分有反–芳香醇氧化物，芳樟醇，异戊醇，α–罗勒烯和矢车菊素–3––葡萄糖苷等。

【现代研究】药理研究显示有镇静，中枢抑制等作用。现代临床用于治疗神经官能症，失眠，抑郁性神经衰弱，饮食减少，结膜炎眼红肿，腰痛和跌打损伤等。

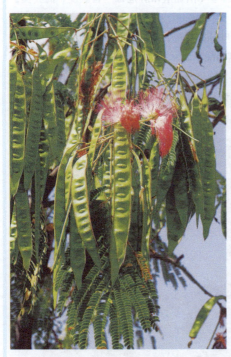
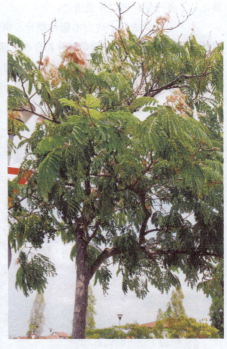

山合欢（夜合欢）

【来源及药用部位】豆科植物山合欢*Albizia kalkora* (Roxb.) Prain的树皮及花。

【本草论述】《本经》："主安五脏，和心志，令人欢乐无忧。"

【形态特征】落叶乔木，树干灰黑色。叶互生，2回羽状复叶，羽片5～15对；小叶片11～30对，无柄；小叶夜间闭合；托叶线状披针形。头状花序枝端顶生，总花梗被柔毛；花淡红色；花冠漏斗状；雄蕊多数，基部联合；子房上位。荚果。花期6～8月。

生于山坡、路旁，也可栽培。分布于我国大部分地区。

【性味功效】甘，平。解郁安神，消肿止痛。

【常用配方】**1.治失眠** 山合欢、羊奶奶、酸咪咪各30g，水煎服。**2.治精神失常** 山合欢、旋花根、蓖麻根各20g，水煎服。**3.治风湿肿痛** 山合欢、透骨香、红禾麻、水麻柳各30g，水煎服。**4.治骨折伤筋** 山合欢、玉枇杷、血当归、四块瓦各适量，捣烂外包。

【主要化学成分】树皮含木脂体糖苷、金合欢酸内酯，剑叶莎酸内酯及合欢三萜内酯等。

【现代研究】药理研究显示有镇静，抗早孕和抗肿瘤等作用。现代临床用于治疗骨折，神经官能症失眠，肺脓疡，跌打损伤，慢性劳损性肌肉疼痛和抑郁性神经衰弱等。

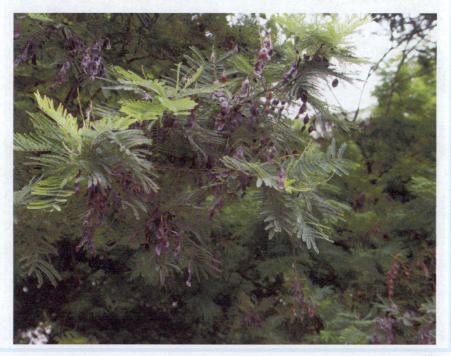

土圞儿（土栾儿）

【来源及药用部位】豆科植物土圞儿 *Apios fortunei* Maxim.的块根。

【本草论述】《贵州草药》："散积，理气，解毒，补脾。"

【形态特征】多年蔓生草本，有球状根，黄褐色，淀粉丰富，一年新生一个。茎缠绕状，有疏硬毛。奇数羽状复叶，互生，小叶3～5枚，叶片卵形，顶端一枚稍大。先端尖，基部圆形，全缘。总状花序，花黄绿色；花冠蝶形，绿白色；雄蕊2束。荚果条形，扁平。

生于较潮湿的山坡、灌丛或田埂。分布于河南、陕西、甘肃及长江以南各地。

【性味功效】甘，平。消肿解毒，强健筋骨。

【常用配方】**1.治毒蛇咬伤** 土圞儿、野薄荷、红孩儿根各适量，捣烂外敷。**2.治咽喉炎** 土圞儿根1个，磨水服。**3.治佝偻病** 土圞儿根1个，刺五加20g，煮鸡蛋吃。**4.治乳痈** 土圞儿根1个，磨酒外搽。**5.治疔疮** 土圞儿、蛇莓各适量，捣烂外敷。

【主要化学成分】根含淀粉，生物碱等。

【现代研究】药理研究显示服用不当能引起急性中毒。现代临床用于治疗上呼吸道感染，百日咳，疝气疼痛，痛经，乳腺脓肿，无名肿毒和疔疮等。

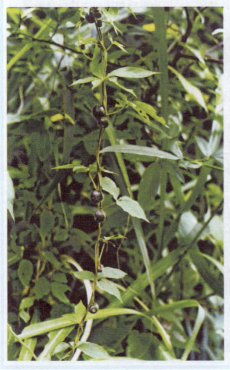
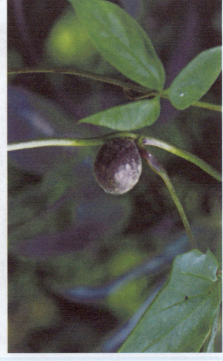

花生（落花生）

【来源及药用部位】豆科植物花生 *Arachis hypogaea* L. 的种子。

【本草论述】《本草备要》："补脾润肺。"

【形态特征】一年生草本，根部有多数根瘤。茎高30～70cm，匍匐或直立；茎、枝有棱，被棕黄色长毛。双数羽状复叶互生，小叶4，长圆形至倒卵形，长2.5～5.5cm，宽1.4～3cm，先端钝或有突细尖，基部渐狭，全缘。花黄色，单生或簇生于叶腋；萼管细长；花冠蝶形，旗瓣近圆形；雄蕊9，合生；花柱细长，顶生。荚果长椭圆形，果皮厚，革质。种子1～5粒。

全国各地均有栽培。

【性味功效】甘，平。润肺补脾，养胃，生血。

【常用配方】**1.治秋燥久咳、小儿百日咳** 花生(去嘴尖)研细，冰糖煎汤调服。**2.治脚气肿胀** 生花生肉(带衣)9g，赤小豆9g，红皮枣9g，水煎，每日数次饮用。**3.治产后乳少** 花生米90g，猪脚1只，共炖服。

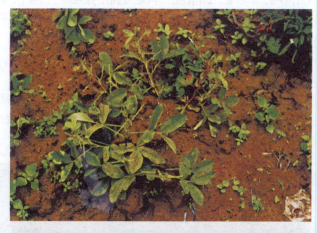

【主要化学成分】种子含脂肪油，三萜皂苷，甜菜碱，胆碱，卵磷脂，氨基酸，花生碱，菜油甾醇，胆甾醇，木聚糖和维生素等。

【现代研究】药理研究显示有止血，加速凝血致活酶活性等作用。现代临床用于治疗贫血，血友病出血，慢性支气管炎咳嗽，百日咳咳嗽以及冻伤等。

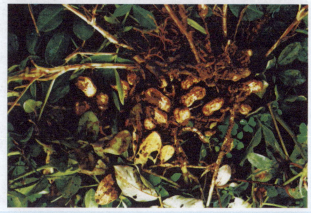

沙苑子

【来源及药用部位】豆科植物扁茎黄芪 *Astragalus complanatus* R.Br. ex Bunge的成熟种子。

【本草论述】《本草纲目》："补肾，治腰痛泄精，虚损劳乏。"

【形态特征】多年生高大草本，高达1m以上，全体被短硬毛。主根粗长。茎略扁，偃卧。单数羽状复叶，互生，具短柄；托叶小，披针形；叶片椭圆形，先端钝或微缺，有细尖，基部钝形或钝圆形，全缘，上面绿色，下面灰绿色。总状花序腋生，花萼钟形，绿色，先端5裂；花冠蝶形，黄色；雄蕊10，9枚合生，1枚分离；子房上位。荚果纺锤形，腹背较扁，被黑色短硬毛。花期8～9月，果熟期9～19月。

生于山野。分布于我国北方各地。

【性味功效】甘，温。温补肝肾，固精缩尿，明目。

【常用配方】**1.治肾虚遗精、腰膝酸软** 沙苑子、菟丝子各15g，枸杞子、补骨脂、炒杜仲各9g，水煎服。**2.治阳痿、早泄、遗精，尿频等** 沙苑子、煅牡蛎、莲子、芡实各12g，蜂蜜制丸服用。**3.治眩晕、眼目昏花** 沙苑子、枸杞子、菟丝子、楮实子、菊花各10g，水煎服，或蜂蜜制丸服用。

【主要化学成分】含黄酮苷类，杨梅皮素，多种氨基酸，糖类，鞣质，多肽，蛋白质，酚类，生物碱，皂苷和挥发油等。

【现代研究】药理研究显示有提高机体细胞免疫和非特异性免疫的作用，还有抗炎，降血酯，保肝，降血压，增加脑血流量，减慢心率等作用。现代临床用于治疗遗精，腰膝酸软，青少年假性近视和早期老年性白内障等。

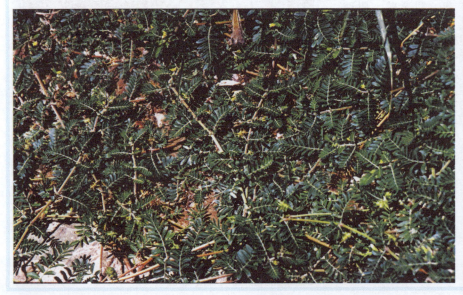

黄 芪

【来源及药用部位】豆科植物蒙古黄芪 *Astragalus membranaceus* (Fisch.) Bge. var. *mongholicus* (Bunge.) Hsiao、膜荚黄芪 *Astragalus membranaceus* (Fisch.)Bunge.的根。

【本草论述】《本经》:"主痈疽,久败疮,排脓止痛,大风癫疾;五痔,鼠瘘;补虚,小儿百病。"

【形态特征】黄芪:多年生草本,高40～120cm。茎直立,有细棱,被白色长柔毛。奇数羽状复叶,互生;小叶12～18对,叶片宽椭圆形或长圆形,全缘,两面被白色长柔毛;托叶披针形。总状花序腋生;花冠黄色;花萼钟状,有白色长柔毛;雄蕊10。荚果膜质,膨胀,半卵圆形,基部有长柄,无毛。种子肾形,黑色。花期6～7月,果熟期7～9月。

生于山坡、沟旁或疏林下。分布于山西、黑龙江、辽宁、河北、内蒙古、吉林、陕西、甘肃、宁夏、青海和新疆等地。

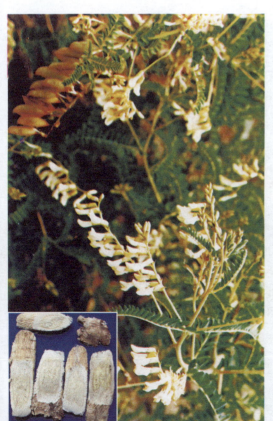

【性味功效】甘,温。益气固表,利水消肿,托毒,生肌。

【常用配方】**1.治久泻脱肛** 生黄芪30g,防风15g,水煎服。**2.治气虚胎动,腹痛** 糯米,黄芪、川芎各15g,水煎服。**3.治小便白浊** 黄芪18g(盐炒),茯苓9g,共研为末,开水送下。**4.治自汗** 黄芪、防风各10g,白术20g,水煎服。

【主要化学成分】含蔗糖,葡萄糖醛酸,黏液质,氨基酸,苦味酸,胆碱,甜菜碱和叶酸等。

【现代研究】药理研究显示有利尿、保肝、降压、扩张血管、抑菌等作用。现代临床用于治疗自汗、盗汗,中风后遗症半身不遂,肾性水肿,久泻脱肛,慢性消化不良和久病体虚等。

紫云英（红花菜）

【来源及药用部位】豆科植物紫云英 *Astragalus sinicus* L.的全草。

【本草论述】《新修本草》："明目，去热毒。"

【形态特征】一年生草本。茎直立或匍匐，高10～40cm。奇数羽状复叶；托叶卵形，上面有毛；小叶7～13枚，倒卵形，长5～20mm，宽5～12mm，先端微凹或圆形，基部楔形，两面被长硬毛。总状花序近伞形，腋生，有花6～12朵，总花梗长5～15cm，苞片三角卵形，被硬毛；萼钟状，外面被长硬毛，5齿，齿与萼管等长，披针形；花冠紫色或白色，旗瓣长圆形，先端圆微缺，长7mm，宽4.5mm，翼瓣短，有爪和耳；龙骨瓣和旗瓣等长，有爪和耳；雄蕊10，二体，花柱无毛。荚果线状长圆形，稍弯，长1～2cm，宽0.4cm，黑色，无毛。花期2～6月，果熟期3～7月。

生于溪边或森林中潮湿处，有栽培。分布于陕西、江苏、浙江、江西、福建、河南、湖北、湖南、广东、广西、四川、贵州和云南等地。

【性味功效】甘、辛，平。清热解毒。

【常用配方】**1.治疗毒、外伤出血** 紫云英鲜草适量，捣烂外敷患处。**2.治痔疮** 外痔：紫云英鲜草，捣烂外敷患处；内痔：紫云英30g，水煎服。**3.治风痰咳嗽** 紫云英全草30g，白马骨15g，蓬蘽12g，水煎服。

【主要化学成分】含葫芦巴碱，胆碱，腺嘌呤，脂肪，蛋白质，淀粉和多种维生素等；未成熟种子含刀豆氨酸，氨基丁酸和L-天门冬氨酸等。

【现代研究】现代临床用于治疗疟疾，外伤出血，急性结合膜炎，感冒咳嗽，齿龈出血，化脓性毛囊炎和急性咽喉炎肿痛等。

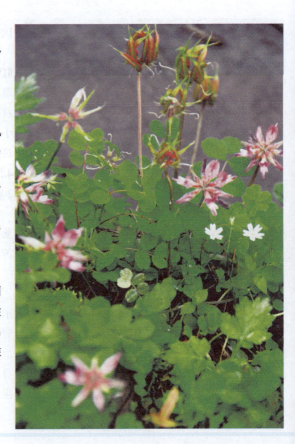

夜合叶

【来源及药用部位】豆科植物鞍叶羊蹄甲 *Bauhinia brachycarpa* Wall ex Benth. 的茎。

【本草论述】《贵州草药》："润肺止咳，清热敛阴，止痛安神。"

【形态特征】直立或攀援小灌木，高达2m。小枝纤细，具棱，幼枝被微茸毛，后渐无毛。单叶互生，叶片近肾状卵形，顶端2裂至叶片1/3～1/2，裂片先端圆，基部圆形或心形；上面无毛，下面密被白色微柔毛，并混生红棕色丁字毛。伞房状总状花序，顶生或腋生，花白色；萼管陀螺形，2裂；花瓣线状倒披针形；雄蕊10，5长5短；子房被长柔毛。荚果倒披针形，先端偏斜。花期5～7月，果熟期8～10月。

生于海拔400～2 800ml山坡、山脚灌丛中。分布于甘肃、陕西、湖北、广西和西南等地。

【性味功效】苦、涩、平。祛湿通络，收敛，解毒。

【常用配方】**1.治风湿筋骨疼痛** 夜合叶根15～30g，泡酒服。**2.治疝气腹痛** 夜合叶根60g，鸡肾草、茴香根各12g，阳桃子3个，水煎服。**3.治心悸失眠** 夜合叶根、公鸡头、蛇疙瘩各15g，石菖蒲、辰砂草各9g，水煎服或炖肉吃。**4.治盗汗、遗精、夜尿多** 夜合叶根30g，菌子串、仙茅根、金樱子各15g，水煎服。

【现代研究】现代临床用于治疗风湿性关节炎，久咳，盗汗，遗精，腹泻，失眠，湿疹，疥癣，烫伤和痈肿疮毒等。

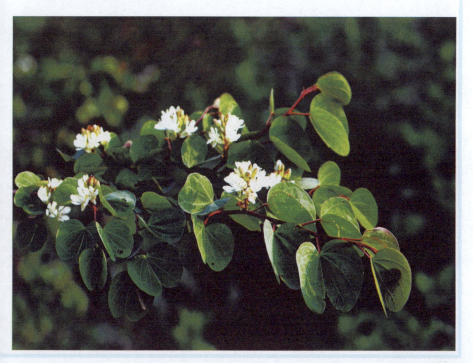

龙须藤(九龙藤)

【来源及药用部位】豆科植物九龙藤 *Bauhinia championii* (Benth.) Benth.的茎。

【本草论述】《南宁市药物志》："祛风，去瘀，止痛。"

【形态特征】多年生常绿攀援木质藤本，高2～7m。幼枝浅黄色，密被锈黄色皮孔，嫩枝、花序叶背均被短茸毛；卷须2个对生或1个。单叶互生，叶片卵圆形、矩圆形或心形，半革质，顶端分裂，基部圆形或微凹。总状花序顶生或腋生，花瓣5，白色，离生；雄蕊10，3枚较粗壮；雌蕊1。荚果表面有细网状纹。种子黑色，扁圆形。花期9～10月，果熟期翌年1～2月。

生于沟谷、山边、河边疏林下或灌木丛中。分布于广东、广西、福建、台湾、湖北、湖南、江西和贵州等地。

【性味功效】苦，平。祛风，化瘀，止痛。

【常用配方】**1.治风湿腰腿痛**　龙须藤30g，水煎服或泡酒服。**2.治跌打损伤**　龙须藤30g，酒水各半煎服。**3.治偏瘫**　龙须藤30g，炖肉吃。**4.治痢疾**　龙须藤20g，水煎服。

【主要化学成分】根含黄酮，龙须藤苷和没食子酸等。

【现代研究】现代临床用于治疗风湿病筋骨疼痛，跌打损伤和久病肢体不遂等。

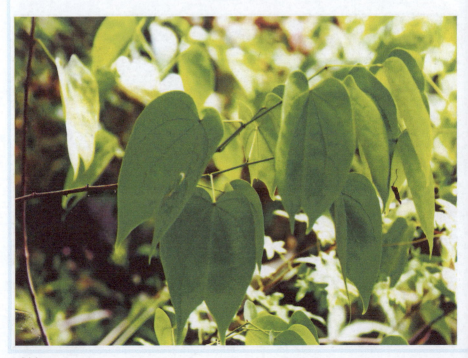

双肾藤（夜关门）

【来源及药用部位】豆科植物鄂羊蹄甲 *Bauhinia glauca* (Wall.ex Beath.) Beath. subsp. *hupehana* (Craib) T. Chen 的根、叶。

【本草论述】《贵阳民间药物》："收敛止血，治咳嗽，遗尿。为止血要药"

【形态特征】常绿乔木，树高5～8m，树皮灰褐色，有浅裂及显著皮孔。枝条开展，下垂；小枝圆形，幼枝有茸毛，长大渐光滑。叶互生，革质，圆形或阔卵形，长、宽8～15cm，顶端2裂，状如羊蹄，有深凹；表面暗绿色而平滑，背面淡灰绿色，掌状脉清晰。顶生总状花序，花朵形大，10～12cm；花瓣倒卵状矩形，玫瑰红或玫瑰紫色；花瓣5，其中4瓣分列两侧，两两相对，而另一瓣则翘首于上方，形如兰花状。花期10月。

生于海拔400～2 200m山沟灌丛中。分布于甘肃、江西、福建、湖北、湖南、广东、四川、贵州和云南等地。

【性味功效】甘、酸、微苦，温。补肾固精，止咳、止血。

【常用配方】**1.治脱肛及子宫脱垂** 双肾藤15g，螺蛳肉适量，烘干，研末，开水送服；并将叶研成细末，麻油调敷患处。**2.治风湿痹痛** 双肾藤20g，威灵仙12g，牛马藤15g，水煎服。**3.治疝气腹痛** 双肾藤根30g，吴茱萸15g，小茴香、橘核各9g，水煎服。**4.治遗尿或夜尿多** 双肾藤30g，烧酒浸透，晒干，猪肉250g，炖服。

【主要化学成分】根含香橙素，二氢槲皮素，5,7-二羟基色酮等。

【现代研究】现代临床用于治疗体虚久病脱肛，子宫脱垂，感冒，阴道流血，遗精和遗尿等。

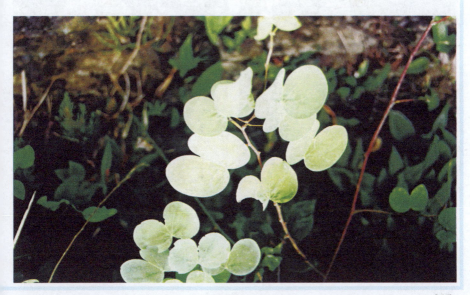

大夜关门根

【来源及药用部位】豆科植物多脉叶羊蹄甲 *Bauhinia pernervosa* L. Chen 的根、叶。

【本草论述】《贵州草药》："补肾气，提神，止血，镇咳。"

【形态特征】藤本，小枝近无毛，卷须1~2个。单叶互生；叶柄被硬毛；叶片革质，近圆形，顶端2浅裂至叶片1/7~1/5处，先端圆形，基部心形，叶脉9~11条，下面沿脉处被红棕色柔毛。顶生伞房花序；花梗被红棕色柔毛；萼管长2~2.5cm；花瓣白色带红，匙形或近圆形，边缘皱波状；能育雄蕊3，不育雄蕊7；子房有短柄。荚果扁。种子30多颗。花期6~7月，果熟期9月。

生于山野路旁或山沟中。分布于贵州和云南等地。

【性味功效】辛、酸、微苦，温。镇咳，止血，补肾摄精。

【常用配方】**1.治崩漏**　大夜关门根30g，甜酒水煎服。**2.治咳嗽**　大夜关门根15g，水煎服。**3.治遗精、滑精**　大夜关门根、阳雀花根各15g，水煎服或炖肉吃。**4.治遗尿**　大夜关门根30g，切细，装入猪尿泡中炖服。

【现代研究】现代临床用于治疗崩漏，感冒咳嗽，滑精，遗精和遗尿等。

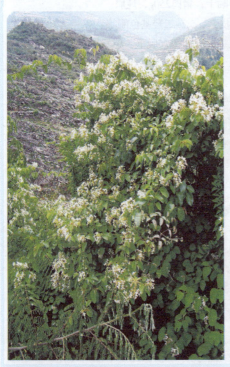
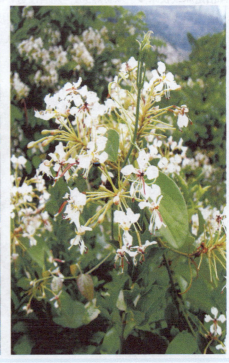

苏 木

【来源及药用部位】豆科植物苏木 *Caesalpinia sappan* L. 心材。

【本草论述】《新修本草》："主破血，产后血胀闷欲死者。"

【形态特征】常绿小乔木，高可达5～10m。树干有小刺，小枝灰绿色，具圆形凸出的皮孔，新枝被微柔毛，其后脱落。2回双数羽状复叶，叶长达30cm；羽片对生，9～13对，叶轴被柔毛；小叶9～16对，长圆形，先端钝形微凹，全缘。圆锥花序顶生，宽大多花，花黄色；萼基部合生，5裂；花瓣5；雄蕊10；子房上位，1室。荚果长圆形，成熟时暗红色。种子4～5粒。花期5～6月，果熟期9～10月。

生于山坡、灌木林中。分布于华南和西南地区。

【性味功效】甘、咸、微辛，平。活血疗伤，祛瘀通经，止痛。

【常用配方】**1.治血瘀经闭，产后腹痛** 苏木、当归、桃仁、红花各12g，水煎服。**2.治疮痈肿毒** 苏木、金银花、连翘、白芷各12g，水煎服。**3.治风湿痹证关节疼痛** 苏木、桑枝、络石藤各20g，水煎服。

【主要化学成分】含3-去氧苏木酮B，苏木酚，表苏木酚，巴西苏木素及其衍生物，商陆黄素，鼠李素，槲皮素，苏木查耳酮，苏木苦素，二十八醇，β-谷甾醇及蒲公英甾醇等。

【现代研究】药理研究显示有改善微循环障碍，促进微动脉血流，降低血黏度，抑制金黄色葡萄球菌、百日咳杆菌、伤寒杆菌和抗癌等作用。现代临床用于治疗冠心病心绞痛，妇女月经不调和风湿性关节炎等。

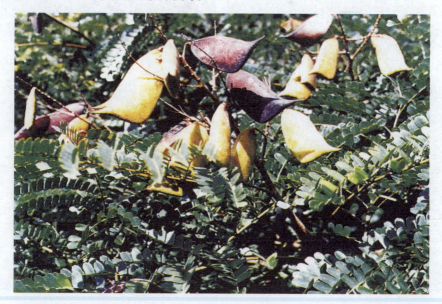

云实（阎王刺）

【来源及药用部位】豆科植物云实 *Caesalpinia sepiaria* Roxb. 的种子、根。

【本草论述】《本经》："主泄痢肠澼；杀虫、蛊毒，去邪恶；结气，止痛；除寒热。"

【形态特征】攀援性落叶灌木。干皮密生倒钩刺。裸芽叠生，枝、叶轴及花序密生灰色或褐色柔毛。2回羽状复叶，复叶羽片3～10对，有柄；每羽片有小叶7～15对，长圆形，先端近圆形，基部圆钝，两面有柔毛，后脱落。总状花序顶生，花亮黄色，最内一片有红色条纹；萼片5，花瓣5；雄蕊10，分离；子房上位，1室。荚果近木质，栗色，无毛。种子6～9颗，长圆形，褐色。花期4～5月，果熟期9～10月。

生于丘陵地、山谷和河边。分布于我国南方各地。

【性味功效】辛，温。清热除湿，发表散寒，透疹。

【常用配方】1.治感冒　云实根、马鞭草、鱼鳅串各10g，水煎服。2.治关节疼痛　云实刺根20g，野绿豆根15g，水煎内服又外洗。3.治疟疾　云实刺种子10g，水煎服。4.治痢疾　云实刺种子10g，红糖15g，水煎服。5.治麻疹不透　支实刺根6g，水煎服。

【主要化学成分】云实根、果实含鞣质。种子含脂肪油。

【现代研究】药理研究显示有止咳，祛痰，平喘和抑制金黄色葡萄球菌等作用。现代临床用于治疗疟疾，痢疾，麻疹，感冒，风湿性关节炎和慢性支气管炎咳嗽等。

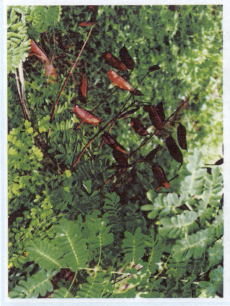
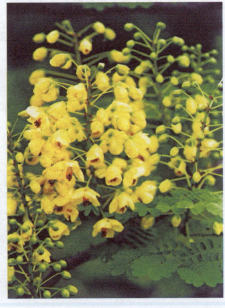

木 豆

【来源及药用部位】豆科植物木豆 *Cajanu cajan* (L.) Millsp. 的种子和根。

【本草论述】《云南中草药》："活血散瘀，消肿止痛。"

【形态特征】直立矮灌木，高1～3m。全体灰绿色。多分枝，小枝条弱，有纵沟纹，被灰色柔毛。三出复叶互生；托叶小；叶柄向上渐短；叶片卵状披针形，先端锐尖，全缘，两面均被毛。总状花序腋生，花蝶形；萼钟形，萼齿5；花冠红黄色，旗瓣背面有紫褐色纵条纹；雄蕊10，二体；心皮1，柱头渐尖。荚果条形，两侧扁压，有长喙。种子3～6颗，种皮暗红色，有褐色斑点。花期2～11月，果熟期3～12月。

生于山坡、沙地、丛林中，有栽培。分布于华南、西南等地。

【性味功效】辛，温。清热除湿，发表散寒，透疹。

【常用配方】**1.治水肿** 木豆、薏苡仁各15g，煎汤服，忌食盐。**2.治血淋涩痛** 木豆、车前子各9g，水煎服。**3.治痔疮便血** 木豆浸酒1宿，取出焙干，研末，每次9g，水煎服。**4.治痈疽疮疖** 木豆，研末泡酒服，每次9g，以药末合香蕉肉捣烂敷患处。

【主要化学成分】种子含苯甲酸，对羟基苯甲酸，胰蛋白酶抑制剂和糜蛋白酶抑制剂等。

【现代研究】现代临床用于治疗跌打损伤，便血，尿血，恶露不尽，黄疸型肝炎，风湿性关节炎和疮疖肿毒等。

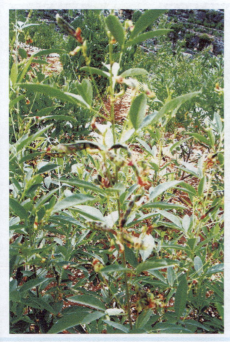
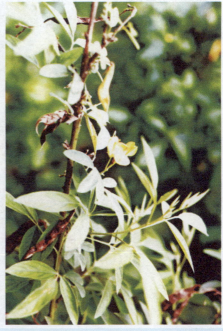

锈钉子

【来源及药用部位】豆科植物毛菻子梢 *Campylotropis hirtella* (Franch.) Schindl. 的根。

【本草论述】《滇南本草》："调经活血，止血除瘀。"

【形态特征】小灌木，高约1m。全体生锈色硬毛。三出复叶互生；叶柄被硬毛；托叶线状披针形，被毛；顶生叶片卵圆形，先端圆形或微凹，基部圆形或浅心形，两面均有伏贴硬毛，下面网脉隆起；侧生小叶与顶生叶片相似。圆锥花序腋生或顶生，花梗有关节；花萼钟状，萼齿5；花冠紫色或蓝紫色，蝶形。荚果斜卵形，有紫色网脉，被平伏毛。花期8~9月，果熟期9~11月。

生于溪边、水田、草坡或灌木丛林中。分布于四川、贵州和云南等地。

【性味功效】苦、涩，微温。活血调经，理气止痛，清热利湿。

【常用配方】**1.治月经不调、闭经**　锈钉子50g，泡酒服。**2.治妇女崩漏**　锈钉子、钻地风各15g，红糖水煎服。**3.治外伤出血**　锈钉子根皮、乌贼骨、披麻草各适量，研末撒敷患处。**4.治烫伤**　锈钉子、倒钩刺各适量，水煎搽洗。

【主要化学成分】根含表儿茶精，原矢车菊素B_1、B_2、B_5等。

【现代研究】现代临床用于治疗月经不调，闭经，痛经，胃痛，外伤出血，黄水疮和烫伤等。

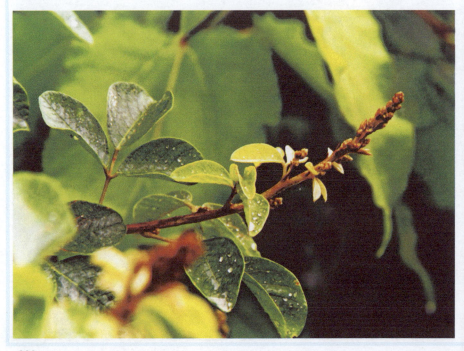

壮筋草

【来源及药用部位】豆科植物茇子梢 *Campylotropis macrocarpa* (Bunge.) Rehd. 的根和枝叶。

【本草论述】《滇南本草》："调经活血，止血除瘀。"

【形态特征】落叶灌木，高约2m。幼枝密被白色短柔毛。三出复叶互生；叶柄被短柔毛；顶生叶片长圆形，先端圆形或微凹，有短尖，基部圆形，上面无毛，下面有淡黄色柔毛，网脉明显；侧生小叶较小；托叶披针形。总状或圆锥花序腋生或顶生，花梗细长，有关节；花萼钟状，萼齿4；花冠紫色，蝶形；雄蕊10，二体。荚果斜椭圆形，有网纹。花期8~9月，果熟期9~10月。

生于山坡、沟谷、草坡或灌木林缘。分布于东北、华北、华东、西南和陕西、甘肃、湖北等地。

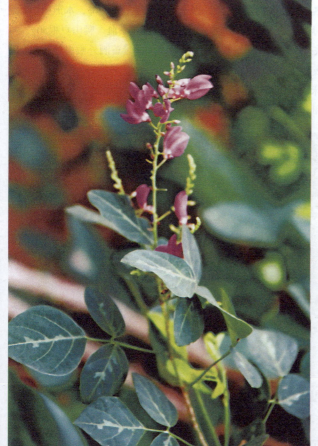

【性味功效】苦、辛、平。疏风解表，活血通络。

【常用配方】**1.治感冒头晕、发热** 壮筋草30g，白茅根12g，紫苏30g，生姜（煨熟去皮）3g，水煎，早晚服。**2.治痹症身重麻木、无汗** 壮筋草根或叶30g，加坚漆柴15g，茅草根12g，红紫苏30g，生姜（煨熟去皮）3g，水煎，早晚服。**3.治水肿** 壮筋草1把，猪瘦肉250g，炖熟，吃肉喝汤。

【现代研究】现代临床用于治疗感冒发热，中暑腹泻，水肿和肢体不遂等。

爬山豆根（大发表）

【来源及药用部位】豆科植物三棱枝莸子梢 *Campylotropis trigonoclada* (Franch.) Schindl. 的根。

【本草论述】《贵阳民间药物》："解热，止血，止痢。"

【形态特征】小灌木，高60～120cm。小枝三棱，无毛。三出复叶互生；托叶宿存，膜质；叶柄有翅；小叶片坚纸质，长椭圆形至卵状椭圆形，先端圆形或微缺，有细尖，基部近圆形，下面被白色长硬毛；侧生小叶较小，顶端小叶稍大。圆锥花序腋生或顶生，总花梗细长，有棱；苞片线状披针形；花萼宽钟状，萼齿5；花冠黄色，蝶形，龙骨瓣急尖，弯曲。荚果斜椭圆形，被毛。花期8～9月，果熟期10～11月。

生于山坡林下或草丛中。分布于四川、贵州和云南等地。

【性味功效】微、涩、辛，平。清热利湿，活血解毒。

【常用配方】**1.治风热感冒** 爬山豆根15g，坝子花10g，忍冬藤30g，水煎服。**2.湿热泄泻** 爬山豆根、火炭母、马齿苋各30g，水煎服。**3.治肠风下血** 爬山豆根30g，茜草9g，甜酒水煎服。**4.治跌打损伤** 爬山豆根30g，捣烂，加适量黄酒外敷患处。**5.治风湿痹痛** 爬山豆根、千斤拔、常春藤各30g，水煎服。

【现代研究】现代临床用于治疗感冒发热，中暑腹泻，痢疾，黄疸，便血，风湿性关节炎，水肿，跌打损伤和乳腺炎等。

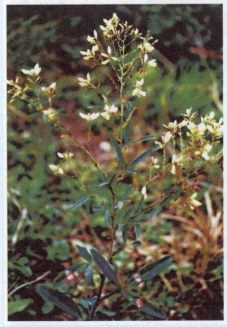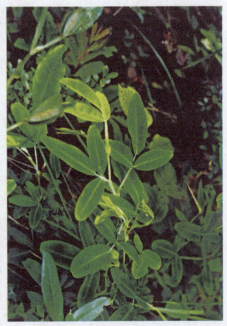

刀 豆

【来源及药用部位】豆科植物刀豆 *Canavalia gladiata* (Jacq.) DC. 的种子。

【本草论述】《本草纲目》："温中下气，利肠胃，止呃逆，益肾补元。"

【形态特征】一年生缠绕草质藤本。茎无毛。三出复叶，小叶片阔卵形或卵状长椭圆形，全缘。总状花序腋生，花疏，有短梗；花萼2唇形，上唇大，2裂，下唇3齿；花冠淡红色或淡紫色，旗瓣圆形，翼瓣较短，龙骨瓣弯曲；雄蕊10枚，子房具短柄。荚果大而扁，边缘有龙脊，先端弯曲成钩状，内含种子10~14粒。花期6~7月，果熟期8~10月。

我国长江流域以南各地多有栽培。

【性味功效】甘，温。温中下气止呃，益肾补元。

【常用配方】**1.治呃逆、呕吐** 刀豆15g，丁香、柿蒂各10g，水煎服。**2.治肾虚腰痛** ①刀豆15g，置于猪腰内烧熟，食用；②刀豆10g，桑寄生、杜仲各15g，水煎服。**3.治鼻渊** 老刀豆，文火焙干为末，酒适量冲服9g。

【主要化学成分】含尿激酶，刀豆氨酸，精氨酸酶，苏糖，亚精胺，刀豆蛋白，刀豆素，刀豆四胺，氨丙基刀豆四胺，氨丁基刀豆四胺以及刀豆球蛋白A，凝集素和刀豆毒素等。

【现代研究】药理研究显示有脂氧酶激活，促有丝分裂和促淋巴细胞转化，促进缺血后心功能不全恢复，抗炎，促进胰岛素分泌和诱导血清释放等作用。现代临床用于治疗百日咳，疝气肿痛等。

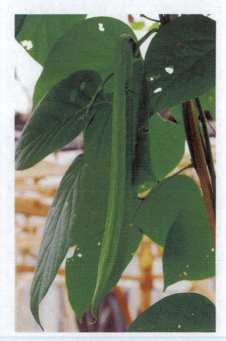
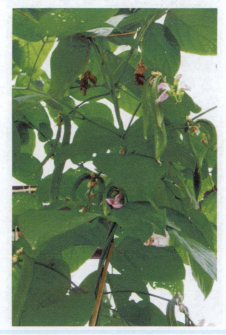

阳雀花（黄雀花）

【来源及药用部位】豆科植物锦鸡儿 *Caragana sinica* (Buchoz) Rehd. 的根、花。

【本草论述】《本草纲目拾遗》："和血祛风，亦入乳痈药用。……解毒攻邪，能透发痘疮。"

【形态特征】落叶灌木，高1~2.5m。根圆柱形。茎直立，小枝有棱。双数羽状复叶丛生、或互生；宿存叶轴顶端硬化成为针刺；小叶2对，叶片革质呈倒卵形，先端钝圆或微凹。花单生短枝丛中；花萼钟状；蝶形花冠黄色，带红晕，旗瓣倒卵形。荚果条形。

生于山坡、灌木丛边，也有栽种。

【性味功效】甘、微辛，平。益气补虚，平肝利湿。

【常用配方】**1.治头风痛**　阳雀花、南布正各50g，水煎服。**2.治肝阳上亢眩晕**　阳雀花、歪头草、鬼针草各30g，水煎服。**3.治湿热黄疸**　阳雀花、凤尾草各30g，水煎服。**4.治白带增多**　阳雀花根、白胭脂花根各30g，水煎服。**5.治高血压**　阳雀花根、青葙子各30g，青木香15g，水煎服。

【主要化学成分】根含生物碱，苷类和皂苷等。

【现代研究】药理研究显示根有降压，降低全血黏度，抑制血小板黏附和抑制鼻咽癌细胞生长等作用。现代临床用于治疗高血压病，崩漏，带下病，感冒头痛和黄疸型肝炎等。

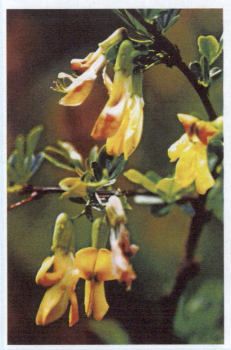
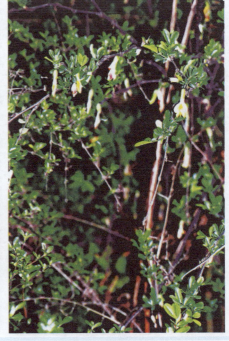

番泻叶

【来源及药用部位】豆科植物狭叶番泻 *Cassia angustifolia* Vahl或尖叶番泻 *Cassia acutifolia* Delile的叶片。

【本草论述】《饮片新参》："泄热，利肠腑，通大便。"

【形态特征】**狭叶番泻**：草本状小灌木，高约1m。偶数羽状复叶，互生；叶片卵状披针形至线状披针形。总状花序腋生或顶生；花6～14朵，花梗基部有一卵形易落的苞片；萼片5；花瓣5，黄色，倒卵形，下面两瓣较大；雄蕊10，花药稍呈四方形，4室；雌蕊弯曲如镰，子房具柄，被疏毛。荚果长方形，扁平；种子4～7颗，种皮棕绿色，有细线状种柄，具疣状皱纹。花期9～12月，果熟期翌年3月。

野生或栽培。分布于热带非洲。我国台湾、广西、云南有引种栽培。

【性味功效】甘、苦，寒。泻热行滞，通便，利水。

【常用配方】**1.治热结便秘** 番泻叶、枳实、厚朴各12g，水煎服。**2.治习惯性便秘及老年性便秘** 番泻叶3～6g，开水泡代茶饮。**3.治腹水臌胀** 番泻叶、牵牛子、大腹皮各10g，水煎服。

【主要化学成分】含番泻苷，芦荟大黄素葡萄糖苷，大黄酸葡萄糖苷，芦荟大黄素，大黄酚，大黄酸，山柰酚，植物甾醇及其苷等。

【现代研究】药理研究显示有强烈泻下，抑制多种细菌及皮肤真菌，增加血小板和纤维蛋白原，缩短凝血时间、复钙时间、凝血活酶时间与血块收缩时间等。剂量过大，有恶心、呕吐、腹痛等副作用。现代临床用于治疗急性胰腺炎，胆囊炎，胆石症等；在肛肠手术前代替清洁灌肠及促进术后肠功能恢复。

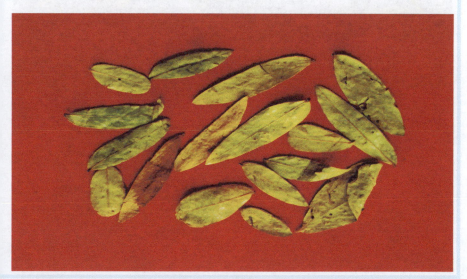

水皂角（山扁豆）

【来源及药用部位】豆科植物含羞草决明 *Cassia mimosoides* L.的全草。

【本草论述】《贵州民间方药集》："利尿，泻热，镇咳，补肾虚，清心，明目。"

【形态特征】一年生或多年生半灌木状草本，高30～45cm。茎细多分枝，被短柔毛。双数羽状复叶互生，长4～10cm，小叶25～60对，镰状条形，先端斜尖。单一或数朵花排成总状花序腋生，萼片5，披针形；花瓣5，黄色；雄蕊10，5长5短。荚果扁平微弯，先端短斜尖，基部长楔形，内有种子约20粒。

生于山坡、田野、路旁。分布于华东、华南、中南及西南各地。

【性味功效】甘，平。清肝利湿，散瘀化积。

【常用配方】**1.治眼雾不明**　水皂角、地星宿各30g，蒸鸡肝吃。**2.治水肿**　水皂角、水白菜、水车前各20g，水煎服。**3.治淋证**　水皂角、须须药、酸浆各20g，水煎服。**4.治黄疸**　水皂角、水葵花叶各30g，水煎服。**5.治小儿疳积**　水皂角研末，每次3g，蒸鸡蛋吃。

【主要化学成分】地上部分含正-三十一烷醇，茎叶含大黄酚，果实含芦荟大黄素等。

【现代研究】现代临床用于治疗毒蛇咬伤，痈肿，夜盲症，漆疮，水肿，黄疸和肺脓疡等。

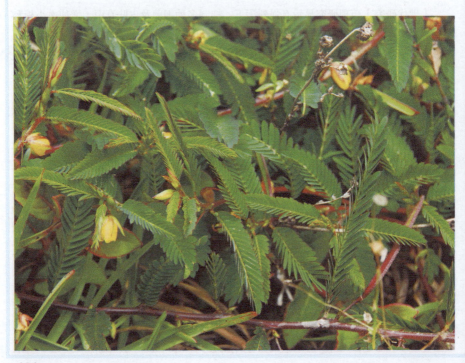

决明子

【来源及药用部位】豆科植物决明 *Cassia obtusifolia* L. 或小决明 *Cassia tora* L. 成熟种子。

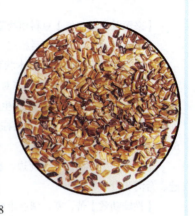

【本草论述】《本经》："主青盲，目淫肤赤白膜，眼赤痛、泪出。"

【形态特征】**决明**：一年生半灌木状草本。上部分枝多。叶互生，羽状复叶；叶柄长2～3cm；小叶3对，叶片倒卵形或倒卵状长圆形，先端圆形，稍偏斜，下面及边缘有柔毛。花成对腋生；萼片5，倒卵形；花冠黄色，花瓣5；雄蕊10；子房细长，花柱弯曲。荚果细长，近三棱形。种子多数。花期6～8月，果熟期8～10月。

生于丘陵、路旁、荒山、山坡疏林下。我国南北各地均有栽种或野生。

【性味功效】苦、甘，微寒。清肝明目，利水通便。

【常用配方】**1.治肝阳上亢头痛、头晕** 决明子10g，歪头草20g，水煎服。**2.治咽喉肿痛** 决明子、八爪金龙各10g，水煎慢咽。**3.治小便淋漓不畅** 决明子20g，小通草10g，水煎服。**4.治便秘腹胀** 决明子、莱菔子各20g，水煎服。

【主要化学成分】含大黄酚、大黄素、大黄素甲醚、美决明素、黄决明素、决明素、橙黄决明素、决明子苷、决明子蒽酮以及决明子内酯等。

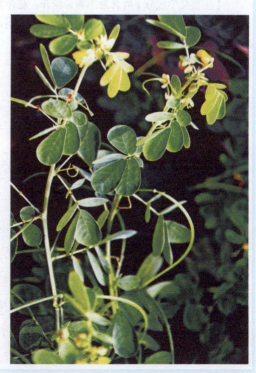

【现代研究】药理研究显示有抑制葡萄球菌、白喉杆菌、伤寒杆菌、副伤寒杆菌、大肠杆菌、石膏样毛癣菌、红色毛癣菌，降压，利尿，降血脂，抑制动脉粥样硬化，抗血小板聚集，保肝和缓泻等作用。现代临床用于治疗高血压病，高血脂，急性结膜炎，真菌性阴道炎和夜盲症等。

望江南

【来源及药用部位】豆科植物望江南 *Cassia occidentalis* L. 的茎叶、种子。

【本草论述】《本草纲目拾遗》："治肿毒。"

【形态特征】灌木或半灌木状草本，高1~2m。茎直立，圆柱形。双数羽状复叶互生；托叶卵状披针形；小叶3~5对；叶片卵形或卵状披针形，先端尖或渐尖，基部近于圆形，全缘。伞房状总花序腋生或顶生；花萼5；花瓣5，黄色；雄蕊10；子房线形而扁，柱头截形。荚果扁平，淡棕色。种子卵圆扁平，淡褐色。花期4~8月，果熟期6~10月。

生于砂质土壤的山坡或河边，现多栽种。分布河北、山东、江苏、安徽、浙江、福建、台湾和贵州等地。

【性味功效】苦，寒。清肝肃肺，和胃通便，消肿解毒。

【常用配方】**1.治热毒痈疡肿毒** 望江南叶适量、晒干研末，与醋调敷患处，留头即消；或用酒吞下6~9g。**2.治头痛** 望江南子、歪头草、水杨梅各15g，水煎服。**3.治风热头目眩晕** 望江南子、鬼针草各20g，水煎服。**4.治胃脘疼痛** 望江南子、隔山消各10g，水煎服。

【主要化学成分】叶含蒽酮葡萄糖苷，花含大黄素、大黄素甲醚，嫩根含大黄酚。

【现代研究】现代临床用于治疗高血压病引起的头痛眩晕，便秘，顽固性头痛，皮肤痈疖和蛇咬伤等。

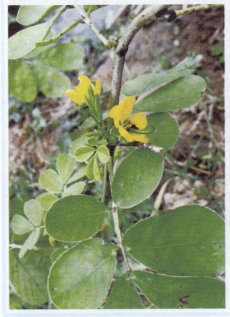
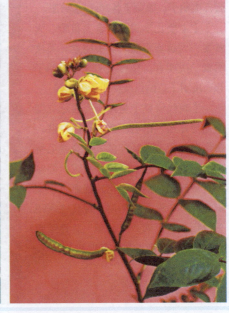

紫荆皮（紫荆花）

【来源及药用部位】豆科植物紫荆 *Cercis chinensis* Bunge的树皮或花。

【本草论述】《日华子本草》："（皮）通小肠。"

【形态特征】落叶乔木或大灌木，栽培的常呈灌木状，高可达15m。树皮幼时暗灰色而有光滑，老时粗糙而作片裂。幼枝有细毛。单叶互生；叶片近圆形，先端急尖或骤尖，基部深心形，上面无毛，下面叶脉有细毛，全缘。花先叶开放，4～10朵簇生于老枝上；小苞片2，阔卵形；花梗细；花萼钟状，5齿裂；花玫瑰红色，花冠蝶形，大小不等；雄蕊10，分离，花丝细长；雌蕊1，子房无毛，具柄，花柱上部弯曲，柱头短小，呈压扁状。荚果狭长方形，扁平，沿腹缝线有狭翅，暗褐色。花期4～5月，果熟期5～7月。

生于山坡、溪边、灌丛中，有栽培。分布于华北、华东、中南、西南及陕西、甘肃等地。

【性味功效】苦，平。活血通经，消肿解毒。

【常用配方】**1.治风湿痹筋骨疼痛**　紫荆皮60g，当归、秦艽、木瓜、羌活、牛膝各10～15g，浸酒1 000ml，每日服30～60ml。**2.治产后小便淋漓涩痛**　紫荆皮15g，水煎服，每日1剂。**3.治痔疮肿痛**　紫荆皮15g，水煎服。**4.治鼻中疳疮**　紫荆花干品，适量研为末，水调敷贴局部。

【主要化学成分】树皮含鞣质等。花含阿福豆苷，山柰酚，松醇和花色苷等。

【现代研究】药理研究显示有抑制葡萄球菌、病毒生长，延缓细胞病变，抗炎，镇痛等作用。现代临床用于治疗急性风湿热关节肿痛，产后小便不畅，痔疮肿痛和皮肤化脓性感染肿痛等。

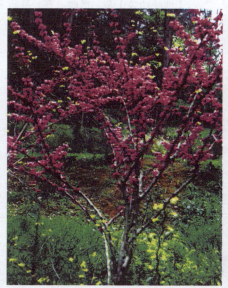
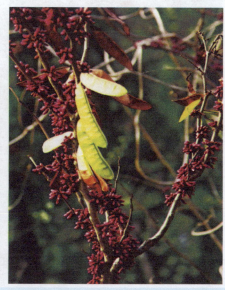

响铃草

【来源及药用部位】豆科植物假地蓝 *Crotalaria ferruginea* Grah.的全草。

【本草论述】《滇南本草》："敛肺气，止咳，消痰，定喘。"

【形态特征】多年生草本，根长60cm以上。茎直立或斜上，有分枝，被白色长毛。单叶互生，叶片矩形、长卵圆形或长椭圆形，先端钝或微有小凸尖，基部狭楔形，全缘，两面均被毛。总状花序顶生或腋生，花2～6朵；萼片披针形；蝶形花冠黄色；旗瓣有爪，翼瓣倒卵状长圆形。荚果矩形，种子多数。花期5～7月，果熟期8～10月。

生于山野草坡。分布于江南地区。

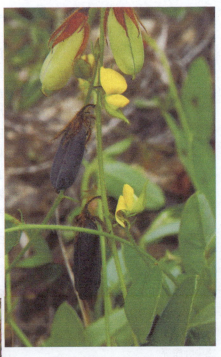

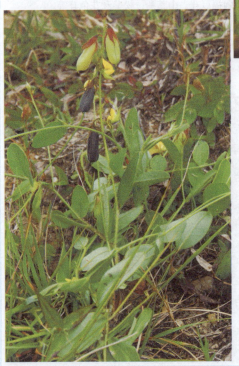

【性味功效】苦、微酸，寒。补肺肾，利小便。

【常用配方】**1.治虚咳** 响铃草、百尾笋各30g，炖肉吃。**2.治肾虚耳鸣** 响铃草50g，炖猪耳朵吃。**3.治膀胱炎** 响铃草30g，洋葱1个，水煎服。**4.治疝气** 响铃草、小茴根各30g，水煎服。**5.治病后耳聋** 响铃草20g，石菖蒲10g，水煎服。

【主要化学成分】全草含野百合碱。

【现代研究】现代临床用于治疗耳鸣，疝气，病后耳聋，夜梦遗精，久咳和痰中带血等。

化金丹

【来源及药用部位】豆科植物四棱猪屎豆 *Crotalaria tetragona* Roxb.的带根全草。

【本草论述】《贵州草药》："化滞，止痛。"

【形态特征】灌木状多年生直立草本，高80～100cm。茎枝四棱形，被光亮短毛。单叶互生，叶柄短；托叶线性，密被毛；叶片薄膜质，线状披针形或长圆状线形，先端渐尖，具细长短尖头，基部圆形或钝，两面被毛，网脉清晰。总状花序顶生或腋生，花6～10朵；花梗被毛；苞片披针形；花萼二唇形，萼片披针形；蝶形花冠黄色；旗瓣圆形；雄蕊10；子房花柱弯曲。荚果长圆形，被棕黄色短毛。种子扁平。花期9～10月，果熟期12月至翌年2月。

生于荒山草坡向阳处。分布于广西、贵州和云南等地。

【性味功效】苦、辛，凉。清热解毒，利湿通淋，行气止痛。

【常用配方】**1.治热淋小便涩痛** 化金丹根9g，米酒为引，煎服。**2.治腹痛** 化金丹30g，水煎服。

【现代研究】现代临床用于治疗尿路感染，膀胱结石，肝炎，腹痛和腹中包块等。

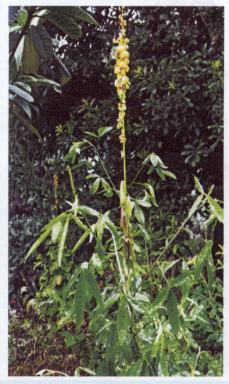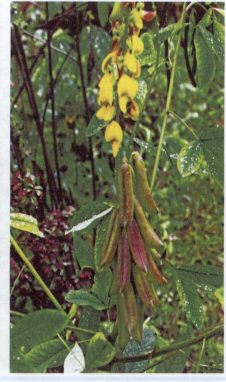

黄 檀

【来源及药用部位】豆科植物黄檀 *Dalbergia hupeana* Hance的根或根皮、叶。

【本草论述】《本草拾遗》："主疮疥，杀虫。"

【形态特征】乔木，高10~17m。树皮灰色。奇数羽状复叶，互生，叶轴及小叶柄有疏柔毛；托叶早落；小叶片9~11，长圆形或宽椭圆形，先端钝，微缺，基部圆形。

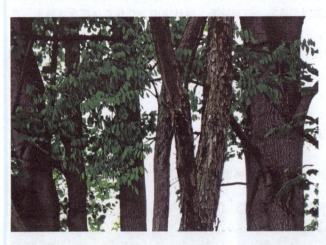

圆锥花序顶生或生在上部叶腋间；花梗有锈色疏毛；花萼钟状，萼齿5；花冠淡紫色或白色；雄蕊10。荚果长圆形，扁平。花期7月，果熟期8~9月。

生于多石的山坡灌丛中。分布于华东、西南及湖北、湖南、广东、广西等地。

【性味功效】辛、苦，平；有小毒。清热解毒，止血消肿。

【常用配方】**1.治疮疥** 黄檀根皮，研末，调敷患处。**2.治湿热痢疾** 黄檀根30~90g，水煎服。**3.治疗疮肿毒、跌打肿痛** 黄檀鲜叶适量，捣烂外敷患处。

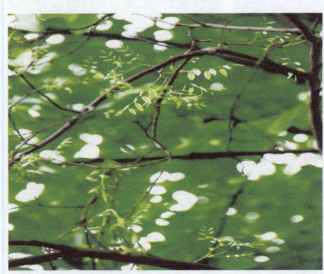

【主要化学成分】树皮含右旋来欧卡品，左旋来欧辛，芹菜素，异鼠李素和槐花苷等。

【现代研究】现代临床用于治疗疮疖疔等皮肤感染，毒蛇咬伤肿痛，细菌性痢疾和跌打损伤等。

降香（降真香）

【来源及药用部位】豆科植物降香檀 *Dalbergia odorifera* T. Chen 的根部心材。

【本草论述】《本草纲目》："疗折伤金疮，止血定痛，消肿生肌。"

【形态特征】乔木，高10～15m。幼嫩枝叶、花序及子房略被短柔毛，其余无毛。小枝有苍白色的密集皮孔。单数羽状复叶，小叶9～13片；小叶近革质，卵形或椭圆形，先端急尖，钝头，基部圆形或阔楔形；叶柄长。圆锥花序腋生，花小多数，花冠淡黄色或乳白色；雄蕊9；子房狭椭圆形。荚果舌状长椭圆形。花期4～6月。

分布于广东、海南。

【性味功效】辛，温。化瘀止血，理气止痛。

【常用配方】**1.治内伤瘀血致吐血、咯血** 降香3g，丹皮、郁金、蒲黄各10g，水煎服。**2.治刀伤出血不止** 降香适量，研末外敷伤处。**3.治胸胁心腹疼痛及跌打损伤疼痛** 单用降香3～5g，研末，酒水吞服；或降香、五灵脂各3g，川芎、郁金各10g，水煎服。

【主要化学成分】含橙花叔醇，甜没药烯，金合欢烯，白檀油醇，异黄酮，芒柄花素，降香素，木犀草素，甘草素和异甘草素等。

【现代研究】药理研究显示有抗血栓，抑制前列腺素合成和抗凝血等作用。现代临床用于治疗急性闭塞性脑血管病，冠心病心绞痛和呕吐等。

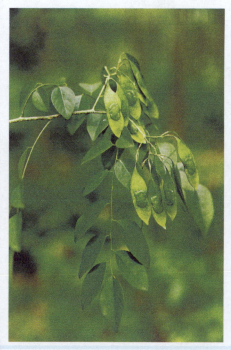
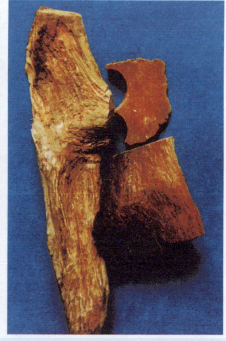

凤凰木

【来源及药用部位】豆科植物凤凰木 *Delonix regia* (Bojea)Rafin.的树皮。

【本草论述】《台湾药用植物志》："树皮解热。"

【形态特征】落叶乔木，高达20m或以上。2回羽状复叶互生，羽片30～40，每羽片有小叶40～80枚，小叶片椭圆形，两端圆，上面绿色，下面淡绿色，两面疏生短柔毛。总状花序顶生或腋生；花萼基部合生成短筒，萼齿5，长椭圆形；花瓣5，红色，有白色或黄色花斑纹，近圆形，有长爪；雄蕊10，分离，红色；子房近无柄，胚珠多数。荚果条形，下垂，木质。种子多数。花期5月，果熟期10月。

原产非洲。我国华南、西南等地有栽培。

【性味功效】甘、淡，寒。平肝潜阳。

【常用配方】**治肝热上扰眩晕、心烦**　凤凰木树皮6～15g，水煎服。

【主要化学成分】木部含槲皮素，羽扇豆醇，β–谷甾醇，脯氨酸、赖氨酸等氨基酸和葡萄糖、鼠李糖、半乳糖等。

【现代研究】现代临床用于治疗高血压病等。

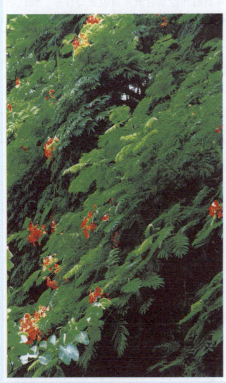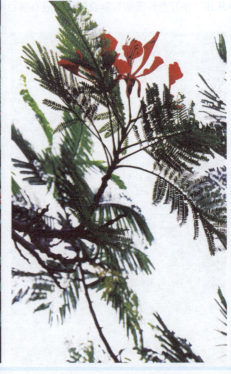

小槐花（清酒缸、路边青）

【来源及药用部位】豆科植物小槐花 *Desmodium caudatum* (Thunb.) DC.的根。

【本草论述】《岭南采药录》："清热散瘀，利水去湿。"

【形态特征】灌木，高1~4m。通体无毛，茎直立，分枝多。三出复叶互生，叶柄扁，小叶片长椭圆形或披针形，长4~9cm，宽1.5~4cm，先端尖，基部楔形，全缘。穗式总状花序顶生或腋生，苞片条状披针形，花萼近二唇形，蝶形花冠绿白色，旗瓣矩圆形，翼瓣窄小，龙骨瓣近矩形；二体雄蕊。荚果条形，稍弯，可黏附人或动物。种子椭圆形。

生于草地、山坡及林缘。分布长江流域以南各地。

【性味功效】苦，凉。清热利湿，散瘀消积，消肿止痛。

【常用配方】**1.治毒蛇咬伤** 小槐花根15~30g，红管药根9~15g，水煎服或鲜品捣烂绞汁服，每日2剂。**2.治小儿疳积** 小槐花根30g，与猪瘦肉同炖，喝汤吃肉。**3.治寸白虫** 小槐花鲜根12g，水煎服，或早晚空腹服15~20ml。**4.治伤口溃烂** 小槐花根皮1把，水煎洗；再取叶焙干为末，撒患处。**5.治红白痢腹痛** 小槐花根30g，水煎服。

【主要化学成分】全草含生物碱。叶含当药素，刀豆氨酸，酚类和糖类等。

【现代研究】现代临床用于治疗虫蛇咬伤，小儿消化不良，绦虫病，外伤溃久难愈和细菌性痢疾等。

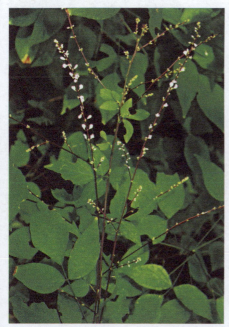
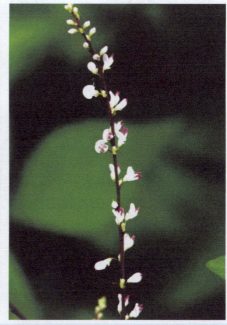

独摇草

【来源及药用部位】豆科植物舞草 *Desmodium gyrans* (L.) DC.的枝叶。

【形态特征】小灌木，高1m。茎有纵沟，无毛。单叶或三出复叶，顶生小叶较大，长圆形至披针形，具短尖，下面有平贴短柔毛，侧生小叶很小，长圆形或条形。叶有自发性运动，故名"舞草"。圆锥花序顶生；花紫红色，雄蕊10，二体。荚果镰形，疏生柔毛。花期7~9月，果熟期8~10月。

生于山地灌木丛中，分布于西南，华南及台湾地区。

【性味功效】淡、微涩，辛。活血祛风，镇静安神。

【常用配方】**1.治风湿痹痛**　舞草15~30g，水煎服。**2.治小儿疳积**　舞草炒炭，研末，每次吞服1~5g。**3.治失眠，多梦**　舞草，山枝茶各15g，水煎服。**4.治跌打损伤**　舞草适量，捣烂加酒炒热外敷。

【现代研究】现代临床用于治疗风湿性关节炎，小儿消化不良，跌打损伤和失眠等。

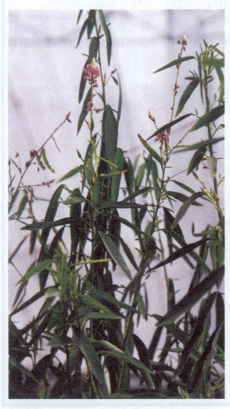
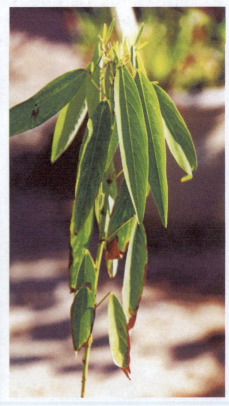

碎米柴

【来源及药用部位】豆科植物小叶三点金 *Desmodium microphyllum* (Thunb.) DC.的全草。

【本草论述】《本草纲目》："主痈疽发背。"

【形态特征】多年生草本，平卧。根粗，木质，分枝多。3出复叶，小叶椭圆形或长圆形，先端圆形，具短尖，基部圆形或心形，上面无毛，下面疏被紧贴的短柔毛。总状花序顶生，或腋生，疏生6～18花；花小，粉红色；萼长4mm；花冠蝶形，旗瓣圆形，先端微凹，翼瓣贴生于龙骨瓣；雄蕊10，2体；雌蕊1，花柱内弯。荚果，被短毛。花期5～9月。

生于草丛中或灌木林中。分布于安徽、福建、广东、广西、湖南、江苏、四川和台湾等地。

【性味功效】甘，平。清热，利湿，解毒。

【常用配方】**1.治痔疮** 碎米柴60g，煎水熏洗。**2.治漆疮** 碎米柴60g，煎水，待温洗患处。**3.治小儿疳积** 碎米柴30g，雪见草10g，鸡肝一具，水炖，服汤食肝。**4.治蛇咬伤** 鲜碎米柴适量，捣烂外敷；同时用鲜品30g，水煎服。

【主要化学成分】含生物碱，三萜皂苷，香豆精，糖类，蛋白质，油脂，挥发油，酸性树脂，鞣质和酚类等。

【现代研究】现代临床用于治疗慢性气管炎，小儿消化不良，过敏性皮炎和虫蛇咬伤等。

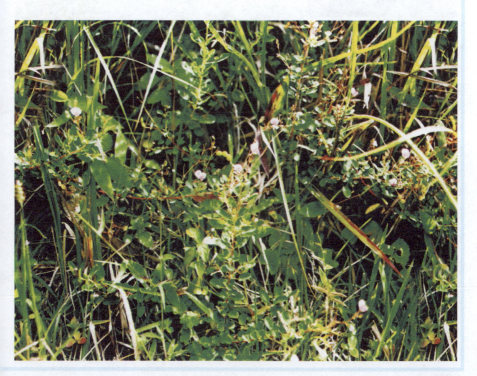

饿蚂蝗

【来源及药用部位】豆科植物饿蚂蝗 *Desmodium multiflorum* DC.的全株或根。

【本草论述】《贵州草药》："补虚弱，活血，镇痛。"

【形态特征】小灌木，高0.5～2m。枝疏生长柔毛。三出复叶，叶柄具淡黄色柔

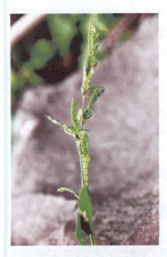

毛；托叶披针形；顶生小叶宽椭圆形，先端钝，具硬尖，基部楔形，上面无毛，下面脉上有金黄色长毛；侧生小叶较小。总状花序腋生或顶生，花多数密生；苞片卵状披针形，脱落；花萼钟状，萼齿披针形；花冠粉红色，蝶形，旗瓣圆形，翼瓣与旗瓣等长，龙骨瓣较短；子房线性。荚果密生黑色绢毛，有4～7荚节。花期7～9月，果熟期9～11月。

生于山坡草地或灌木林缘。分布于华东、华南、西南和台湾等地。

【性味功效】甘、苦，凉。活血止痛，解毒消肿。

【常用配方】1.治腹痛 饿蚂蝗根15g，水煎服。2.治胃痛、疳积 饿蚂蝗根9～30g，水煎服。3.治腰扭伤痛 饿蚂蝗根（去心）、大青根各15g，路边荆12g，朱砂莲9g，水煎对酒服。4.治蛇咬伤 鲜饿蚂蝗全草适量，捣烂外敷；同时用鲜品30g，水煎服。

【现代研究】现代临床用于治疗胃脘腹痛，小儿消化不良，中暑，尿道炎，腮腺炎，淋巴腺炎和虫蛇咬伤等。

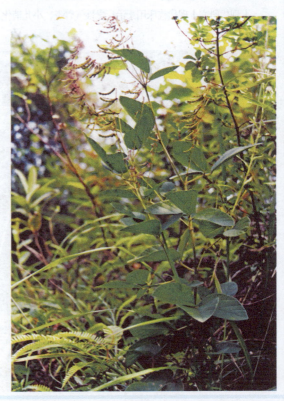

粘人花

【来源及药用部位】豆科植物波叶山蚂蝗 *Desmodium sequxa* Wall.的全草。

【本草论述】《四川中药志》："治风热火眼，妇人产后胞衣不下及月瘕痨。"

【形态特征】灌木，高达2m。枝具淡黄色短柔毛。三出复叶，叶柄有毛；托叶长椭圆形；顶生小叶卵状菱形，先端急尖，基部宽楔形，边缘波状，两面有白色柔毛；侧生小叶较小。总状花序腋生，花梗有柔毛；花萼阔钟状，萼齿三角形，有短柔毛；花冠紫色，蝶形，旗瓣无爪，与翼瓣、龙骨瓣近等长；雄蕊10，二体；子房线形，有短柔毛。荚果串珠状，密生褐色短柔毛，有5～10荚节。花期7～9月，果熟期9～10月。

生于山坡草地或灌木林缘。分布于西南和台湾、河南、湖北、湖南、广西等地。

【性味功效】苦、涩，平。清热泻火，活血祛瘀，敛疮。

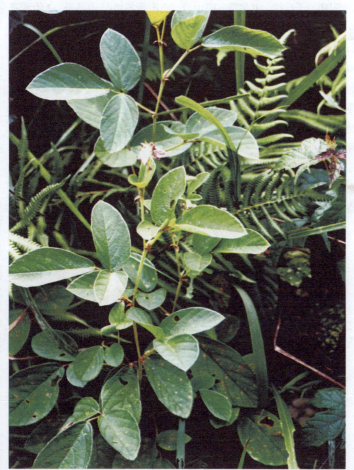

【常用配方】
1.治目赤肿痛 粘人花全草适量，水煎洗眼；另用15g，水煎服。

2.治月瘕痨 粘人花9～30g，加红糖适量，炖鸡吃。

3.治烧烫伤 粘人花全草适量，研末，撒布患处。

【现代研究】现代临床用于治疗结膜炎，闭经和烧烫伤等。

千斤拔

【来源及药用部位】豆科植物假木豆 *Desmodium triangular* (Retz.) Merr.的根。

【本草论述】《岭南采药录》："祛风去湿。治手足痹痛，腰部风湿作痛，理跌打伤，能舒筋活络。"

【形态特征】灌木，高1～2m。根粗，锥形，不易拔出。茎枝有棱，密被短柔毛。三出复叶互生；小叶倒卵状矩圆形或矩圆形，先端急尖，基部楔形或圆形，上面无毛，下面密生短柔毛。短总状花序腋生，花密集约20朵；花萼钟状、5裂；蝶形花冠白色或淡黄色，子房线形。荚果长2～2.5cm，背腹缝线呈波状，密被绢质柔毛。

生于荒地或山坡林缘。分布于我国南方各地。

【性味功效】甘、涩，平。舒筋活络，强腰壮骨。

【常用配方】**1.治阳痿**　千斤拔、九牛造、隔山消、石南藤各30g，泡酒服。**2.治腰肌劳损**　千斤拔、五香血藤、清风藤各20g，水煎服。**3.治偏瘫痿痹**　千斤拔、金钩莲、胡豆莲各20g，水煎服。**4.治气虚脚肿**　千斤拔、臭牡丹根各30g，水煎服。**5.治久咳**　千斤拔、山蚂蝗根各30g，水煎服。

【主要化学成分】根含香豆精，酚类，氨基酸等。

【现代研究】药理研究显示对神经损伤有修复作用，还能保护脑组织。现代临床用于治疗急性咽喉炎，胃肠炎腹痛腹泻，跌打损伤疼痛，外伤出血和久咳咯血等。

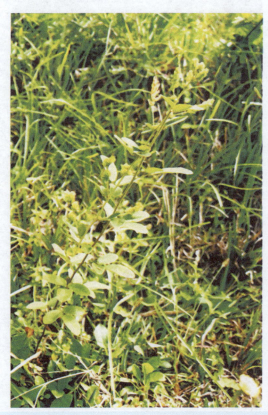

三点金草

【来源及药用部位】豆科植物葫芦茶 *Desmodium triquetrum* (L.) DC.的全草。

【本草论述】《生草药性备要》："消积杀虫，治小儿五疳。"

【形态特征】亚灌木草本或半灌木，高达1m。根发达，质硬而韧。茎直立，有棱，棱上有粗毛。单叶互生，叶片卵状矩圆形，长6～15cm，宽1.2～3.5cm，下有宽翅的柄，翅柄基部有大托叶2枚，翅顶有刺状小托叶2枚。总状花序腋生或顶生，长达35cm；花萼钟状；蝶形花冠浅紫红色，旗瓣扁圆形。荚果扁平或矩圆形，具5～8荚节，每节有种子1粒。

生于荒地或山坡林缘。分布贵州，江西、福建、台湾、广东、广西、云南等地。

【性味功效】苦、涩，凉。清热利湿，杀虫消积。

【常用配方】**1.治水肿** 三点金草、冬瓜皮各30g，白茅根30～60g，麻黄6g，枇杷叶15g，杏仁12g，水煎分2次服。**2.治小儿疳积** 三点金草5份，独脚金5份，苦楝子1份，香附2份，水煎浓缩，每日15～30ml，分3次服。6日为1个疗程。**3.治妊娠呕吐** 三点金草30g，水煎分2次服。

【主要化学成分】含生物碱和黄酮苷等。

【现代研究】现代临床用于治疗急性肾炎水肿，小儿消化不良，钩虫病和滴虫性阴道炎等。

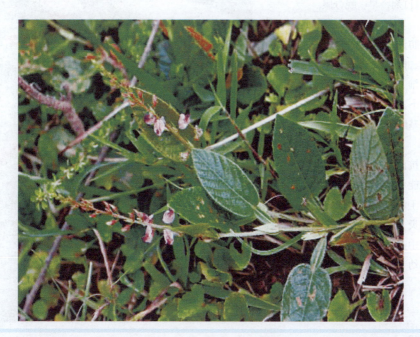

白扁豆（扁豆）

【来源及药用部位】豆科植物扁豆 *Dolichos lablab* L.的成熟种子。

【本草论述】《名医别录》："主和中，下气。"

【形态特征】一年生缠绕草质藤本，长达6m。三出复叶，小叶片阔卵形，长5～9cm，宽6～10cm，先端尖，基部广楔形或截形，全缘，两面被疏毛；侧生小叶较大，斜卵形；托叶细小，披针形。总状花序腋生，2～4朵聚生于花序轴的节上；花萼钟状，萼齿5；花冠蝶形，白色或淡紫色，旗瓣卵状椭圆形，翼瓣斜椭圆形，龙骨瓣舟状；雄蕊10，2束；子房线形，被柔毛，柱头头状。荚果长椭圆形，扁平，微弯。种子2～5粒，白色、黑色或红褐色。花期7～8月，果熟期9月。

均为栽培。分布于我国多数地区。

【性味功效】甘，微温。健脾化湿，和中消暑。

【常用配方】**1.治脾虚食少便溏、泄泻** 白扁豆（炒）15～20g，人参、白术、茯苓各6～10g，水煎服。**2.治热毒疔肿** 鲜扁豆适量捣烂，加蜂蜜调敷患处。**3.治暑湿吐泻** 白扁豆（炒）30～60g，水煎服；白扁豆12g，香薷、厚朴各10g，水煎，每日1剂，早、晚分服。

【主要化学成分】扁豆种子脂肪油中含棕榈酸、亚油酸、油酸、硬脂酸等，还含蛋白质，粗纤维，淀粉，血细胞凝集素，胡萝卜素，维生素类，氰苷和多种氨基酸等。

【现代研究】药理研究显示有抗菌，抗病毒，提高细胞免疫功能和抗肿瘤等作用。现代临床用于治疗慢性非特异性溃疡性结肠炎，慢性肾炎，外感暑热，食物中毒所致的呕吐，慢性胃炎，婴幼儿腹泻及霉菌性肠炎等。

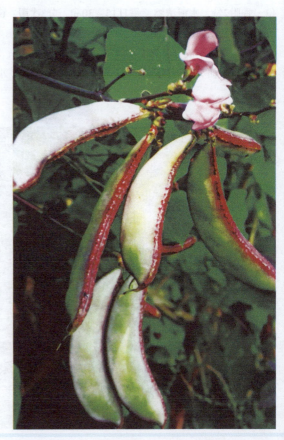

榼藤子

【来源及药用部位】豆科植物榼藤子 *Entada phaseoloides* (L.) Merr.的种子。

【本草论述】《开宝本草》："主蛊毒，五痔，喉痹及小儿脱肛，血痢。"

【形态特征】常绿木质大藤本。茎扭旋，枝无毛。2回羽状复叶，小叶2～4对，革质，长椭圆形，先端钝，微凹，基部略偏斜，无毛。穗状花序单生或排列成圆锥状，花序轴密生黄色茸毛；花淡黄色，有香气；花萼阔钟状，萼齿5；花瓣5，基部稍联合；雄蕊10；子房有短柄，花柱丝状。荚果木质，弯曲，扁平，每节内有1颗种子。种子近圆形，暗褐色，具网纹。花期3～4月，果熟期8月下旬。

生于海拔600～1 600m的山坡灌木丛中。分布于福建、台湾、广东、海南、广西、贵州和云南等地。

【性味功效】涩、甘、平。清热解毒，凉血止血。

【常用配方】**1.治大肠风毒，泻血不止** 榼藤子3枚，以七八层湿纸裹煨，良久胀起，取去壳用肉，细切，碾罗为散，食前以黄芪汤调下3g。**2.治五痔** 榼藤子适量，烧灰存性，米饮调服。**3.治喉痹肿痛** 榼藤子适量，烧灰研末，温酒调服3g。

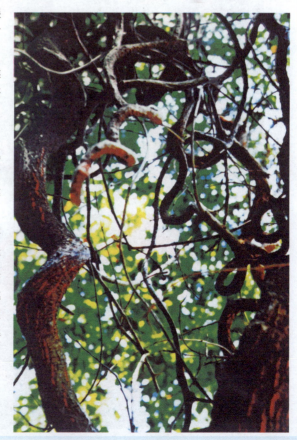

【主要化学成分】含甾醇，黄酮类，酚性成分，氨基酸，有机酸。种子中分离出的皂苷元，酸解产生榼藤子酸，阿拉伯糖和木糖等。

【现代研究】药理研究显示有使血压剧降，肠容积增加，肾容积略增加，杀死阿米巴原虫等作用。现代临床用于治疗急性胃肠炎腹泻、便血，黄疸型肝炎，痔疮和急性喉炎肿痛等。

象牙红(龙牙花)

【来源及药用部位】豆科植物龙牙花 *Erythrina corallodendron* L.的树皮。

【形态特征】灌木或小乔木，高达4m。树干有疏而粗的倒钩刺。叶柄和小叶柄无毛，有刺。三出复叶，叶片菱状卵形，先端渐尖而钝，基部宽楔形，下面中脉上有刺。总状花序腋生；花萼钟状，无毛；花冠红色，旗瓣椭圆形，较翼瓣、龙骨瓣长许多，均无爪；雄蕊10，二体；子房有长柄，被白色短柔毛，花柱无毛。荚果长约10cm，有种子数颗。种子深红色，有黑斑。花期6月。

原产美洲。我国南北各地多有栽培。

【性味功效】辛，温。疏肝行气，止痛。

【常用配方】**治乳房胀痛、痛经**　象牙红12g，香附子、当归各9g，水煎服。

【现代研究】现代临床用于治疗胸胁痛，乳房痛和痛经等。

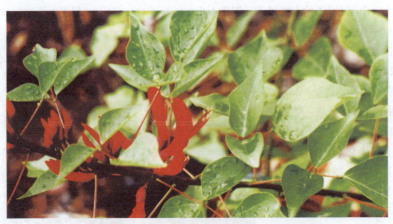

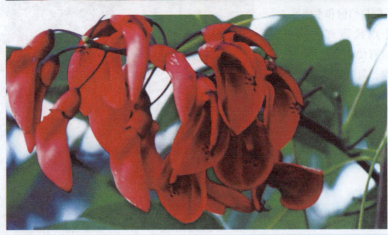

海桐皮（刺桐）

【来源及药用部位】豆科植物刺桐 *Erythrina variegata* L. 或乔木刺桐 *E. arborescens* Roxb. 的树皮、根皮。

【本草论述】《日华子本草》："治血脉麻痹疼痛及目赤，煎洗。"

【形态特征】**刺桐：** 大乔木，高达20m。树皮灰棕色，枝淡黄色至土黄色，被灰色茸毛，具黑色圆柱状刺，2～3年后脱落。叶互生或簇生于枝顶；托叶2，线形；三出复叶，小叶阔卵形，顶端小叶宽大于长，先端渐尖，基部近截形或阔菱形。总状花序被茸毛；花萼佛焰苞状；花瓣蝶形，大红色；雄蕊10，二体；花柱1，淡绿色，密被紫色软毛。荚果串珠状，微弯曲。种子1～8颗，球形，暗红色。花期3月。

野生或栽培为行道树。分布于浙江、福建、台湾、湖北、湖南、广东、海南、广西、四川、贵州和云南等地。

【性味功效】苦、辛，平。祛风除湿，舒筋通络，杀虫止痒。

【常用配方】**1.治中恶霍乱** 海桐皮20～30g，水煎取汁饮服。**2.治牙痛** 海桐皮适量，水煎含漱。**3.治乳痈初起肿痛** 海桐皮15g，红糖30g，水煎服。**4.治风湿热痹** 海桐皮、萆薢、薏苡仁、黄柏各12g，生石膏20g，水煎服。

【主要化学成分】树皮含刺桐文碱，水苏碱，刺桐特碱，刺桐定碱，刺桐灵碱，刺桐平碱等多种生物碱和氨基酸，有机酸等。种子含油和植物血凝素等。

【现代研究】药理研究显示有镇痛，镇静，阻断神经节，抗菌和拮抗乙酰胆碱致肠管收缩等作用。现代临床用于治疗风湿性关节炎，关节拘挛、麻木，跌打损伤，疥癣和湿疹等。

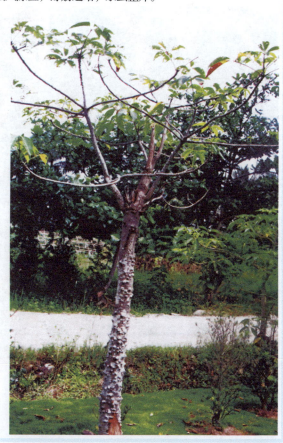

猪牙皂（小皂、眉皂）

【来源及药用部位】豆科植物皂荚 *Gleditsia sinensis* Lem.的不育果实。

【本草论述】《得配本草》："开窍通关，达三焦之气"，"宣膀胱之滞，搜风逐痰，辟邪化骨"。

【形态特征】见"皂角"该项下。

【性味功效】辛、咸，温；有毒。开窍通闭，杀虫散结。

【常用配方】**1.配制通关散**　猎牙皂500g，鹅不食草250g，细辛250g，共研末瓶装。用于突然气闭昏厥，牙关紧闭，不省人事，每用少许，吹鼻取嚏。**2.治手足腰腿疼痛**　猪牙皂研末，米醋熬膏外贴。**3.治伤风头痛**　猪牙皂、白芷、白附子各等量研末，每吞1~2g。**4.治白癜风**　猪牙皂40g，草乌5g，硫黄、白芷各10g，共研末，生姜切片，醮药末搽患处。

【现代研究】药理研究显示在体外有杀死丝虫幼虫和溶血作用。现代临床用于急性乳腺炎的治疗。

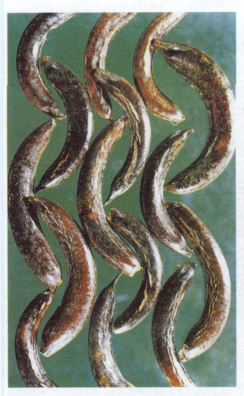
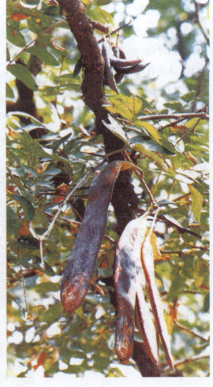

皂 角

【来源及药用部位】豆科植物皂荚 *Gleditsia sinensis* Lam. 的果实。

【本草论述】《本经》："治风痹，死肌，邪气，风头泪出，利九窍，杀精物。"

【形态特征】落叶乔木，高达15m。分枝圆柱形，有圆锥形棘刺，粗壮坚挺，上有互生分枝。双数羽状复叶簇生，小叶3～8对，先端钝，顶有细尖，基部宽楔形或近圆形，边缘有细锯齿，两面均被毛。总状花序腋生，杂性花约20朵；花萼钟状，先端4裂；花瓣4，椭圆形；雄蕊6～8。荚果直而扁平，长7.5～30cm，深棕色，边缘光滑，被白色粉霜。种子多数。花期5月，果熟期10月。

生于村边、林边、路旁。分布于我国南北各地。

【性味功效】辛、咸，温；有小毒。祛顽痰，通窍开闭，祛风杀虫。

【常用配方】**1.治大便不通** 皂角果实研末，加蜂蜜拌成小块，塞入肛中。**2.治泄泻** 皂荚果煨炭，研末。每次1.5～3g，米汤吞服。**3.治卒中风口眼㖞斜** 大皂荚果（去皮、子，研末）30g，以醋调和备用。左瘫涂右，右瘫涂左，干再涂之。**4. 治便毒痈疽** 皂角（尺长）1条，加醋煮烂，研成膏，外敷肚腹。

【主要化学成分】含三萜皂苷，鞣质，皂荚苷和皂角皂苷等。

【现代研究】药理研究显示皂苷可刺激胃黏膜，引起呼吸道黏膜分泌量增加产生祛痰作用；有抑制堇色毛癣菌、星形奴卡菌等真菌作用。体外有杀死丝虫幼虫和溶血作用。现代临床用于治疗急、慢性支气管炎痰多咳喘、胸满气急，面神经炎，癫痫，产后大肠坚硬不通和痈疽肿毒等。

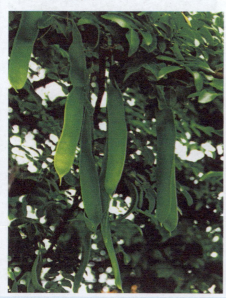
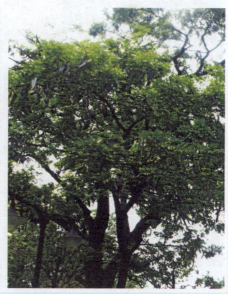

天丁（皂角刺）

【来源及药用部位】豆科植物皂荚 *Gleditsia sinensis* Lam. 的棘刺。

【本草论述】《本草纲目》："治痈肿，妒乳，风疠恶疮，胞衣不下，杀虫。"

【形态特征】见"皂角"项下。

【性味功效】辛、咸，温。活血消痈，祛风杀虫。

【常用配方】**1.治痈肿疮毒，妇人乳痈，瘰疬结核** 天丁10g，穿山甲、银花、生甘草各6g，水煎服。**2.治风热咽喉疼痛** 天丁9g，水煎，早晚各服1次，连服数日至病愈。**3.治痢疾、肛周痒痛** 天丁（阴干烧灰）60g，椿皮、防风、赤芍、枳壳各30g，醋500ml，熬成膏，食前服用小豆大20丸。**4.治乳痈肿痛** 天丁6g，蒲公英、海桐皮、夏枯草各15g，野菊花9g，水煎服。

【主要化学成分】含黄酮苷，酚类和氨基酸等。

【现代研究】现代临床用于治疗皮肤痈疽、疥癣，急性乳腺炎，泌尿道感染小便淋痛和急性咽喉炎等。

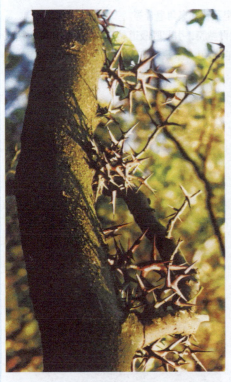
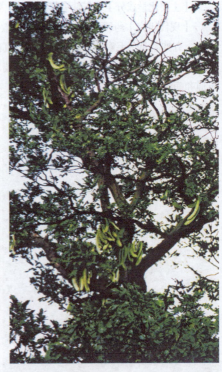

黑大豆

【来源及药用部位】豆科植物大豆 *Glycine max* (L.) Merr.黑色种子。

【本草论述】《本经》："除痈肿，煮汁饮，杀鬼毒，止痛。"

【形态特征】一年生直立草本，高60～180cm。茎粗壮，密生褐色长硬毛。叶柄长，密生黄色长硬毛；托叶小，披针形；三出复叶，顶生小叶菱状卵形，长7～13cm，宽3～6cm，先端渐尖，基部宽楔形或圆形，两面均有白色长柔毛，侧生小叶较小，斜卵形；叶轴及小叶柄密生黄色长硬毛。总状花序腋生；苞片及小苞片披针形，有毛；花萼钟状，萼齿5，披针形，下面1齿最长，均密被白色长柔毛；花冠小，白色或淡紫色，稍较萼长；旗瓣先端微凹，翼瓣具1耳，龙骨瓣镰形；雄蕊10，二体；子房线形，被毛。荚果带状长圆形，略弯，下垂，黄绿色，密生黄色长硬毛。种子2～5颗，黑色，卵形至近球形，长约1cm。花期6～7月，果熟期8～10月。

全国广泛栽培。

【性味功效】甘，平。活血利水，祛风解毒，健脾益肾。

【常用配方】**1.治肾虚水肿** 黑大豆60～95g，鲫鱼125～155g，水炖服。**2.治肾虚体弱** 黑大豆、何首乌、枸杞子、菟丝子各等分，研末，每服6g，每日3次。**3.治小儿丹毒或痘疮湿烂** 黑大豆研末，或煮熟捣烂取汁，外敷患处。**4.治绿风内障（青光眼）** 黑大豆100粒，白菊花5朵，皮硝18g，水煎，乘热熏洗。

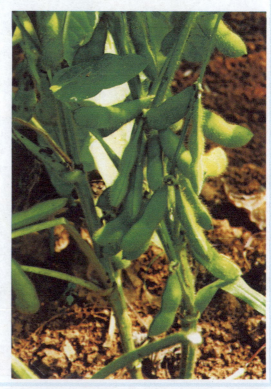

【主要化学成分】含蛋白质，脂肪，碳水化合物，维生素类，异黄酮类和皂苷等。

【现代研究】药理研究显示有降血脂，抗动脉粥样硬化，保肝，抗脂肪肝，抗氧化和抗衰老等作用。现代临床用于治疗久病体虚，慢性肾炎水肿，高血压病头晕和痈疖疮肿等。

穭豆衣

【米源及药用部位】豆科植物大豆 Glycine max(L.)Merr. 的黑色种皮。

【本草论述】《本草纲目》："生用，疗痘疮目翳：嚼烂，敷小孩尿灰疮。"

【形态特征】见"黑大豆"该项下。

【性味功效】甘，淡。养血平肝，滋阴清热。

【性味功效】**1.治头晕头痛** 穭豆衣、枸杞、菊花各9g，生地12g，水煎服。**2.治潮热盗汗** 穭豆衣9g，水煎服。**3.治痈肿** 穭豆衣、连翘各20g，水煎服。

【主要化学成分】含矢车菊苷，飞燕草素–3–葡萄糖苷和乙酰丙酸等。

【现代研究】现代临床用于治疗体弱头昏，盗汗烦热，痈疮等。

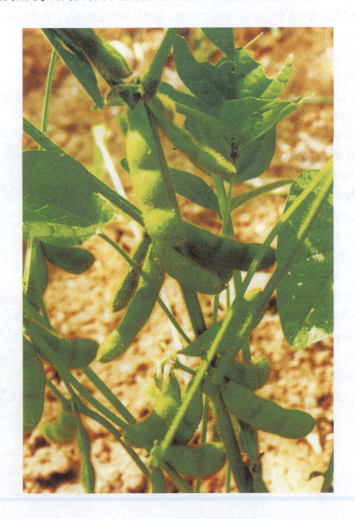

黄豆芽（大豆黄卷）

【来源及药用部位】豆科植物大豆 *Glycine max* (L.) Merr.经发芽得到的种芽。

【本草论述】《本经》："主湿痹，筋挛，膝痛。"

【形态特征】见"黑大豆"该项下。

全国各地均有栽种。

【性味功效】甘，平。健脾宽中，润燥消水。

【常用配方】**1.治发热烦渴** 黄豆芽、芦根、苦竹各10g，水煎服。**2.治便秘** 黄豆芽300g，韭菜150g，金针菜100g，黑木耳30g，爆炒调味食用。**3.治风湿痹痛** 黄豆芽、地泡藤各10g，水煎服。**4.治胸闷不舒** 黄豆芽、银杏叶各10g，水煎服。

【主要化学成分】含大豆黄酮苷，染料木苷，大豆皂醇，胆碱，叶酸和泛酸等。

【现代研究】现代临床用于治疗多发性神经炎。也为食用佳品。

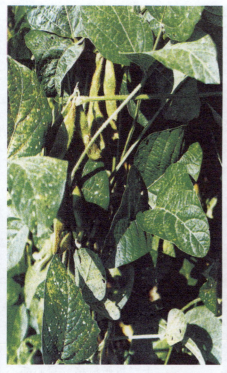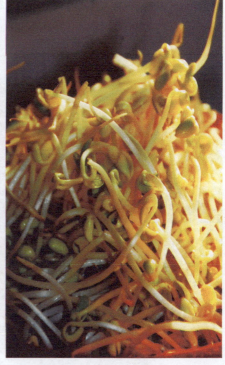

甘 草

【来源及药用部位】豆科植物甘草 *Glycyrrhizo uralensis* Fisch 以及同属近缘植物的根及根茎。

【本草论述】《本经》："主五脏六府寒热邪气；坚筋骨，长肌肉，倍力；金疮尰；解毒。"

【形态特征】多年生草本，高为30~70cm。根茎圆柱状；主根甚长、粗大，外皮红褐色至暗褐色。茎直立，稍带木质。单数羽状复叶，小叶4~8对；叶片卵圆形或卵状椭圆形，先端钝尖或急尖，基部通常圆形；两面被腺鳞及短毛。总状花序腋生，花密集；花萼钟形；花冠淡紫堇色，旗瓣大，龙骨瓣直；雄蕊10，2体；雌蕊1，子房无柄。荚果线状长圆形。种子2~8，黑色光亮。花期6~7月，果熟期7~9月。

生于向阳干燥的钙质草原、河岸砂质土地。分布于西北、东北和华北地区。

【性味功效】甘，平。补脾益气，清热解毒，祛痰止咳，缓急止痛，调和诸药。

【常用配方】**1.治心动悸、脉结代、气短** 炙甘草12g，人参、阿胶各6g，桂枝3g，地黄12g，水煎服。**2.治脾虚食少便溏，倦怠** 人参（或党参）、白术、茯苓、甘草各10g，水煎服。**3.治四肢拘挛作痛** 甘草6g，白芍15g，水煎服。**4.治咽干、咽痛** 甘草12g，麦冬10g，桔梗6g，玄参6g，水煎服。

【主要化学成分】含三萜皂苷类，有甘草甜素以及黄酮类，又含生物碱，多糖，阿魏酸，甘草酸单胺及微量元素等。

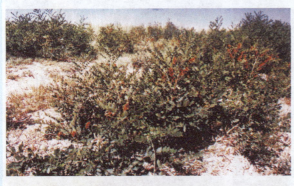

【现代研究】药理研究显示有抗心律失常，抗溃疡，抑制胃酸分泌，促进胰液分泌，镇咳，祛痰，平喘，抗菌，抗病毒，抗炎，抗过敏，抗利尿，降脂，保肝和类肾上腺皮质激素样等作用。现代临床用于治疗糖尿病，支气管炎咳嗽，胃及十二指肠溃疡，冠心病心悸、早搏和疮痈疔肿等。

野绿豆（铁扫竹）

【来源及药用部位】豆科植物铁扫竹 *Indigofera bungeana* Walp.的根及全草。

【形态特征】直立灌木。茎褐色，有皮孔，枝条、叶柄、叶片、花、荚果均被白色丁字毛。叶互生；奇数羽状复叶，小叶5～9，对生；柄极短；叶片长圆形或倒卵状长圆形，先端钝圆形。总状花序腋生，较叶长，花疏松，有10～15朵极小的花；苞片线形；花萼钟形；蝶形花，紫色或紫红色；雄蕊10。荚果圆柱形，褐色。种子椭圆形。花期6月，果熟期7～9月。

生于山坡草丛及河滩，也有栽培。分布于河北、山西、陕西、甘肃、山东、江苏、安徽、浙江、湖北、四川、贵州和云南等地。

【性味功效】苦、涩，凉。止血敛疮，清热利湿。

【常用配方】**1.治吐血**　野绿豆9g，捣绒，兑开水服。**2治小儿白口疮**　野绿豆适量，煎水洗。**3.治伤口久不愈合**　野绿豆叶晒干，研末外敷。**4.治水泻**　野绿豆叶30g，加糯米煮熟服。

【现代研究】现代临床用于治疗消化道出血，鹅口疮，久病伤口难愈和消化不良水泻等。

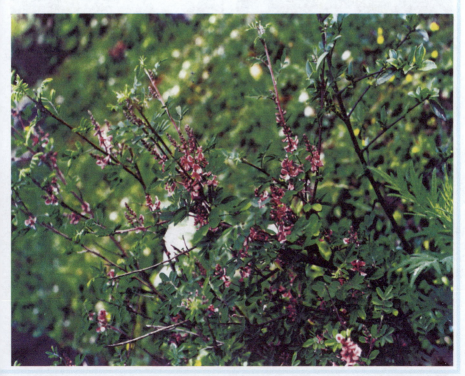

血人参（雪人参）

【来源及药用部位】豆科植物茸毛木蓝 *Indegofera stachyoides* Lindl. 的根。

【本草论述】《贵阳民间药物》："滋阴补肾，调经活血。"

【形态特征】灌木，高达3m。全体有黄色长柔毛。羽状复叶长10～20cm，小叶40枚以上，小叶互生，矩圆状披针形，顶端小叶为倒卵形，先端圆，有刺突尖，全缘，两面密被细毛。总状花序腋生，常较叶长，小花多数，花紫红色；萼齿5，花冠长8mm；雄蕊10，2体；花柱短。荚果圆柱形，密生柔毛。种子5粒。

生于山坡向阳处、灌木林中。分布于贵州、湖北、四川和云南等地。

【性味功效】甘，苦，温。补气生血，涩肠固脱。

【常用配方】**1.治久病气血两虚** 血人参、阳雀花根各50g，炖肉吃。**2.治下痢日久体虚** 血人参、土党参各30g，水煎服。**3.治便血** 血人参30g，水煎服。**4.治崩漏** 血人参、石灰菜、扶芳藤各30g，水煎服。**5.治食欲不佳** 血人参、鲜橘叶各20g，水煎服。

【现代研究】现代临床用于治疗痢疾日久体虚，肠炎下血，外伤溃疡等。

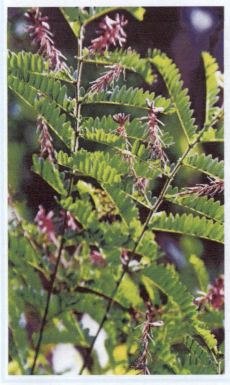
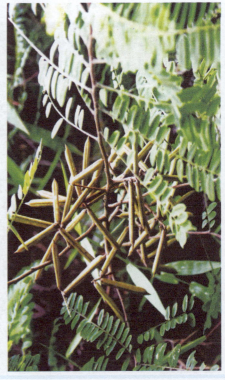

鸡眼草

【来源及药用部位】豆科植物鸡眼草 *Kummerowia striata* (Thunb.) Schindl.的全草。

【本草论述】《本草求原》："治跌打扑肿，解毒。"

【形态特征】一年生草本，高5～30cm。茎直立，多分枝，被白色毛。三出复叶互生，托叶披针形，小叶片长椭圆形，长0.5～1.5cm，宽3～8mm，先端浑圆，有小尖刺，基部楔形，全缘；叶脉羽状，呈"人"字形。叶腋生花1～3朵，小苞片4；花萼钟状，深紫色；蝶形花冠浅玫瑰色，翼瓣与龙骨瓣末端有深红色斑点，花冠和雄蕊在果时脱落。荚果卵状矩圆形。种子1粒。

生于海拔700～1 200m的山坡、路旁、田坎、林中空旷地。分布于东北、华北及江南各地。

【性味功效】甘，凉。清热利湿，消积杀虫。

【常用配方】**1.治烂脚丫** 鸡眼草、皂荚各适量，醋少许，水煎泡洗。**2.治胁痛黄疸** 鸡眼草、水案板各20g，水煎服。**3.治目赤肿痛** 鸡眼草、细叶鼠曲草各10g，水煎内服又外洗。**4.治湿疹身痒** 鸡眼草、鲜橘叶各适量，水煎洗。

【主要化学成分】叶含木犀草黄苷，木犀草黄素-7-葡萄糖苷等。

【现代研究】药理研究显示对金黄色葡萄球菌有抑制作用。现代临床用于治疗痢疾，急性肠炎，夜盲症，急性黄疸型肝炎，突然吐泻腹痛和发烧吐泻等。

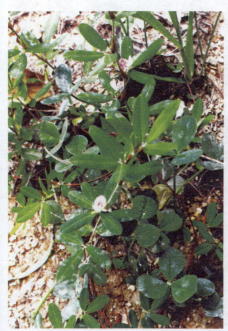
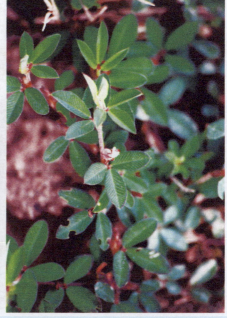

胡枝子

【来源及药用部位】豆科植物胡枝子 *Lespedeza bicolor* Turcz. 的枝叶或根。

【本草论述】《内蒙古中草药》："润肺解热，利尿止血。"

【形态特征】直立灌木，高达2m。茎多分枝，被疏柔毛。三出复叶互生，托叶条形，顶生小叶较大，宽椭圆形或长圆形，先端圆钝，有小尖刺，基部宽楔形或圆形，上面绿色，下面淡绿色，侧生小叶较小，具短柄。总状花序腋生；花萼杯状，紫褐色，被柔毛，萼齿4裂；花冠蝶形，紫红色，翼瓣长圆形，龙骨瓣基部有爪；雄蕊10；子房线形。荚果1节，扁平，倒卵形。种子1粒。花期7～8月，果熟期9～10月。

生于山地或灌木林中。分布于东北、华北及陕西、江西、浙江、福建、河南、湖北、四川和贵州等地。

【性味功效】甘，平。清热润肺，利尿通淋，止血。

【常用配方】1.治肺热咳嗽，百日咳 胡枝子鲜全草30～60g，冰糖15g，开水炖服。2.治热淋小便涩痛 胡枝子鲜全草30～60g，车前草15～24g，冰糖30g，水煎服。3.治尿血、便血 胡枝子15～24g，水煎服。

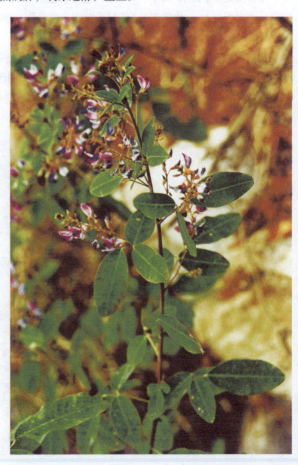

【主要化学成分】含槲皮素，山柰酚，三叶豆苷，异槲皮素，荭草素，异荭草素和氨基酸，鞣质等。

【现代研究】药理研究显示有抗炎，镇痛，抗过敏和增加排尿等作用。现代临床用于治疗感冒咳嗽，肺炎发热，百日咳，尿路感染，吐血，尿血和便血等。

小夜关门

【来源及药用部位】豆科植物铁扫帚 *Lespedeza cuneata* (Dum.Cours.) G.Don的带根全草。

【本草论述】《质问本草》："治跌打损伤，煎之而蒸，能散瘀血。"

【形态特征】小灌木，高70cm左右。根细长，条状，有分枝。茎直立，枝条紧密。三出复叶互生，密集，小叶片条状楔形，长1~2.5cm，宽2~4mm，先端平截，基部窄楔形，中央有小尖刺，全缘。总状花序腋生，花数朵，排列紧密；花萼5裂，钟状；蝶形花冠淡黄白色，心部带紫红色晕。荚果卵形，棕色。

生于海拔630~1500m的荒地、山坡、路旁。分布于长江流域及河南、陕西、山东等地。

【性味功效】苦、辛，凉。补肾益肺，祛瘀消肿，消食除积。

【常用配方】**1.治小儿疳积** 小夜关门根、胡颓子根各30g(共蜜炙)，麦芽、枯萝卜各6g，砂锅水煎代茶饮。**2.治湿热黄疸** 小夜关门根120g，用猪瘦肉30g炖服，吃肉喝汤，每日1剂，连服14日。**3.治水肿** 小夜关门、乌药、积雪草各30g，白马骨15g，水煎服，每日1剂。**4.治小儿口疮** 小夜关门全草30g，水煎加糖服。

【主要化学成分】含蒎立醇，4种以上黄酮类化合物，酚性成分，鞣质及β–谷甾醇等。

【现代研究】药理研究显示有止咳，祛痰，平喘和抗菌等作用。现代临床用于治疗带状疱疹，急性肾炎，急性黄疸型肝炎，慢性气管炎，小儿遗尿和小儿口腔溃疡等。

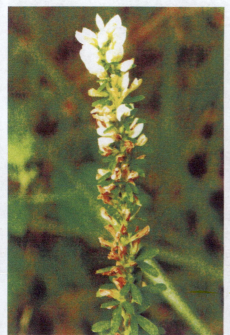
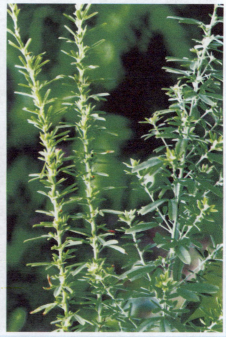

马扫帚

【来源及药用部位】豆科植物美丽胡枝子 *Lespedeza formosa* (Vog.) Goehne的茎叶、花和根

【本草论述】《福建药物志》："清热凉血，利尿通淋。"

【形态特征】灌木，高1～2m。小枝幼时密被的柔毛。三出复叶互生，顶生小叶较大，叶片卵形、卵状椭圆形或椭圆状披针形，先端圆钝，基部楔形，全缘，上面绿色无毛，下面被生短毛。总状花序腋生，花萼5裂，钟状；花冠蝶形，紫红色，雄蕊10，二体；子房1个胚珠。荚果卵形或椭圆形，有短尖或锈色短柔毛。花期7～9月，果熟期9～10月。

生于山坡林地或杂草丛中。分布于华北、华东、西南和台湾、湖南、广东、广西等地。

【性味功效】茎叶：苦，平。清热利尿通淋。根：苦、辛，平。祛风除湿，活血止痛。

【常用配方】**1.治小便不利** 马扫帚茎叶30～60g，鲜金丝草30g，水煎服。**2.治咳嗽** 马扫帚花、千日白、肺心草各9g，单叶铁线莲4.5g，水煎，冰糖调服。**3.治咯血、便血、尿血** 马扫帚花60g，水煎服。**4.治乳痈、疖肿** 马扫帚根30g，牛蒡子9g，水煎服。**5.治跌打肿痛** 马扫帚根、丹参各30g，水煎，加酒适量服；取药渣外敷伤处。

【主要化学成分】茎叶含β-谷甾醇，豆甾醇，白桦脂酸，油桐三萜酸，熊果酸，槲皮素，黄芩素，芹菜素，胡枝子素，杜鹃素，儿茶精和山柰酚等。

【现代研究】现代临床用于治疗便血，尿血，小便不利，中暑和蛇咬伤等。

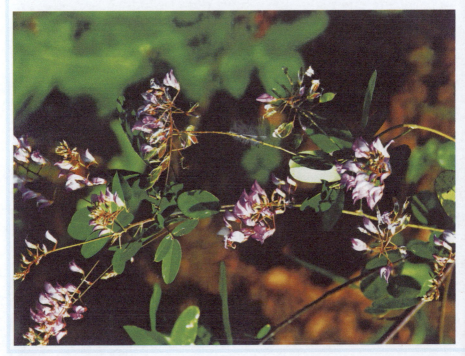

百脉根（金花草）

【来源及药用部位】豆科植物百脉根 *Lotus corniculatus* L.的根。

【本草论述】《新修本草》："下气，止渴，去热，除虚劳，补不足。"

【形态特征】多年生草本，高这11～45cm。茎丛生，被疏的长柔毛或后来无毛。小叶5枚，3小叶位于叶柄的顶端，2小叶常生于叶柄的基部；小叶纸质，卵形或倒卵形，无毛或于两面主脉上有疏的长柔毛；小叶柄极短，密被黄色长柔毛。伞形花序；基部托着3枚叶状苞片；萼黄绿色，内外均被有长硬毛，萼齿5，披针形；花冠黄色，干时或成蓝绿色，旗瓣倒卵形，雄蕊10，2束；子房无柄，花柱长而弯曲，柱头顶生。荚果褐色，矩圆筒形，多数种子。花期5～7月，果熟期8～9月。

生于山坡、草地、田间阴湿处。分布于贵州、陕西、甘肃、湖南、湖北、四川、云南和广西等地。

【性味功效】甘、苦，微寒。清热解毒，止咳平喘。

【常用配方】

1.治大肠下血 百脉根草15g，水煎服。

2.治痢疾 百脉根15g，水煎服。

【主要化学成分】全草含黄酮类，山柰酚-3，7-双鼠李糖苷。叶含大豆皂苷元B及尿素酶等。

【现代研究】现代临床用于治疗急性肠炎腹痛，细菌性痢疾和痔疮便血等。

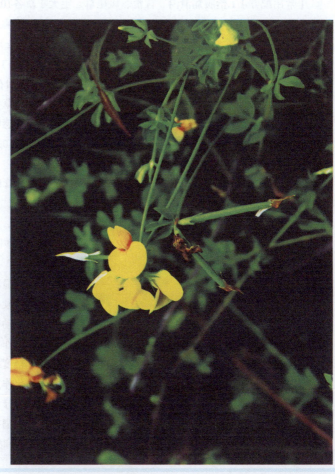

苜蓿

【来源及药用部位】豆科植物紫苜蓿*Medicago sativa* L. 的全草。

【本草论述】《日华子本草》："去腹藏邪气，脾胃间热气，通小肠。"

【形态特征】多年生草本。主根长达2～5m。根茎发达，茎高30～100cm，直立或匍匐，光滑，多分枝。三出复叶，小叶片倒卵状长圆形，仅上部尖端有锯齿，小叶顶端有中肋突出；叶柄长而平滑；托叶大。花梗由叶腋抽出，花具短柄；8～25花组成的簇状的总状花序；萼钟状，有5齿；花冠紫色。荚果螺旋形，黑褐色。种子肾形。花期5～6月。

分布很广，我国大部分地区均有栽种。

【性味功效】苦，平。清肠渗湿，利尿排石。

【常用配方】**1.治腹痛泄泻** 苜蓿、凤尾草、毛大丁草各10g，水煎服。**2.治痔疮便血** 苜蓿15g（鲜品30g），旱莲草15g（鲜品30g），水煎内服、外洗。**3.治石淋涩痛** 苜蓿、广金钱草各30g，水煎服。**4.治外感咳嗽** 苜蓿、罗汉果各50g，水煎服。

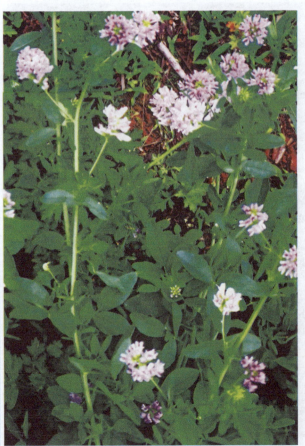

【主要化学成分】全草含皂甙，卢瑟醇、苜蓿二酚，香豆雌酚，刺芒柄花素，大豆素，小麦黄素，瓜氨酸和刀豆酸等。

【现代研究】药理研究显示有显著的抗动脉粥样硬化作用，对高脂血症和动脉粥样硬化有明显防治作用，还有免疫增强，轻度雌激素样作用及抗氧化作用等。现代临床用于治疗急性肠炎腹泻，细菌性痢疾，痔疮，泌尿道结石和感冒咳嗽等。

辟汗草

【来源及药用部位】豆科植物草木犀 *Melilotus suaveoledeb* L. 和小花草木犀 *Melilotus indicus* (L.) All. 的地上部分。

【本草论述】《植物名实图考》："辟汗草，处处有之。丛生，高尺余，一枝三叶，如小豆叶，夏开小黄花如水桂花。人多摘置发中辟汗气。"

【形态特征】**1.草木犀**：一年生或两年生草本，高60～90cm。茎直立，粗壮，多分枝。三出复叶，互生；叶片倒卵形、长圆形或倒披针形，先端钝，基部楔形或近圆形，边缘有不整齐的疏锯齿。总状花序细长腋生，花多数；花萼钟状，萼齿5；花黄色；雄蕊10，二体；子房卵状长圆形，花柱细长。荚果小，倒卵形，棕色，表面具网纹。种子1颗，近圆形或椭圆形。花期6～8月，果熟期7～10月。

生于海拔200～3 700m的山沟、河岸或田野潮湿处。分布于东北、华北、西北、西南及江苏、安徽、江西、台湾、西藏等地。

2.小花草木犀：二年生草本，高10～50cm。无毛。三出复叶；托叶与叶柄合生；叶片倒披针状长圆形至宽倒卵形，先端截形或微凹，基部楔形，中脉突出，边缘中部以上有疏锯齿。总状花序腋生；花萼钟状，萼齿披针形，被白色柔毛；蝶形花冠，黄色，旗瓣与翼瓣近等长；雄蕊10，二体；子房无柄。荚果卵圆形。种子1颗。花期6～8月，果

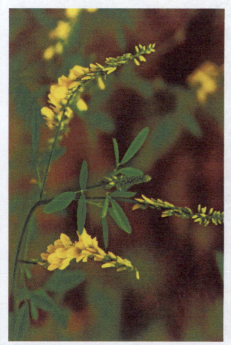
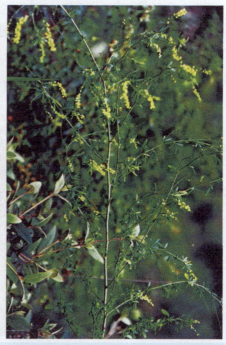

熟期7~9月。

生于海拔200~3 700m的山沟、溪边或路旁，少量栽培。分布于河北、陕西、山东、江苏、安徽、福建、台湾、湖北和西南等地。

【性味功效】辛、苦，凉。清热，解毒，化湿，杀虫。

【常用配方】**1.治疟疾** 辟汗草30g，水煎，疟疾发作前一小时服用。**2.治痔疮，坐板疮，脓疱疮** 辟汗草、黄柏、白芷、雄黄、红砒、冰片、艾绒各适量，研末卷成纸条，点燃熏患处。

【主要化学成分】草木犀含挥发油，香豆精，脂肪油，果胶和木质素等。

【现代研究】药理研究显示有抗疟，抗凝血，抗菌和抑制水肿等作用。现代临床用于治疗疟疾，消化不良和脓疱疮等。

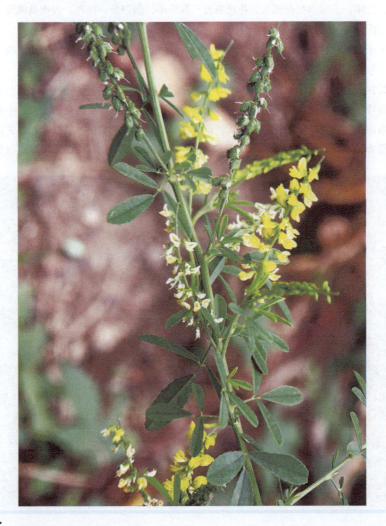

昆明鸡血藤（岩豆藤）

【来源及药用部位】豆科植物香花岩豆藤 *Millettia dielsiana* Harmsex Diels的藤茎。

【本草论述】《本草纲目》："活血，暖腰膝，已风瘫。"

【形态特征】攀援灌木。幼枝和花序被金黄色柔毛。羽状复叶互生，小叶5；狭椭圆形或披针形，先端钝尖，全缘，基部圆楔形，下面疏生短毛或无毛，小托叶锥形。圆锥花序顶生，萼钟形，密生锈色毛；花蝶形，紫红色；旗瓣椭圆形；雄蕊成9+1的两组；子房密被长柔毛。荚果条形，近木质。种子扁长圆形。花期夏季，果熟期秋季。

生于山坡灌丛中及岩石缝中。分布于长江流域及以南大多数地区。

【性味功效】苦、甘、温。补血行血，舒筋活络。

【常用配方】**1.治风湿痹证关节疼痛**　昆明鸡血藤、忍冬藤、络石藤、首乌藤各20～30g，水煎服。**2.治经闭、痛经**　昆明鸡血藤、益母草各20g，红花6g，牛膝12g，水煎服。**3.治跌打损伤瘀血肿痛**　昆明鸡血藤30g，苏木、骨碎补各15g，水煎服。

【主要化学成分】含鸡血藤醇，铁质，豆甾醇，菜油甾醇，β-谷甾醇，儿茶酚，鞣质，还原糖、中性树脂和挥发油等。

【现代研究】现代临床用于治疗再生障碍性贫血，放射性白细胞减少症，坐骨神经痛，跌打损伤，月经不调，多发性神经炎和麻风病神经痛等。

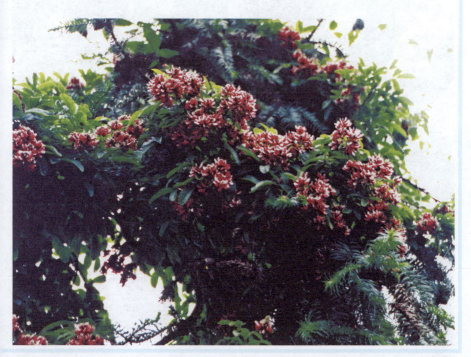

亮叶崖豆藤

【来源及药用部位】豆科植物亮叶崖豆藤 *Millettia kueichowensis* Hu.的藤茎。

【本草论述】《贵州草药》："补血、活血、清热"。

【形态特征】攀援灌木，多分枝。羽状复叶，长14～19cm，小叶5枚；小叶片长椭圆形至卵状长圆形，先端渐尖或钝，全缘，上面无毛，下面紧贴丝状毛。圆锥花序顶生或腋生，花单生，深紫色，旗瓣近圆形，外面密生丝状毛；雄蕊10；子房线状披针形。荚果长4～12cm，有荚节2～6，类蚕豆样，每节有种子1粒。

生于岩石山地。南方各地均有分布。

【性味功效】苦，温。补血强筋，通经活络。

【常用配方】**1.治体弱血虚**　岩豆藤、血人参各50g，炖肉吃。**2.治月经不调**　岩豆藤、元宝草、连钱草各30g，水煎服。**3.治风湿疼痛**　岩豆藤、大风藤、透骨香、黑骨藤各20g，水煎服。**4.治胃痛**　岩豆藤、万年荞各30g，水煎服。**5.治经闭**　岩豆藤、马蹄当归各20g，甜酒水煎服。

【主要化学成分】茎叶中含有蒲公英赛酮，菜油甾醇，豆甾醇和谷甾醇等。

【现代研究】现代临床用于治疗贫血，产后体弱，月经不调，风湿病和急性乳腺炎等。

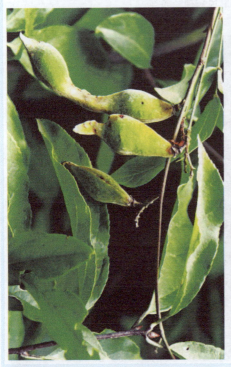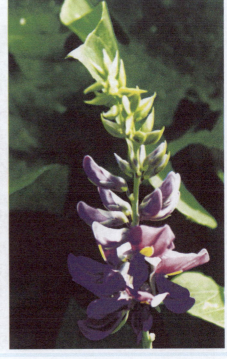

苦 檀

【来源及药用部位】豆科植物厚果崖豆藤 *Millettia pachycarpa* Benth.的根、叶和种子。

【本草论述】《草木便方》："杀虫，攻毒。"

【形态特征】多年生攀援灌木。茎粗大。枝干圆柱形，幼时被疏茸毛。叶互生，具长柄，奇数羽状复叶，小叶13~17枚；叶片长圆状披针形，先端钝，基部略圆形，上面无毛，有光泽，下面被锈黄色绢毛。圆锥花序腋生，花2~5朵簇生于序轴节上；苞片卵形；萼钟形，5齿裂；花瓣5，紫红色；雄蕊10，单体；雌蕊1，线形。荚果壳厚，木质，黄灰绿色。种子1~5颗，肾形。花期3~4月，果熟期10~11月。

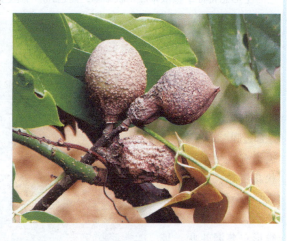

生于溪边、山林下及灌丛中。分布于福建、广西、四川、贵州和云南等地。

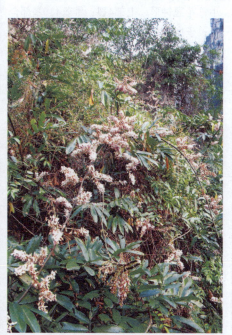

【性味功效】苦、辛，大热；有毒。攻毒止痛，消积杀虫。

【常用配方】**1.治虫疮疥癣** 苦檀子、花椒、苦参、藜芦、黄连、独脚莲各等量，共研细末，香油调敷。**2.治痧气腹痛** 苦檀子研末，每次0.9~1.5g，开水冲服。**3.治外伤疼痛** 苦檀子适量，捣烂外敷。**4.治疥癣** 苦檀叶适量，水煎洗患处；或鲜叶捣烂，外包患处。

【主要化学成分】种子含鱼藤酮和类鱼藤酮等。茎叶含无羁萜，菜油甾醇，胆甾醇和谷甾醇等。

【现代研究】现代临床用于治疗贫血，产后体弱，月经不调，风湿病和急性乳腺炎等。

含羞草

【来源及药用部位】豆科植物含羞草Mimosa pudica L.的全草。

【本草论述】《全国中草药汇编》："清热利尿，化痰止咳。"

【形态特征】披散半灌木状草本，高达1m。有散生、下弯的钩刺和倒生刚毛。叶对生，羽片通常4，指状排列于总叶柄的顶端；托叶披针形，有刚毛；小叶10～20对，触之即闭合而下垂；小叶片线状披针形，先端急尖，基部近圆形，略偏斜，边缘有疏生刚毛。头状花序具长梗，单生或2～3朵聚生于叶腋；花小，淡红色；苞片线形；萼漏斗状，极

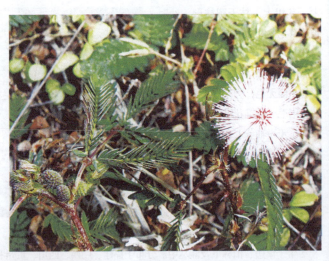

小；花冠钟形，上部4裂；雄蕊4，基部合生；子房有短柄，无毛，花柱丝状。荚果扁平弯曲，先端有喙，3～4节，每节有种子1颗。种子阔卵形。花期3～4月，果熟期5～11月。

生于旷野、山溪边、草丛和灌木丛中，有栽培。分布于西南和福建、台湾、广东、海南、广西等地。

【性味功效】甘、涩、微苦，微寒；有小毒。凉血解毒，清热利湿，镇静安神。

【常用配方】**1.治小儿高热** 含羞草9g，水煎服。**2.治急性腹泻** 含羞草30g，水煎服。**3.治石淋、小便淋涩** 含羞草15g，木通10g，海金沙10g，车前草15g，水煎服。**4.治失眠** 含羞草9g，夜交藤

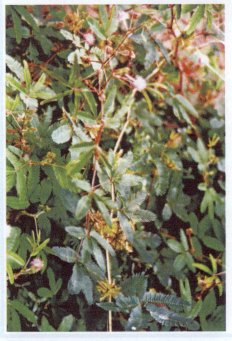

30g，水煎服。**5.治跌打损伤**　含羞草、伸筋草各15g，水酒煎，温服。

【主要化学成分】叶含收缩性蛋白质，三磷酸腺苷和三磷酸腺苷酶，全草含含羞草碱，含羞草苷，D-松醇和硒化合物等。

【现代研究】药理研究显示全草有轻度抑制碱性磷酸酶的作用，根有止咳，祛痰和抗菌等作用。现代临床用于治疗神经衰弱、失眠，急性肝炎，急性肠炎，感冒，小儿高热，支气管炎，血尿，带状疱疹和跌打损伤等。

大果油麻藤

【来源及药用部位】豆科植物大果油麻藤*Mucuna macrocarpa* Wall.的藤茎。

【本草论述】《云南中草药》："舒筋活络"。

【形态特征】常绿木质大藤本（向左旋缠绕）。三出羽状复叶，革质，顶生小叶卵状椭圆形，侧生小叶斜卵形，全缘。总状花序，常生于老干上，通常下垂；花大，蝶形，深紫色，旗瓣长度通常只及龙骨瓣1/2。荚果条形，长可达60cm。花期4～5月，果熟期10月。

生于温暖地区石灰岩上。分布于西南至华南、华东。

【性味功效】苦、涩，凉。补血活血，通经活络。

【常用配方】**1.治小儿麻痹后遗症**　大果油麻藤60g，研末，加糠炒热，外包还跳穴。**2.治月经不调**　大果油麻藤15g，泡酒服。**3.治风湿骨痛**　大果油麻藤15g，猫咪花20g，水煎服。

【主要化学成分】茎含羽扇烯酮，β-谷甾醇等。

【现代研究】现代临床用于治疗小儿麻痹后遗症，月经不调和风湿病关节疼痛等。

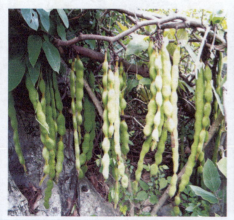
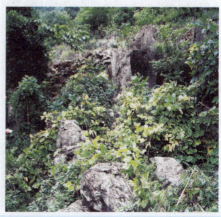

油麻血藤（油麻藤）

【来源及药用部位】豆科植物常春油麻藤 *Mucuna sempervirens* Hemsl.的根、茎叶。

【本草论述】《草木便方》："活血化瘀，舒筋，利关节。治腰脊痛。"

【形态特征】常绿攀援灌木，长5~10m。茎棕色或黄棕色，粗糙；小枝纤细，淡绿色。三出复叶，革质，顶端小叶长卵形或卵形，先端尖，基部阔楔形；两侧小叶长卵形，均全缘，绿色，无毛。总状花序，花下垂；花萼钟形；花冠深紫色或紫红色；雄蕊10；子房下位。荚果扁平，密被金黄色粗毛。种子圆形。

生于山坡、林边。分布于贵州及长江以南各地。

【性味功效】苦、甘，温。活血调经，疏筋通络。

【常用配方】**1.治风湿痹证关节痛** 油麻藤30g，水麻柳、追风伞各20g，水煎服。**2.治跌打损伤肿痛** 油麻藤、矮陀陀、紫金标、七叶莲各20g，泡酒服。**3.治肩臂疼痛** 油麻藤30g，小铁子根20g，酒水各半煎服。**4.治胃痛** 油麻藤、黄山药、刺天茄根各10g，水煎服。

【主要化学成分】种子含左旋多巴，花含飞燕草素–3–葡萄糖苷和矮牵牛素等。

【现代研究】现代临床用于治疗再生障碍性贫血，经闭，月经不调，风湿病关节疼痛，急性胃炎或消化不良胃痛和肩周炎等。

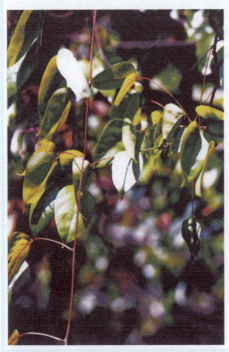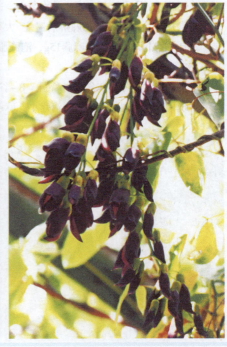

红 豆

【来源及药用部位】豆科植物红豆树 *Ormosia hosiei* Hemsl. et Wils.的种子。

【本草论述】《四川常用中草药》："理气，通经。"

【形态特征】常绿乔木，高9～15m。树皮灰色，光滑。单数羽状复叶互生，叶片近革质，长椭圆形或长椭圆状卵形，先端渐尖，基部楔形或钝，无毛，下面灰白色，全缘。圆锥顶生或腋生，花白色或淡红色；萼钟状，密生红棕色短柔毛；花冠蝶形；雄蕊10，分离；子房上位，无毛，花柱2，紫色，弯曲。荚果木质，扁平。种子1～2粒，鲜红色，光亮，近圆形。花期4～5月，果熟期10月。

生于河旁和山野林中。分布于陕西、江苏、湖北、广西、贵州和四川等地。

【性味功效】苦，平；有小毒。理气活血，清热解毒。

【常用配方】**1.治胃痛**　红豆、青木香、矮陀陀各10g，水煎服。**2.治血滞经闭**　红豆、血当归各15g，水煎服。**3.治疗疮**　红豆适量，研末，醋调外敷患处。

【主要化学成分】含N-甲基金雀花碱，N-甲基四氢金雀花碱，红豆树宁碱和黄花母碱等。

【现代研究】现代临床用于治疗闭经，月经不调，胃痛和化脓性毛囊炎等。

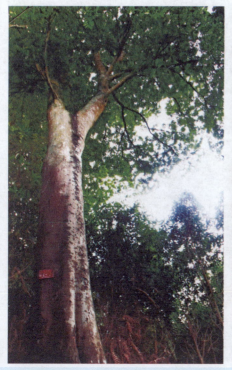
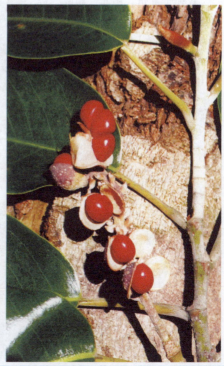

凉薯（地瓜、地萝卜）

【来源及药用部位】豆科植物地瓜榕 *Pachyrhizus erosus* (L.) Urban 的块根。

【本草论述】《陆川本草》："生津止渴，治热病口渴。"

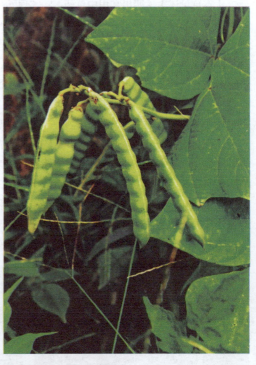

【形态特征】一年生草质藤本。块根肉质、肥大，圆锥形或纺锤形，直径大于10cm；外皮淡黄色，富于纤维性，易于剥落，肉白色，味甜多汁。茎缠绕状，长达3～7m。复叶互生，小叶3枚，顶端小叶菱形，两侧小叶卵形或菱形，边缘有齿。花浅蓝色、堇紫色或白色，簇集成总状花序，翼瓣和旗瓣等长，龙骨瓣钝而内弯。荚果长7～13cm。种子近方形。花期7～9月，果熟期10～11月。

栽种于贵州、湖北、湖南、台湾和福建等南方各地。

【性味功效】甘，凉。生津止渴。

【常用配方】**1.治热病口渴** 地瓜100～200g，捣汁饮服。**2.治饮酒**

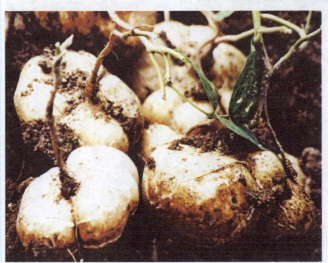

过量呕吐 地瓜适量，捣烂拌白糖食用。

【主要化学成分】块根含蛋白质，脂肪，碳水化合物等，叶含豆薯苷。

【现代研究】现代临床用于治疗感冒发热口渴和慢性酒精中毒等。

金雀花（蓝雀花）

【来源及药用部位】豆科植物金雀花 *Parochetus communis* Buch.–Ham.et D.Don的全草。

【本草论述】《贵州草药》："补肾助阳，治肾虚阳痿。"

【形态特征】一年生草本。茎细小，匍匐，节处生根。三出复叶，叶柄细长，叶片倒卵形，先端微凹，基部楔形，全缘；托叶两枚，阔披针形，薄膜质。蝶状花腋生，花梗较叶柄长，有花1~2朵；苞片2~4枚；萼筒钟状，裂片5；花冠蓝紫色。荚果线形。

生于荒坡、山地。分布于贵州、四川、云南等地。

【性味功效】甘，微温。补肾壮阳。

【常用配方】**1.治肾虚阳痿** 金雀花15g，蒸猪腰子一对，或炖猪肉250g吃。**2.治外感发热** 金雀花10g，水煎服。**3.治咳嗽** 金雀花、岩白菜各20g，水煎服。**4.治水肿** 金雀花、水丁香、水灯芯各20g，水煎服。

【现代研究】现代临床用于治疗感冒咳嗽，阳痿和体虚水肿等。

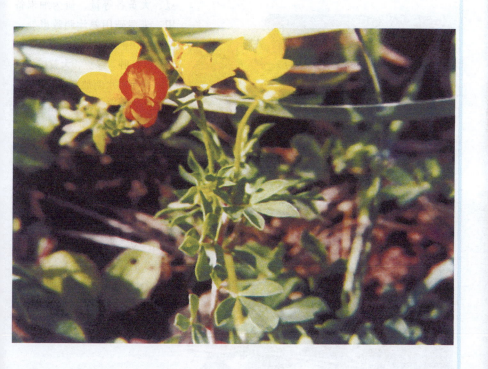

绿 豆

【来源及药用部位】豆科植物绿豆 *Phaseolus radiatus* L.的种子、叶、花、种皮。

【本草论述】《日华子本草》："益气，除热毒风，厚肠胃；作枕明目，治头风头痛。"

【形态特征】一年生直立或顶端微缠绕草本。高约60cm，被短褐色硬毛。三出复叶，互生；小叶3，叶片阔卵形至菱状卵形，侧生小叶偏斜，先端渐尖，基部圆形、楔形或截形，两面疏被长硬毛；托叶阔卵形，小托叶线形。总状花序腋生；苞片卵形或卵状长椭圆形，有长硬毛；花绿黄色；萼斜钟状，萼齿4；雄蕊10；子房无柄，密被长硬毛。荚果圆柱形，黑色，被疏褐色长硬毛。种子绿色或暗绿色，长圆形。花期6～7月，果熟期8月。

全国各地均有栽培。

【性味功效】甘，微寒。清热解毒，消暑，利水。

【常用配方】**1.治消渴多饮** 绿豆60g，水煎服。**2.治热毒痈疽** 赤小豆、绿豆、黑豆、大黄各等量，研为细末备用。未溃破用姜汁调敷患处，已溃破用蜜水调敷。**3.治小儿丹毒皮肤红肿** 绿豆、大黄等量研末，薄荷蜜水调敷患处。**4.解乌头类药物中毒** 绿豆120g，生甘草60g，水煎服。

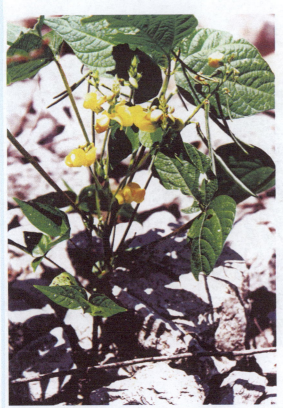

【主要化学成分】含蛋白质，脂肪，碳水化合物，钙，磷，铁，胡萝卜素，硫胺素，核黄素及尼克酸等。

【现代研究】现代临床用于治疗夏季暑热烦渴，水肿，急性肠炎腹泻，急性蜂窝组织炎肿痛，急性毛囊化脓性感染和药物中毒等。

赤 豆

【来源及药用部位】豆科植物赤小豆*Phaseolus calcalatus* Roxb.的成熟种子。

【本草论述】《本经》："主下水，排痈肿脓血。"

【形态特征】一年生半攀援草本。茎长达1.8m，密生倒毛。三出复叶，叶柄长8~16cm，托叶披针形，小叶披针形或卵状披针形，先端渐尖，基部阔三角形或近圆形，全缘或3浅裂，两面无毛。总状花序腋生，小花多；花萼短钟状，5齿；花冠蝶形，黄色；旗瓣肾形，龙骨瓣狭长；雄蕊10，2体；花柱线形。荚果扁圆线形。种子6~10粒。

南方各地均有栽培。

【性味功效】甘，平。健脾，利水消肿。

【常用配方】**1.治风疹皮肤瘙痒** 赤小豆、荆芥穗等分，研末，鸡蛋清调涂。**2.治腹水膨胀** 赤小豆500g，活鲤鱼1条，同放锅内，清炖至赤小豆烂，将赤小豆、鱼和汤分数次服下，每日或隔日1剂。**3.治湿热肠痈** 赤小豆、薏苡仁、防己各12g，甘草6g，煎汤服。**4.治腮颊热肿** 赤小豆适量，研末和蜜涂之；或加芙蓉叶研末共用。

【主要化学成分】含糖类，三萜皂苷，蛋白质，脂肪，粗纤维，核黄素，烟酸，鞣质，D-儿茶精，D-表儿茶精，钙，铁和磷等。

【现代研究】药理研究显示赤小豆胰蛋白酶制剂能抑制人体精子顶体酶的活性，有避孕作用。现代临床用于治疗肾炎水肿，肝硬化腹水，营养不良性水肿，慢性血小板减少性紫癜及流行性腮腺炎等。

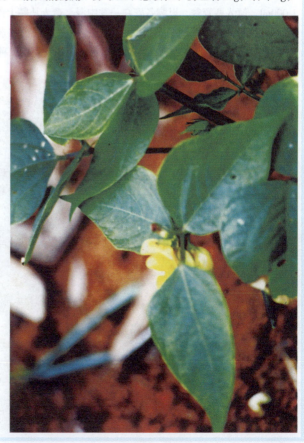

豌 豆

【来源及药用部位】豆科植物豌豆 *Pisum sativum* L.的成熟种子。

【本草论述】《绍兴本草》："调顺营卫，益中平气。"

【形态特征】一年或二年生攀援缠绕草本，高90～180cm，全体无毛。小叶长圆形至卵圆形，长3～5cm，宽1～2cm，全缘；托叶叶状，卵形，基部耳状包围叶柄。花单生或1～3朵排列成总状而腋生；花冠白色或紫红色；花柱扁，内侧有须毛。荚果长椭圆形，长5～10cm，内有坚纸质衬皮；种子圆形，青绿色，干后黄色。花期6～7月，果熟期7～9月。

全国各地均有栽培。

【性味功效】甘，平。益中气、止泻痢、调营卫、利小便、消痈肿。

【常用配方】**1.治霍乱，吐利转筋** 豌豆100g，香菜90g，水煎去滓，分为3次温服。**2.治脚气撺肩喘** 豌豆1 000g，水2 000ml，葱白茎10根，捣碎，花椒0.9g，煮取汤1 000ml，倾入两瓷瓮，以脚各安在一瓮中浸，遣人从膝上淋洗百遍。

【主要化学成分】种子含植物凝集素，止杈素及赤霉素A20。豆荚含赤霉素A20。

【现代研究】豆荚和嫩茎叶现代主要作为蔬菜食用，种子提取淀粉。

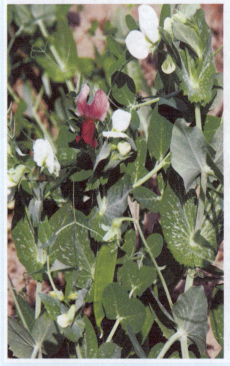
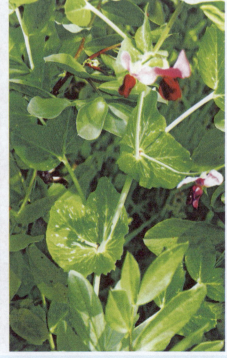

补骨脂

【来源及药用部位】豆科植物补骨脂*Psoralea corylifolia* L. 的成熟果实。

【本草论述】《药性论》："主男子腰疼膝冷，囊湿，逐诸冷痹顽，止小便利，腹中冷。"

【形态特征】一年生草本，高40～90cm，全体被黄白色及黑褐色腺点。茎直立，枝坚硬，具纵棱。叶互生，枝端常侧生小叶1片；叶片阔卵形或三角状卵形，先端圆形或钝，基部心形、斜心形或圆形，边缘有粗锯齿；叶两面具有显著的黑色腺点；叶柄被白色茸毛；托叶膜质。花多数集成穗状的总状花序腋生，萼钟状，先端5齿；花冠蝶形，淡紫色或黄色；雄蕊10，花药小；雌蕊1，子房上位。荚果椭圆形，果皮黑色与种子粘连。花期7～8月，果熟期9～10月。

栽培或野生。分布华北、中部、华东以及西南等地。

【性味功效】辛、苦，温。补肾助阳，固精缩尿，温脾止泻，纳气平喘。

【常用配方】**1.治肾虚阳痿**　补骨脂、菟丝子各90g，核桃仁60g，附子30g，共研细末，炼蜜为丸，每次9g，盐水或白酒送服。**2.治肾虚遗尿**　补骨脂、益智仁各60g，盐炒后研末，分为6份，每天早起后用米汤泡服1份。**3.治肺肾气虚咳喘**　补骨脂、蛤蚧各12g，党参、核桃仁各20g，水煎服。

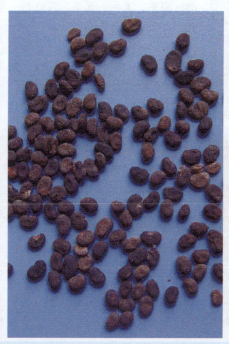
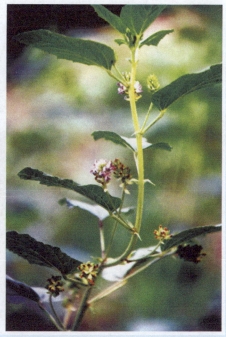

【主要化学成分】含呋喃香豆素类化合物，黄酮类化合物，查耳酮类化合物，脂肪类成分和棉子糖、葡萄糖等。

【现代研究】药理研究显示有强心、扩张冠状动脉和改善冠脉血流量的作用，还有止血，促进皮肤黑色素沉积于皮下，杀伤白血病细胞，抗菌和增强机体免疫功能等作用。现代临床用于治疗银屑病，扁平疣，寻常疣，尖锐湿疣，慢性湿疹，白癜风，斑秃，癣等皮肤病及遗尿，性机能减退，白细胞减少，子宫出血和支气管哮喘等。

倒钩藤（老虎刺）

【来源及药用部位】豆科植物老虎刺 *Pterolobium punctatum* Hemsl.的根、叶。

【本草论述】《云南中草药》："清热解毒，祛风除湿。"

【形态特征】藤本。枝条与叶轴均具下弯的刺，无毛，有棱。二回羽状复叶，羽

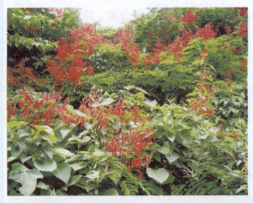

片10~14对，每个羽片有小叶10~15对；叶片长圆形，先端圆而微缺，基部斜圆形。圆锥花序顶生；花瓣5，白色；花萼5；雄蕊10。荚果椭圆形，扁平，无柄，无毛，深红色。花、果期6月至翌年4月。

生于山坡、林中、路旁。分布于贵州、云南、四川、江西、湖北、湖南、广东和广西等地。

【性味功效】苦、涩，凉。清热解毒，祛风除湿，消肿止痛。

【常用配方】**治皮肤痒疹，风疹，荨麻疹** 倒钩藤叶适量，煎水外洗。

【现代研究】现代临床用于治疗肺热咳嗽，咽喉肿痛，风湿痹痛，牙痛，风疹瘙痒，疮疖，跌打损伤等。

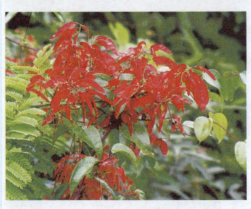

雪 茶

【来源与药用部位】地茶科植物地茶*Thamnolia vermicularis*(Sw.)Ach.或雪地茶*Thmnolia subuliformis*(Ehrh.)W.Culb. 的全体。

【本草论述】《本草纲目拾遗》："治胃气积痛，疗痢。"

【形态特征】地衣体白色或灰白色，管状，单一或稀少分支，先端稍弯曲，成蛔虫状，高3~7cm。被子器和粉子器侧生。

生于高寒山地。分布于云南、四川陕西和贵州等地。

【性味功效】微苦，凉。清热解渴，醒脑安神。

【常用配方】**1.治神经衰弱失眠**　雪茶、鹿衔草各10g，羊角参6g，黄酒为引，水煎服。**2.治癫痫狂躁**　雪茶、朱砂七各10g，水煎服。**3.治肺热咳嗽**　雪茶15g，木蝴蝶、青果各9g，水煎服。

【主要化学成分】含雪茶素，雪茶酸，鳞片酸，羊角衣酸，甘露醇和D-阿糖醇等。

【现代研究】现代临床用于治疗肺炎咳嗽，体虚久咳，骨蒸潮热，癫痫，神经衰弱失眠，中暑和高血压病等。

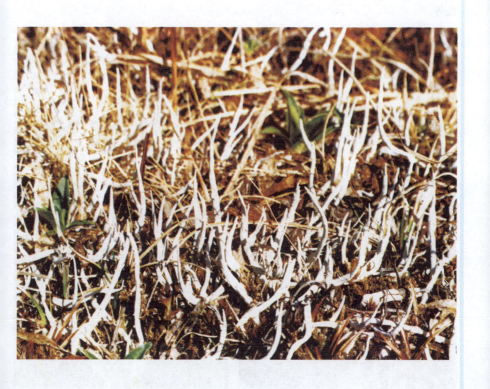

苦葛（苦葛根）

【原植物】豆科植物峨眉葛藤 *Pueraria omeiensis* Wang. et Tang的根。

【本草论述】《贵州草药》："清热，透疹。"

【形态特征】藤本，长数米。根粗大。茎枝疏被黄褐色长硬毛。叶互生，具长柄；三出复叶，顶端叶片近圆形或阔椭圆形，先端短尾状渐尖，基部圆形或阔楔形，上面被短柔毛，背面被绢质柔毛；侧生小叶斜阔卵形。总状花序腋生，花多数，苞片披针形，被毛；萼齿4，披针形，被黄色短硬毛；花冠蝶形，紫红色；雄蕊10，二体；子房被毛。荚果条形，被黄色长硬毛。种子数粒。花期7～8月，果熟期8～11月。

生于沟谷、草丛林下或灌丛中。分布贵州、四川和云南等地。

【性味功效】辛、苦，平。清热透疹，生津止渴。

【常用配方】**1.治麻疹不透** 苦葛根、一枝黄花各15g，水煎服。**2.治血热吐血** 苦葛根、见血飞、乌泡根、苦参根各15～30g，水煎服。**3.治消渴** 苦葛根60g，胭脂花根30g，水煎服。

【现代研究】现代临床用于治疗感冒发热，麻疹不透，热病口渴、多饮，吐血和口疮等。

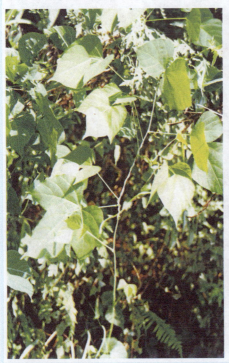
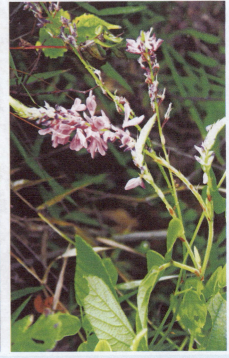

甘葛（葛根）

【原植物】豆科植物甘葛藤 *Pueraria thomsonii* Benth. 的块根。

【本草论述】《本经》："主消渴，身大热，呕吐，诸痹，起阴气，解诸毒。"

【形态特征】多年生藤本。块根肥厚。叶互生，具长柄；三出复叶，顶端叶片菱状圆形，先端急尖，基部圆形，两面均被白色伏生短毛；侧生小叶偏椭圆形或菱状椭圆形。总状花序腋生，花梗密被黄色茸毛；花萼5裂；旗瓣先端微凹，基部有两短耳；雄蕊10；子房线形。荚果线形扁平，种子卵圆形而扁。花期4～8月，果熟期8～10月。

生于山坡草丛中或路旁及较阴湿处。分布辽宁、河北、安徽、山东、贵州、四川等地。

【性味功效】甘，平。升阳，透疹止泻，除烦止渴。

【常用配方】**1.治心中苦烦** 生葛根取汁大量饮服，也可取干葛饮片30g，水煎服。**2.治热毒肠风便血** 鲜葛根、鲜藕等量，捣汁顿服。每次100～150ml，每日2次。**3.治酒醉不醒** 鲜葛根适量，捣取汁，灌饮至醒。**4.治外感身热下利** 葛根15g，黄芩9g，黄连6g，甘草3g，水煎服。

【主要化学成分】含大豆苷，大豆黄素，葛根黄苷，葛根素，葛根藤素和多量淀粉等。

【现代研究】药理研究显示有平滑肌解痉或松弛作用，能扩张冠状动脉血管和脑血管，降低心肌耗氧量，增加氧供应；还有降压，明显解热，轻微降血糖，抑制痢疾杆菌等作用。现代临床用于治疗感冒发热，偏头痛，痔疮，急性胃肠炎，高血压病伴有颈项强直、疼痛，冠心病心绞痛，心律失常和足癣等。

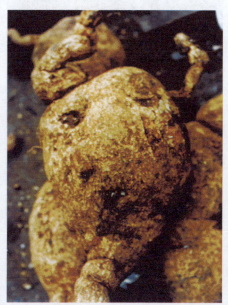
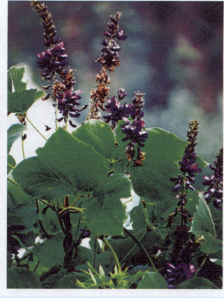

鹿藿

【来源及药用部位】豆科植物鹿藿 *Rhynchosia volubilis* Lour. 的茎叶。

【本草论述】《本经》："主女子腰腹痛不乐，肠痈，瘰疬，疡气。"

【形态特征】多年生缠绕草本。各部密被淡黄色柔毛。茎蔓长。三出复叶，顶生小叶近圆形，先端急尖或短渐尖；侧生小叶斜阔卵形，先端急尖，基部圆形；叶纸质，上面疏被短柔毛，背面密被长柔毛和橘黄色透明腺点；托叶线状披针形，不脱落。总状花序腋生，有花10余朵；花萼钟状，5裂；花冠黄色；雄蕊10；子房上位。荚果短，长圆形，红紫色。种子黑色，有光泽。花期5～9月，果熟期7～10月。

生于山坡杂草中或附攀树上。分布于江苏、安徽、浙江、江西、福建、台湾、湖北、湖南、广东、广西、四川、贵州等地。

【性味功效】苦，平。凉血，解毒。

【常用配方】**1.治经常性头痛** 鲜鹿藿21g，水煎服。**2.治妇女产褥热** 鹿藿12～15g，水煎服。**3.治瘰疬结核** 鹿藿15g，豆腐适量，加水同煎服。**4.治流注，痈肿** 鲜鹿藿叶适量，捣烂，酌加酒捣匀，外敷患处。

【现代研究】现代临床用于治疗头痛，腰疼腹痛，产褥热，瘰疬，痈肿和流注等。

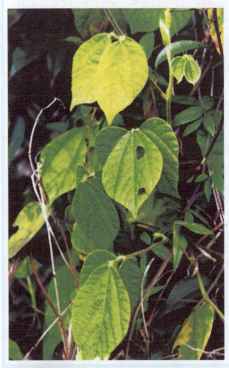
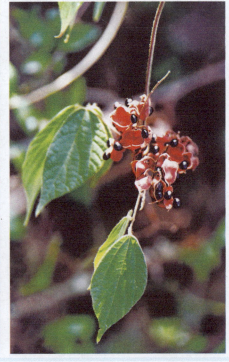

洋槐花

【来源及药用部位】豆科植物刺槐 *Robinia pseudoacacia* L.的花。

【本草论述】《贵州民间方药集》："治大肠下血，咯血，吐血，血崩。"

【形态特征】落叶乔木或灌木，高可达25m。树皮褐色，有深裂槽，枝上具刺针。单数羽状复叶互生，托叶变化为针刺，小叶7～19枚，椭圆形至长卵形，长2.5～4.5cm，先端圆或钝，有时微凹，有小刺尖，基部圆形或阔楔形，全缘，质薄，鲜绿色。总状花序腋生，白色，芳香，萼钟形，5裂；花冠蝶形；雄蕊10，2体；子房圆筒状。荚果线状矩圆形而扁。种子4～10粒。

分布全国大部分地区，野生或栽培。

【性味功效】甘，凉。凉血止血，清热解毒。

【常用配方】**1.治痔疮下血** 洋槐花、虎杖、吉祥草各20g，水煎服。**2.治咯血** 洋槐花10g，土大黄、反背红各20g，水煎服。**3.治崩漏** 洋槐花20g，马齿苋30g，石灰菜20g，水煎服。**4.治疮痈肿毒** 洋槐花适量，水煎外洗。

【主要化学成分】花含洋槐苷，刀豆酸，鞣质，黄酮类和蓖麻毒蛋白等。

【现代研究】现代临床用于治疗月经不调，痔疮出血和疮痈肿痛等。

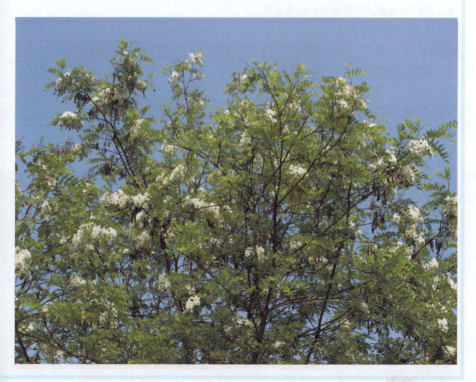

山豆根（小黄连、苦豆根）

【来源及药用部位】豆科植物越南槐 *Sophora tonkinensis* Gapnep. 的根及根茎。

【本草论述】《开宝本草》："解诸药毒，止痛，消疮肿毒，急黄发热，咳嗽，杀小虫。"

【形态特征】灌木，高1～2m。根常为2～5条，圆柱形，黄褐色。茎圆柱形，有沟槽，密被短柔毛。单数羽状复叶互生，小叶11～17枚，长圆状卵形或卵形，长3～4cm，宽1.2～1.6cm，顶端小叶较大，椭圆形，先端钝圆，基部圆形，背面密被短柔毛，全缘。总状花序顶生，花萼阔钟状，蝶形花冠黄白色；雄蕊10，雌蕊1。荚果紫黑色，串珠状。种子3～5粒。

生于山坡、灌丛中。分布贵州、广东、广西和云南等地。

【性味功效】苦，寒。清热解毒，消肿止痛。

【常用配方】**1.治喉中发痈** 用山豆根，磨醋噙之，追涎即愈。**2.治疮癣** 山豆根捣末，腊月猪脂调涂。**3.治热证上腹痛** 山豆根3g，切细，温开水吞服。**4.治咽喉肿痛** 山豆根3g，泡水服。

【主要化学成分】根含苦参碱，氧化苦参碱，甲基金雀花碱，安那吉碱，广豆根素，环广豆根素，广豆根酮和山槐素等。

【现代研究】药理研究显示有抗菌、祛痰、镇咳、抗溃疡、镇静、镇痛、平喘、抗心律失常和抗肿瘤等作用。山豆根中毒表现有头痛，头晕，恶心，呕吐，腹泻，四肢颤抖，心率加快等，严重者可因呼吸衰竭而致死亡。现代临床用于治疗宫颈糜烂，钩端螺旋体病，痔疮，急性扁桃体炎，急性咽喉炎。

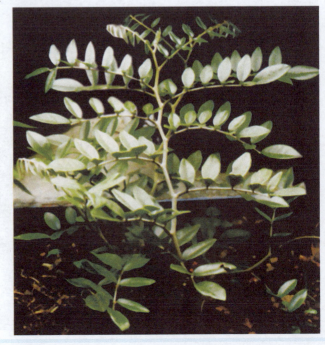

苦 参

【来源及药用部位】豆科植物苦参*Sophora flavescens* Ait.的根。

【本草论述】《本经》："主心腹结气，癥瘕、积聚，黄疸，溺有余沥，逐水，除痈肿；补中明目止泪。"

【形态特征】亚灌木，高50～150cm。根圆柱形，外皮黄色。茎枝草本状，绿色，有纵沟，幼时被黄毛。单数羽状复叶互生，小叶5～21枚，卵状椭圆形、长椭圆形或披针形，先端圆或钝尖，基部阔楔形，全缘。总状花序顶生，苞片线形，花淡黄白色；萼钟状，先端5裂；花冠蝶形；雄蕊10；雌蕊1。荚果线形。种子3～7粒。

生于山坡、草地、平原、路旁等向阳处。各地均有分布。

【性味功效】苦，寒；小毒。清热燥湿，杀虫止痒。

【常用配方】**1.治皮肤瘙痒** 苦参、月亮叶各适量，水煎洗。**2.治胃脘疼痛** 苦参研末，每吞服2～3g。**3.治湿热痢疾、脓血便** 苦参、地蜂子各10g，水煎服。**4.治阴虱** 苦参、百部各适量，泡酒外搽。

【主要化学成分】含苦参碱、氧化苦参碱、槐定碱、异苦参碱等多种生物碱，还含苦参新醇A、B、C、D等黄酮类化合物，苦参皂苷、大豆皂苷等三萜皂苷和醌类化合物等。

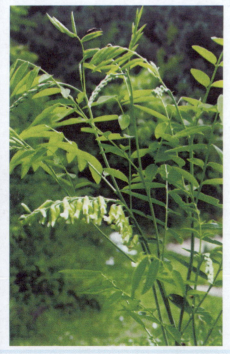 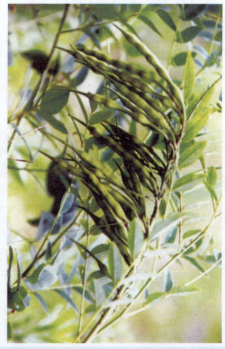

【现代研究】药理研究显示有抗心律失常作用。可增加冠状血管流量，抗心肌缺血，还有显著的平喘、抗过敏、升高外周白细胞作用。对痢疾杆菌、大肠杆菌、变形杆菌等有明显抑制及抗滴虫、抗病毒、抗肿瘤等作用。现代临床用于治疗宫颈炎，宫颈糜烂，滴虫性阴道炎，中耳炎，蛲虫病和白癜风等。

槐花（中国槐）

【来源及药用部位】豆科植物槐 *Sophora japonica* L.的花蕾。

【本草论述】《日华子本草》："治五痔，心痛，眼赤，杀腹藏虫及热，治皮肤风，并肠风泻血，赤白痢。"

【形态特征】落叶乔木，高达25m。树皮灰色或深灰色，粗糙纵裂，内皮鲜黄色，有臭味；枝棕色，皮孔明显。单数羽状复叶互生，长达25cm，叶柄基部膨大；小叶卵状长圆形或卵状披针形，先端尖，基部圆形，全缘。圆锥花序顶生；花乳白色，萼5浅裂；花冠蝶形，旗瓣阔心形；雄蕊10；子房筒状。荚果长2.5～5cm，有节，呈珠状，肉质，不开裂。种子6粒，深棕色。花期7～8月，果熟期10～11月。

生于山坡、平原或栽种于庭院。分布于我国大部分地区。

【性味功效】苦，凉。清热，凉血，止血。

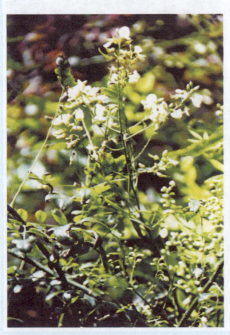
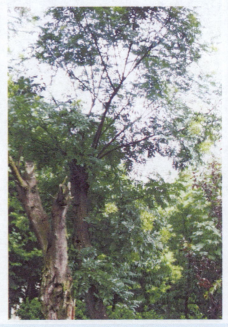

【常用配方】**1.治便血、痔血** 槐花炭、地榆炭各20g，水煎服。**2.治肝阳上亢头痛眩晕** 槐花适量，水煎代茶饮服；或配伍豨莶草、夏枯草各15g，水煎服。**3.治风热目赤、头痛** 槐花、菊花、蝉蜕各10～12g，水煎服。

【主要化学成分】含赤豆皂苷（Ⅰ、Ⅱ、Ⅴ），大豆皂苷（Ⅰ、Ⅲ），槐花皂苷（Ⅰ、Ⅱ、Ⅲ），槲皮素，芸香苷，异鼠李素，白桦脂醇和槐花二醇等。花油中含月桂酸等。

【现代研究】药理研究显示能缩短出、凝血时间，具止血作用，炒炭后作用更显著，还能降低毛细血管的通透性和脆性，对实验动物有短暂而显著的降压作用，对多种皮肤真菌有不同程度抑制作用。现代临床用于治疗高血压病，急性乳腺炎，颈淋巴结结核，痔疮便血，急性结膜炎和银屑病等。

槐角（槐实）

【来源及药用部位】豆科植物槐 *Sophora japonica* L.的果实。

【本草论述】《本经》："主五内邪气热，止涎唾，补绝伤，五痔，火疮，妇人乳瘕，子藏急痛。"

【形态特征】见"槐花"该项下。

【性味功效】苦，寒。清热润肝，凉血止血。

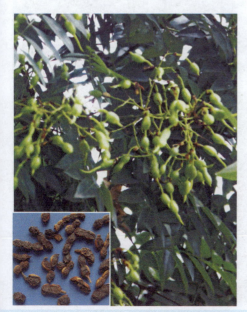

【常用配方】**1.治便血、痔血** 槐角炭、麦门冬各15g，水煎服。**2.治血淋并崩漏** 槐角、贯众各等量，研末，每次5g，醋煎同煎，去渣温服。**3.治眼热目暗** 槐角、黄连各60g，研末，蜜炼如梧子大，温水送下20丸。**4.治烫伤** 槐角烧存性，取适量，拌麻油调敷伤处。

【主要化学成分】含多种黄酮类，种子含油酸、亚油酸和亚麻酸等。

【现代研究】药理研究显示能缩短出、凝血时间，具止血作用，炒炭后作用更显著，还能升血糖，对葡萄球菌、大肠杆菌有不同程度抑制作用。现代临床用于治疗高血压病，急性结膜炎，急性膀胱炎血尿淋漓，急性结肠炎和痔疮等。

白刺花（白花刺）

【来源及药用部位】豆科植物白刺花 *Sophora viciifobia* Hance的根。

【本草论述】《全国中草药汇编》："清热解毒，利湿消肿，凉血止血。"

【形态特征】矮小灌木，高约1.2m。树皮灰褐色，多疣状突起；枝条棕色，近无毛，具锐刺。单数羽状复叶互生，小叶11～21枚，长倒卵形，长7～12mm，宽2～7mm，先端微凹，有小刺尖，基部圆形，全缘，背面疏生平伏白毛。总状花序生于老枝顶，花6～12朵，白色或蓝白色，有短花梗；萼小，5齿；花冠长1.5cm。荚果长3～6cm，串珠状，有长嘴，荚节3～5个。种子椭圆形。

生于山坡、路旁及灌丛中。分布贵州及河北、陕西、甘肃、湖北、江苏、浙江、广西、云南、四川等地。

【性味功效】苦，寒。清热解毒，利尿消肿，凉血止血，杀虫。

【常用配方】**1.治鼻衄血**　白刺花根15g，水煎服。**2.治热毒疮肿**　鲜白刺花尖适量，捣绒敷患处。**3.治便血**　白刺花根、苦参各9g，水煎服。

【主要化学成分】叶含总生物碱约1%，槐果碱含量为0.4%～0.53%。

【现代研究】现代临床用于治疗鼻出血，化脓性皮肤感染，痔疮出血以及膀胱炎小便刺痛、出血等。

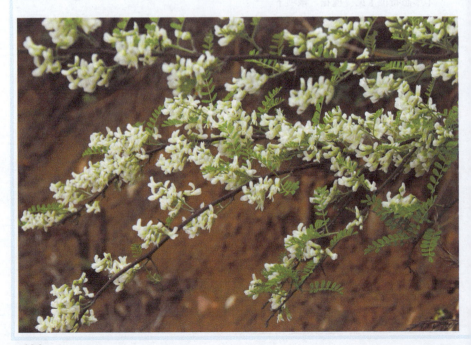

鸡血藤

【来源及药用部位】豆科植物密花豆*Spatholobus suberectus* Dunn的藤茎。

【本草论述】《本草纲目拾遗》："其藤最活血，暖腰膝，已风瘫。"

【形态特征】攀援灌木。茎无毛。小叶3，阔椭圆形，先端锐尖，基部圆形或近心形，上面疏被短硬毛，下面沿脉疏被短硬毛，脉腋间有髯毛，全缘。花多数排列成大型圆锥花序；萼筒状，萼齿5；花冠白色，蝶形；花药二型，5大5小；子房密被白色短硬毛。荚果刀状，被茸毛，有网脉。种子1枚。花期夏季。

生于林下或灌丛中。分布于广东、广西、云南和贵州等地。

【性味功效】苦、甘、温。补血行血，舒筋活络。

【常用配方】**1.治风湿痹证**　鸡血藤、忍冬藤、络石藤、首乌藤各20～30g，水煎服。**2.治经闭、痛经**　鸡血藤、益母草各20g，红花6g，牛膝各12g，水煎服。**3.治跌打损伤**　鸡血藤30g，苏木、骨碎补各15g，水煎服。

【主要化学成分】含鸡血藤醇，铁质，豆甾醇，菜油甾醇，β-谷甾醇，儿茶酚，鞣质，还原糖，中性树脂和挥发油等。

【现代研究】药理研究显示能刺激造血系统，增加白细胞、血红蛋白和血小板数量；还有镇痛和排铅作用，抑制金黄色葡萄球菌、脑膜炎双球菌、肺炎双球菌、大肠杆菌、绿脓杆菌等。现代临床用于治疗再生障碍性贫血，放射性白细胞减少症，坐骨神经痛，多发性神经炎和风痹后神经痛等。

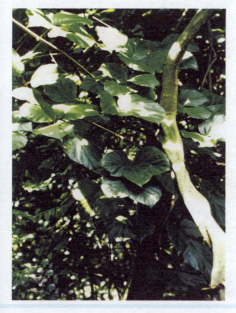
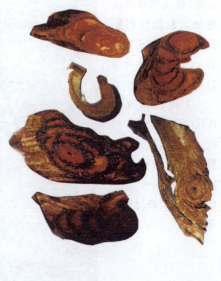

石莲藤（苦石莲子、南蛇勒）

【来源及药用部位】豆科植物喙荚云实 *Caesalpinia minax* Hance 的嫩枝叶、根、种子（苦石莲）。

【形态特征】有刺藤状灌木。嫩枝叶有短柔毛。二回羽状复叶互生；叶柄及总轴有散生钩刺；羽片5～8对，每羽片有小叶6～12对；小叶片椭圆形或卵状披针形。总状花序；花5数，黄白色，内有紫色斑纹；雄蕊10，分离，花丝下部有毛。荚果长圆形，密生针状刺。种子4～8颗，长圆形。

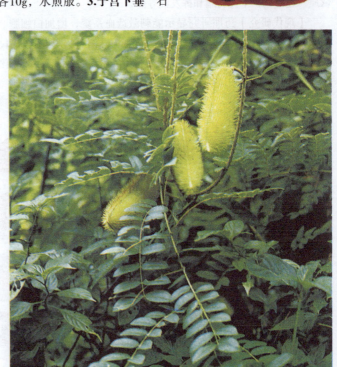

【性味功效】苦，寒。清热解毒，祛瘀消肿，杀虫止痒。

【常用配方】**1.痧病，感冒** 石莲藤嫩枝叶、茅莓根、磨盘草各12g，香附子15g，青蒿、马鞭草各10g，水煎服。**2.发高烧** 石莲藤嫩枝叶、功劳木各15g，穿心莲、马鞭草、竹叶各10g，水煎服。**3.子宫下垂** 石莲藤根60g，五指毛桃根、羊耳菊根各50g，同鸡肉炖服。**4.小儿烂头疮** 石莲藤嫩叶适量，捣烂，用第2次淘米水调涂患处。**5.急性胃肠炎** 石莲藤种子炒爆研末，每次开水冲服2g。

【现代研究】现代临床用于治疗痧病，外感风热，急性胃肠炎，痢疾，疟疾，子宫脱垂，疮疖，湿疹，跌打骨折等。

红三叶草(红车轴草)

【来源及药用部位】豆科植物红车轴草*Trifolium pratense* L. 的全草。

【本草论述】《中国药植图鉴》："镇痉，止咳，止喘。"

【形态特征】多年生草本，高30～80cm，有疏毛。茎匍匐，3小叶互生，叶柄长；小叶卵形或长椭圆形，先端钝或凹，基部圆楔形；边缘有毛茸、细锯齿；托叶卵形，先端甚尖。花多数密集成头状的总状花序；萼齿5，尖锐，具长毛：花冠蝶形，紫红色或淡红色；雄蕊10，2束；雌蕊1，花柱丝状。荚果小，多数含种子1粒。

生于山坡、草地以及疏林边。分布于我国大部分地区。

【性味功效】甘，平。止咳平喘，清热凉血。

【常用配方】**1.治痔疮出血**　红三叶草30g，用酒、水各半煎服。**2.治咳喘**　红三叶草、五匹风各30g，水煎服。**3.治疮痈溃烂难愈**　红三叶草制成软膏外敷患处。

【主要化学成分】全草含：兰柄花素，染料木素，大豆黄酮，红车轴草根苷和红车轴草素等。

【现代研究】药理研究显示有雌激素样作用，还有抗炎，降低胆固醇等作用。现代临床用于治疗痔疮出血，慢性支气管炎咳嗽气喘和皮肤痈肿溃疡等。

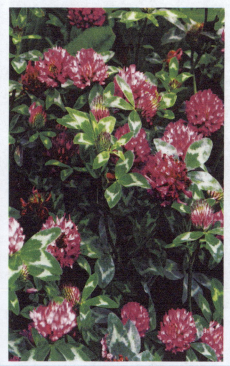
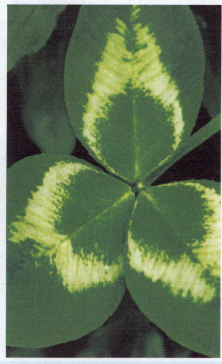

三消草（花生草、螃蟹花、和兰翘摇）

【来源及药用部位】豆科植物白车轴草 *Trifolium repens* L.的嫩茎叶或全草。

【本草论述】《贵州民间药物》："清热，凉血。"

【形态特征】多年生草本，高15～25cm。茎匍匐，蔓生无毛，随地生根。三出复叶，小叶互生，小叶片倒卵形或倒心形，先端圆形或微缺，基部阔楔形；托叶小，卵状披针形；边缘有细齿。叶与花序均由节上长出，小花成伞形球状花序；萼齿5；花冠蝶形，白色或淡红色；雄蕊10，2束；子房线形，花柱长而弯。荚果线形、种子3～4颗。花、果期5～10月。

全国各地普遍野生，或有栽种。

【性味功效】甘，平。清热解毒，凉血。

【常用配方】**1.治痔疮出血** 三消草50g，酒水各半煎服。**2.治肺热咳嗽** 三消草、三匹风各20g，水煎服。**3.治尿血** 三消草、小蓟各30g，水煎服。**4.治外伤出血** 鲜三消草适量，捣烂外敷伤处。

【主要化学成分】全草含植物雌激素，三叶豆苷，氨基酸，金丝桃苷和d-葡萄糖苷等。

【现代研究】现代临床用于治疗癫痫，痔疮出血，感冒咳嗽和支气管炎咳嗽等。

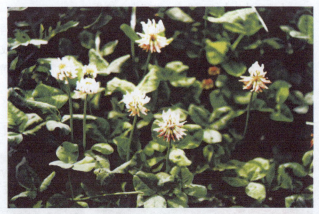

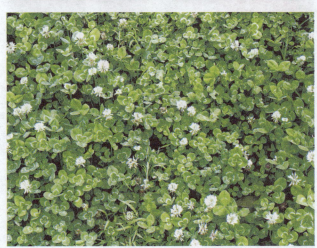

蚕 豆

【来源及药用部位】豆科植物蚕豆 *Vicia foba* Linn.的花、叶和种子。

【本草论述】《本草从新》："补中益气，涩精，实肠。"

【形态特征】一年生草本，高30~180cm。茎直立，有纵棱。双数羽状复叶互生，小叶2~4枚，叶片椭圆形、倒卵状椭圆形，长4~7cm，宽2~4.5cm，先端圆，具细尖，基部阔楔形，全缘。花1至数朵，腋生于短的总花梗上；萼钟状，萼齿披针形；花冠蝶形，旗瓣白色，翼瓣边白色，中央有黑或紫色斑块；雄蕊10，2体，雌蕊1。荚果长圆形而肥厚。种子矩圆形而扁。

全国各地均有栽培。

【性味功效】甘，平。健脾利湿，祛风，止血。

【常用配方】**1.治隔食** 蚕豆研磨成粉，红糖调服。**2.治水肿** 蚕豆6g，冬瓜6g，水煎服。**3.治秃疮** 鲜蚕豆捣碎，涂患处。

【主要化学成分】蚕豆种子含巢菜碱苷，蛋白质，磷脂，胆碱，植物凝集素等。

【现代研究】现代临床用于治疗水肿，秃疮和消化不良等。主要作蔬菜食用。

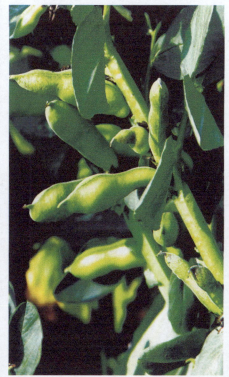 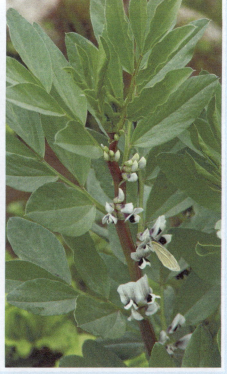

野豌豆（大巢菜）

【来源及药用部位】豆科植物野豌豆 *Vicia sativa* L.的全草或种子。

【本草论述】《河北中草药》："祛风除湿，和血调经，祛痰止咳，补肾。"

【形态特征】一年生草本，高25～60cm，全株被疏黄色短柔毛。双数羽状复叶，顶端有卷须；小叶8～16枚，叶片矩形或倒披针形，先端截形，有小细尖，基部楔形，全缘。总状花序腋生；花1～3朵，蝶形；红色或玫瑰红色；萼管状，萼齿线形；雄蕊10，二体；雌蕊1。荚果略扁，成熟时棕色。种子多数，圆球形，黑色。花、果期6～8月。

生于山坡、草地上。分布于全国各地。

【性味功效】甘，温。祛痰止咳，和血调经，截疟。

【常用配方】**1.治月经不调**　野豌豆种子、小血藤各15g，泡酒内服。**2.治咳嗽痰多**　野豌豆30g，竹茹9g，水煎服。**3.治湿热黄疸兼水肿**　野豌豆、黄脚鸡、水皂角、臭草根、旋花根各12g，水煎服。**4.治产后乳少**　野豌豆30g，旋花根20g，炖猪蹄吃。

【主要化学成分】全草含维生素B_1、B_2、C，蛋白质和微量氢氰酸，黄酮类，甾醇类，香豆素类，氨基酸，矿物质等；叶含抗坏血酸，种子含蛋白质、精氨酸和羟丁氨酸等。

【现代研究】现代临床用于治疗阴囊湿疹，疟疾，鼻出血，月经不调和感冒咳嗽等。

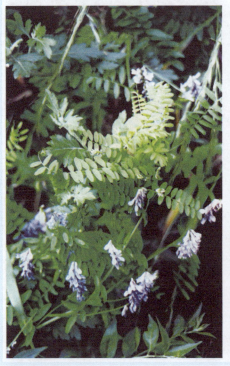
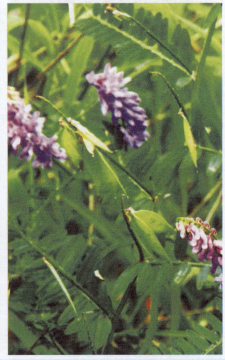

歪头草（三玲子）

【来源及药用部位】豆科植物歪头草 *Vicia unijuga* A. Brown的根及嫩叶。

【本草论述】《贵阳民间药物》："补虚调肝"。

【形态特征】多年生草本，高达1m。基部有木质块茎。幼枝被淡黄色柔毛。双数羽状 复叶互生，有短柄，先端卷须不发达而变为针状；卵形或菱状椭圆形，先端尖，基部宽楔形，两面近无毛。总状花序腋生，花数朵或十数朵密生上部；花萼斜钟状，5齿裂；蝶形花冠 蓝紫色。荚果长矩形。

生于山坡、灌木林缘或草丛中。分布于全国大部分地区。

【性味功效】甘，平。补虚安神，行气止痛。

【常用配方】**1.治头晕目眩** 歪头草、南布正、夏枯草各20g，水煎服。**2.治失眠** 歪头草、山枝茶、夜交藤各30g，水煎服。**3.治胃痛** 歪头草、苦荞头、青木香各10g，水煎服。**4.治劳伤** 歪头草、八爪金龙、黑骨藤、七叶莲各15g，酒水各半煎服。

【主要化学成分】叶含大波斯菊苷，木犀草素-7-葡萄糖苷，植物凝集素等。

【现代研究】现代临床用于治疗高血压头晕，胃痛，感冒等。

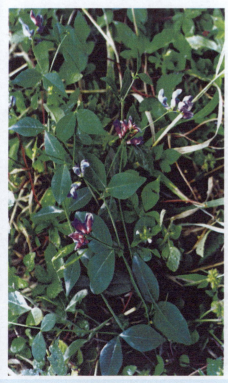
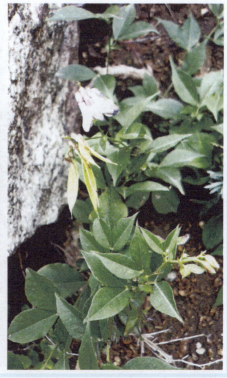

豇 豆

【来源及药用部位】豆科植物豇豆 *Vigna sinensis* (L.) Savi 的叶和根。

【本草论述】《本草从新》："散血消肿，清热解毒。"

【形态特征】一年生缠绕草本，无毛。三出复叶，互生；顶生小叶片菱状卵形，先端急尖，基部近圆形或宽楔形，两面无毛；侧生小叶稍小，斜卵形；托叶卵形，着生处下延成一短距。总状花序腋生，花序较叶短，着生2～3朵花；小苞片匙形，早落；萼钟状，无毛；花冠蝶形，淡紫色或带黄白色；雄蕊10；子房无柄，被短柔毛。荚果条形，下垂。种子肾形或球形，褐色。花期6～10月。

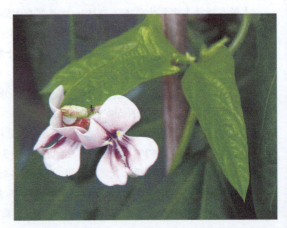

全国各地均有栽培。

【性味功效】甘、淡，平。健脾益气，消积，解毒。

【常用配方】**1.治小儿疳积** 豇豆根30g，研为末，蒸鸡蛋吃。**2.治妇女白带，男子白浊** 豇豆根150g，藤藤菜根150g，炖肉或炖鸡吃。**3.治疔疮** 豇豆根适量，捣绒敷患处。**4.治小便不通** 豇豆叶120g，水煎服。

【主要化学成分】含蛋白质，糖类，磷，钙，铁，维生素B_1和B_2等。

【现代研究】现代临床用于治疗脾胃虚弱，消化不良，白带，痔血及疔疮等。

紫 藤

【来源及药用部位】豆科植物紫藤 *Wistaria sinensis* Sweet的根、茎皮。

【本草论述】《本草拾遗》："作煎如糖，下水良。主水癊病。"

【形态特征】木质藤本，高达10m。茎灰褐色，缠绕性。单数羽状复叶互生，有长柄，叶轴被疏毛；小叶3～6对，小叶柄被密毛；小叶卵形或卵状披针形，长4.5～11cm，宽2～5cm，先端渐尖，基部圆或阔楔形，全缘。下垂总状花序，花大，紫色；萼钟状；花冠蝶形，瓣全具爪。荚果扁条形，长10～20cm，密生黄色茸毛。种子1～3颗，扁圆形。花期4～5月，果熟期9～11月。

生于山坡、疏林缘、溪谷两旁，空旷草地，也栽培在庭园内。全国各地多有栽培，长江以南有时野生。

【性味功效】甘、苦，温。解毒杀虫，止吐泻。

【常用配方】**1.治疥癣瘙痒** 紫藤适量，醋煮外搽。**2.治胃脘痛** 紫藤研末，每次吞服1～2g。**3.治蛲虫、蛔虫腹痛** 紫藤5g，水煎服。**4.治食积泄泻** 紫藤5g，地瓜藤20g，水煎服。

【主要化学成分】茎皮含紫藤苷及树脂。叶含木犀草素–7–葡萄糖苷，鼠李糖苷，芹菜素–7–葡萄糖苷等。

【现代研究】现代临床用于治疗皮肤真菌感染，疥疮，蛲虫病，蛔虫病，消化不良和急性胃肠炎等。

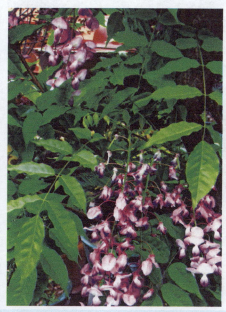
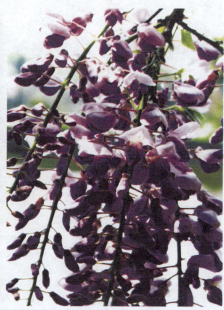

人字草

【来源及药用部位】豆科植物丁癸草 *Zornia diphylla* autc. non (L.) Pers.的全草。

【本草论述】《岭南采药录》："生肌，合诸疮口。"

【形态特征】一年或多年生草本，长20～60cm。根较粗壮，有分枝。茎丛生，披散成匍匐状。小叶双生于叶柄顶端呈人字形，叶片狭长椭圆形或披针形，厚纸质，叶片顶端有1小刺，全缘。总状花序顶生，花数朵；苞片2；花萼膜质，二唇形；雄蕊10，子房无柄，花柱线形。荚果条形。

生于山野路旁。分布于东南、华南以及西南地区。

【性味功效】甘、淡，凉。清热利湿，祛瘀消肿。

【常用配方】**1.治湿热泄泻、痢疾** 人字草、铁苋菜各30g，水煎服。**2.治湿热黄疸、胁痛** 人字草20g，马蹄草30g，车前草20g，水煎服。**3.治跌打肿痛** 人字草、连钱草各20g，酒水各半煎服。**4.治小儿疳积** 人字草10g，蒸猪肝吃。**5.治蛇咬伤** 人字草适量，捣烂外敷。

【主要化学成分】全草含黄酮苷，酚类和氨基酸等。

【现代研究】药理研究显示对金黄色葡萄球菌有抑制作用。现代临床用于治疗泌尿系感染，毒蛇咬伤，小儿营养不良，急性传染性肝炎，痔疮，胃肠炎、腹泻以及急性乳腺炎等。

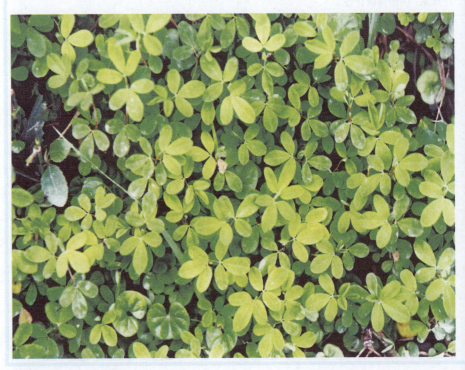

透骨香（滇白珠）

【来源及药用部位】杜鹃花科植物云南白珠树 *Gaultheria yunnanensis* (Franch.) Re. 的全株。

【本草论述】《贵阳民间药物》："治风湿关节疼痛，跌打损伤。"

【形态特征】常绿或落叶小灌木，高可达3m。全株有强烈的香气，枝条细长，带红紫色或红绿色。叶互生，革质，卵形或长卵形，先端长渐尖，尖尾状，基部心形或钝圆形，边缘具细齿，略向外卷。总状花序顶生和腋生，长2~6cm，小花6~10朵。蒴果球形，成熟时蓝黑色。花期6~7月，果熟期8~10月。

生于山野草地及丛林边。分布于陕西及长江流域以南各地。

【性味功效】辛，温。祛风除湿，活血通络。

【常用配方】**1.治风湿关节疼痛**　透骨香3g，水煎服。**2.治湿疹**　透骨香适量，水煎浸洗患处。**3.治水肿**　透骨香15g，车前草9g，水煎服。

【主要化学成分】透骨香叶含挥发油，主要成分为水杨酸甲酯。

【现代研究】药理研究显示有解热，镇痛及抗风湿等作用。现代临床用于治疗风湿关节痛，跌打损伤，牙痛，湿疹和皮肤痒痛等。

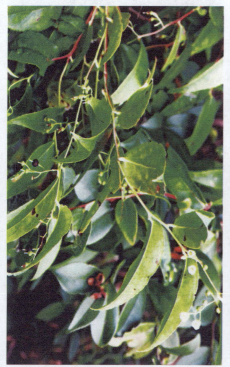
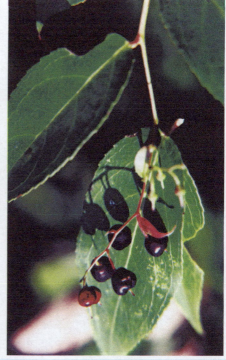

小米柴

【来源及药用部位】杜鹃花科植物珍珠花 *Lyonia ovalifolia* (Wall.) Drude. 的枝叶、果实。

【本草论述】《全国中草药汇编》："活血，祛瘀，止痛。"

【形态特征】半常绿或落叶灌木、小乔木，高4~12m。枝条淡褐色。叶互生，叶片坚纸质，卵形或椭圆状卵形，先端急尖或短渐尖，基部钝圆，全缘，表面深绿色，背面淡绿色，中脉在表面凹陷，背面凸起，侧毛羽状。总状花序腋生，长5~10cm，小花15~25朵；花萼深5裂，花冠圆筒状，白色，有香气；雄蕊10；子房近球形。蒴果球形，室背开裂。花期5~7月，果熟期7~9月。

生于海拔700~2 800m的林中。分布于陕西及西南、华南各地。

【性味功效】辛，温；有毒。祛风解毒，活血止痛。

【常用配方】**治癣疮** 小米柴适量，水煎外搽。

【主要化学成分】叶中含缐木毒A和D，槲皮素，金丝桃苷，熊果酸和齐墩果酸等。

【现代研究】现代临床用于治疗湿疹和皮肤疮癣等。

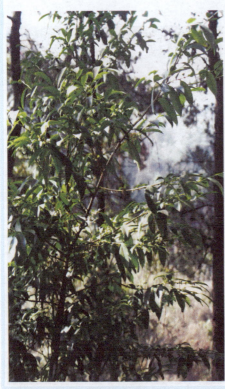
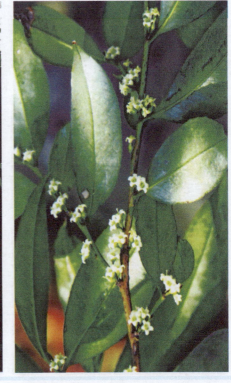

小果珍珠花（綟木）

【来源及药用部位】杜鹃花科植物小果珍珠花 *Lyonia ovalifolia* (Wall.) Drude. var. *ellioptica* (Sieb. et Zucc.) Hand.–Mazz. 的枝叶、果实和根。

【本草论述】《本草拾遗》："主风血羸瘦，补腰脚，益阳道，宜酒浸。"

【形态特征】落叶灌木或小乔木，高3～7m。幼枝有微毛，后脱落。叶互生，叶片纸质，卵形或卵状椭卵形，先端急尖或渐尖，基部圆形、圆楔形或近心形，全缘，下面脉上有柔毛。总状花序生于去年枝条叶腋，长3～8cm；萼片三角状卵形；花冠白色，5浅裂；雄蕊10；子房4～5室，有毛。蒴果扁球形，较小。花期6月，果熟期10月。

生于向阳坡灌丛中。分布于长江流域以南各地。

【性味功效】甘，温。补脾益肾，活血强筋。

【常用配方】**1.治脾虚泄泻** 綟木叶30～60g，水煎服。**2.治肾虚遗精** 綟木果、金樱果各30g，水煎服。**3.治午后潮热** 綟木根15～30g，麦冬、生大黄各9g，荆芥3g，水煎服。

【主要化学成分】花、叶含綟木毒A、B、C和D，綟木酸，熊果酸，槲皮素，谷甾醇，黄酮及其苷类化合物等。

【现代研究】药理研究显示可导致骨骼肌特异性痉挛的作用。现代临床用于治疗慢性腹泻，跌打损伤和腰膝无力等。

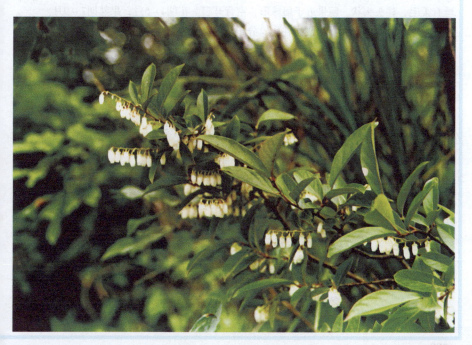

马醉木

【来源及药用部位】杜鹃花科植物马醉木 *Pieris japonica* (Thunb.) D. don ex G. Don的全株。

【本草论述】《全国中草药汇编》："主治疥疮。"

【形态特征】常绿灌木或小乔木，高2~4m。树皮棕褐色，小枝开展，无毛；冬芽倒卵形，呈覆瓦状排列。叶密集于枝顶，叶片革质，椭圆形卵状披针形或倒披针形，先端短渐尖，基部狭楔形，

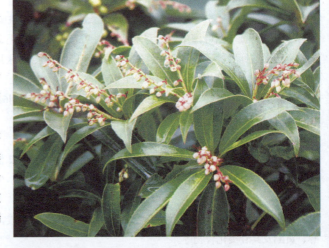

全缘，表面深绿色，有光泽，背面淡绿色，主脉在两面隆起。总状或圆锥花序顶生或腋生于枝顶，长8~14cm，花序轴有毛；萼片三角状卵形；花冠白色，坛状；雄蕊10，花丝有柔毛，柱头头状。蒴果近于扁球形，室背开裂。花期4~5月，果熟期7~9月。

生于山坡疏林下、林缘或溪谷边。分布于安徽、浙江、江西、福建和台湾等地。

【性味功效】苦，凉；大毒。杀虫。

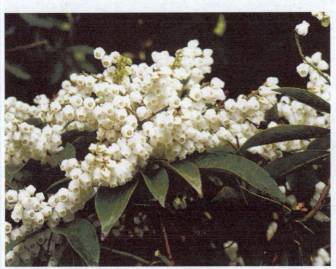

【常用配方】
治疥疮 马醉木叶适量，水煎，浸洗或外敷患处。

【主要化学成分】叶含马醉木毒素，马醉木素，马醉木槲皮素和蒲公英赛醇等。

【现代研究】现代临床用于治疗疥疮。

小叶杜鹃（头花杜鹃）

【来源及药用部位】杜鹃花科植物头花杜鹃 *Rhododendron capitatum* Maxim.的叶或花。

【本草论述】《中国民族药志》："祛胃寒，生胃热，平喘，止咳。"

【形态特征】常绿小灌木，高50~100cm。茎直立，多分枝，微弯曲，节间短，幼枝淡绿色，老枝深褐色。叶小，互生，近革质，长椭圆状卵形，先端圆钝，具短尖头，基部楔形，下延至叶柄，两面密生鳞片。顶生伞形花序，排成头状，花5～8朵，花梗极短；花萼5深裂；花冠钟状，蓝紫色，上部5裂；雄蕊10，伸出花冠外；子房2，密被鳞片。蒴果卵形，被鳞片，花萼宿存。花期6～7月，果熟期8～9月。

生于海拔2 500～3 800m的高原、灌丛或杂木林中。分布于陕西、甘肃、青海、四川和云南等地。

【性味功效】辛，温。祛痰止咳，暖胃止痛。

【常用配方】治久咳、虚喘　小叶杜鹃鲜叶6～9g，水煎服；或干品60g，酒浸泡1周，去渣，每次10ml，饮服，每日2次。

【主要化学成分】叶和嫩枝含多种挥发油，水提物中还含有东莨菪素，木藜芦毒素，棉子糖，金丝桃苷，头花杜鹃素和杨梅树皮素等。

【现代研究】现代临床用于治疗慢性胃病寒痛症，慢性支气管炎痰多咳喘和咽喉炎等。

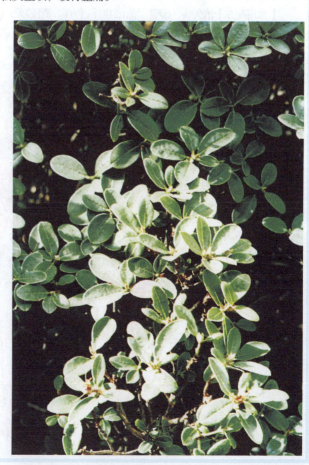

满山红

【来源及药用部位】杜鹃花科植物兴安杜鹃*Rhododendron dauricum* L.的叶。

【本草论述】《东北常用中草药手册》："止咳，祛痰。"

【形态特征】半常绿灌木，高1～2m。树皮淡灰色。多分枝，小枝细而弯曲，暗灰色，有鳞片和柔毛。叶互生，叶柄有微毛；叶片近革质，集生于小枝上部，椭圆形或卵状长圆形，先端钝，具短尖头，基部楔形，全缘，上面深绿色，下面淡绿色，密生腺鳞；冬季卷成筒状，揉之有香气。花1～4朵生于茎顶，先叶开放，粉红色或紫红色；花萼短小，分裂；花冠漏斗状，5裂；雄蕊10，伸出花冠；子房1，密被鳞片。蒴果长圆形，先端开裂。花期5～6月，果熟期7～8月。

生于山脊、山坡或林下酸性土壤上。分布于内蒙古、黑龙江、吉林等地。

【性味功效】辛、苦，寒；小毒。祛痰，止咳。

【常用配方】**治久咳、虚喘** 满山红叶粗末60g，酒浸7天，过滤，每次服15ml，每日2次。

【主要化学成分】叶含金丝桃苷，异金丝桃苷，杜鹃素，山柰酚，槲皮素，杜鹃黄素和香豆精类，酚酸类，挥发油等。

【现代研究】药理研究显示有镇咳，祛痰和平喘等作用。现代临床用于治疗急性、慢性支气管炎痰多咳喘等，另有映山红片、满山红糖浆，复方满山红胶囊等中成药用于临床。

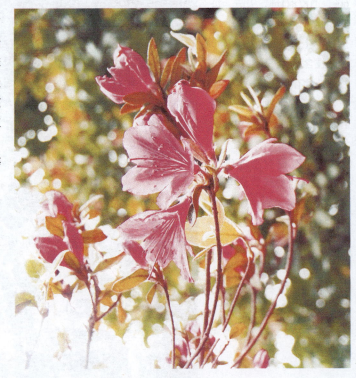

马缨花（马缨杜鹃）

【来源及药用部位】杜鹃花科植物马缨杜鹃 *Rhododendron delavayi* Franch. 的花。

【本草论述】《全国中草药汇编》："清热，解毒，止血，调经。"

【形态特征】常绿灌木或小乔木，高3~12m。枝条粗坚，直立，初生有丛卷毛。树皮棕色，呈不规则片状脱落。芽卵圆形，芽鳞多数，里面有白色茸毛。叶互生，叶柄有腺点；叶片厚革质，集生枝端，长椭圆状披针形，先端钝或微尖，基部楔形，全缘或微波状，上面深绿色，下面淡棕色，密被黄棕色茸毛。花10~20朵簇生于枝端，花序轴密被红褐色茸毛；花萼小，5裂；花冠钟形，紫红色，5裂；雄蕊10，长短不一；子房1，密被茸毛。蒴果长圆柱形，5棱，成熟时5纵裂。花期4~5月，果熟期9~10月。

生于海拔1 200~3 200m的山坡、路旁或村边灌丛中。分布于广西、贵州和云南等地。

【性味功效】苦，凉；小毒。清热解毒，凉血止血。

【常用配方】**1.治骨折或伤后脓肿** 马缨花鲜花60g，水煎服。**2.治吐血、便血和月经不调** 马缨花鲜花9~15g，水煎服。

【现代研究】现代临床用于治疗骨髓炎，流行性感冒，痢疾，消化道出血和月经不调等。

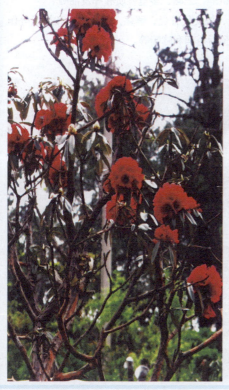
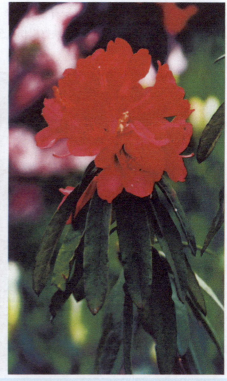

紫杜鹃（紫花杜鹃）

【来源及药用部位】杜鹃花科植物广东紫花杜鹃 *Rhododendron mariaei* Hance的全株。

【本草论述】《广西本草选编》："化痰镇咳，消肿止痛。"

【形态特征】常绿灌木，高1～3m。多分枝，枝开展，幼枝密被红褐色糙伏毛。花芽卵圆形，芽鳞密被长茸毛。叶二型；革质，集生枝顶，春叶椭圆状披针形，顶端急尖或渐尖，基部楔形；夏叶较小，椭圆形至倒卵形，先端钝或圆，基部楔形或微钝，表面深绿色，背面绿白色，疏生棕色糙伏毛。伞形花序顶生，有花7～15朵，花梗密被红棕色糙伏毛；花萼小；花冠漏斗形，淡紫色或暗紫色，芳香，5裂；雄蕊5，伸出花冠；子房1，密生细毛。蒴果卵圆形，成熟时褐色或暗褐色。花期3～4月，果熟期7～11月。

生于丘陵、山坡或灌丛中。分布于江西、福建、湖南、广西、贵州和广东等地。

【性味功效】辛、微苦，微温。祛痰止咳，消肿止痛。

【常用配方】**1.治跌打损伤肿痛**　紫杜鹃根3～6g，水煎，冲酒服。**2.治久咳、虚喘**　紫杜鹃花或枝叶60g，水煎分两次服。

【主要化学成分】叶含黄酮，酚类，有机酸，三帖，多量鞣质和挥发油等。

【现代研究】药理研究显示有止咳祛痰，抗支气管炎，解痉，缓慢降压和抗菌等作用。现代临床用于治疗气管炎，跌打损伤，颈后疮痈和哮喘等。

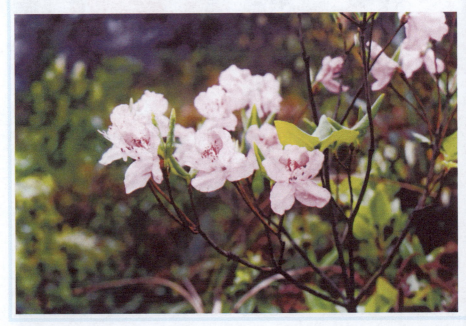

酒瓶花

【来源及药用部位】杜鹃花科植物亮毛杜鹃 *Rhododendron microphyton* Franch. 的根。

【本草论述】《云南中草药》："清热利尿。"

【形态特征】常绿小灌木，高0.5～2m。小枝细而多，淡褐色，密被红褐色伏毛。叶互生；叶柄短，被褐色糙伏毛；叶片革质，椭圆形或椭圆状卵形，先端锐尖，基部短楔形，全缘，表面深绿色，背面淡绿色，疏生红棕色扁平伏毛，中脉在两面稍明显。伞形或总状花序顶生，花3～6朵，花梗有光亮的红棕色细毛；花萼小；花冠漏斗形，淡紫红色、绯红色或鲜紫色，5裂；雄蕊5，较花冠长；雌蕊1，子房5室。蒴果小，卵形，外面密被红棕色糙伏毛。花期3～5月，果熟期6～7月。

生于山野、草地或山坡灌丛、松林、杂木林下。分布于陕西、四川、贵州和云南等地。

【性味功效】苦，凉。清热利尿。

【常用配方】**1.治小儿惊风** 酒瓶花根60g，水煎服。**2.治肾虚水肿，或小便淋漓** 酒瓶花根30g，血满草15g，山皮条、石椒草各12g，水煎服。

【现代研究】现代临床用于治疗小儿惊风抽搐，肾炎和肾盂肾炎等。

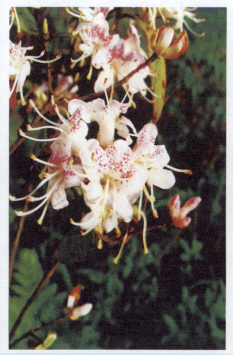
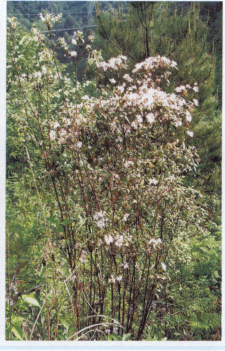

闹羊花（黄花杜鹃）

【来源及药用部位】杜鹃花科植物羊踯躅 *Rhododendron molle* G. Don的花。

【本草论述】《本经》："主贼风在皮肤中淫淫痛，温疟，恶毒，诸痹。"

【形态特征】落叶灌木，高1~2m。老枝光滑，带褐色，幼枝有短柔毛。单叶互生，叶柄短；叶片椭圆形至椭圆状倒披针形，先端钝而具短尖，基部楔形，边缘具向上微弯的刚毛，幼时背面密被灰白色短柔毛。花多数或顶生短总状花序，与叶同时开放；花金黄色，花冠漏斗状，先端5裂，裂片椭圆形至卵形。蒴果长椭圆形，熟时深褐色。花期4~5月，果熟期6~7月。

生于丘陵地带、山坡灌丛中。分布于华东、华南和西南各地。

【性味功效】辛，苦，温；有大毒。祛风除湿，散瘀止痛。

【常用配方】**1.治跌打损伤肿痛**　闹羊花适量，捣烂外敷伤处。**2.治偏正头痛**　鲜闹羊花的花捣烂，外敷后脑或痛处。**3.治皮肤顽癣**　鲜闹羊花的花捣烂外敷患处。**4.治风痰走注疼痛**　闹羊花、天南星各适量，研末，醋调敷患处。

【主要化学成分】含木藜芦毒素，石楠素，羊踯躅素，闹羊花毒素和山月桂萜醇等。

【现代研究】药理研究显示有镇痛，降低血压，抗菌和杀虫等作用。现代临床用于治疗神经性头痛，跌打损伤，肌肉痛，神经痛，癫痫，风湿病筋骨关节疼痛，牙痛，高血压，心律失常和辅助麻醉等。

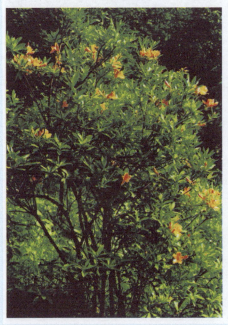
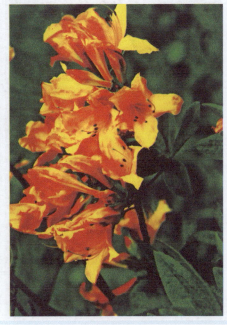

白花杜鹃（白花映山红）

【来源及药用部位】杜鹃花科植物白花杜鹃 *Rhododendron mucronatum* (Bl.) G.Don的花、根或茎叶。

【本草论述】《分类草药性》："治吐血，崩症，去风寒，和血。"

【形态特征】常绿或半常绿的多枝灌木，高2～3m。幼枝具灰色粗毛。单叶近轮生，革质，叶片椭圆形或椭圆状披针形，先端钝尖或有短尖头，基部楔形，全缘；上面露出色，被灰褐色伏毛，下面青绿色，被棕褐色伏毛。花1～3朵顶生，芳香；萼片5，披针形，露出色；花冠白色，阔漏斗形，裂片卵状椭圆形；雄蕊5～10，花药紫色；子房上位，花柱细长，柱头头状。蒴果有毛。花期4～5月，果熟期9月。

栽培或野生。分布于我国西南、华东和西北等地。

【性味功效】辛、甘，温。和血，散瘀，止咳。

【常用配方】**1.治咯血**　白花杜鹃干花0.3～1g，开水送服。**2.治风湿痹痛**　白花杜鹃根、铁筷子、千斤拔各15g，水煎服。**3.治带下**　白花杜鹃花15g，羊奶奶根10g，水煎服。**4.治遗精**　白花杜鹃根、金樱子根各15g，水煎服。

【主要化学成分】花含杜鹃黄苷和杜鹃黄素。叶含有槲皮素、山萘酚，原儿茶酸，杜鹃醇，香荚兰酸和丁香酸等。

【现代研究】现代临床用于治疗肺结核咯血，风湿性关节炎，带下病和遗精等。

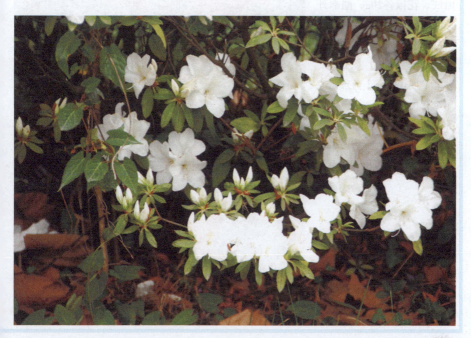

映山红（杜鹃花）

【来源及药用部位】杜鹃花科植物杜鹃 *Rhododendron simsii* Planch. 的花。

【本草论述】《分类草药性》："治吐血，崩症，去风寒，和血。"

【形态特征】落叶或半绿灌木，高2～5m。多分枝，幼枝密被红棕色或褐色扁平糙伏毛，老枝黄灰色。卵状椭圆形或长卵状披针形，先端锐尖，全缘。伞形花序，2～6朵簇生枝端；萼片5深裂，裂片卵形至披针形，花冠宽漏斗状，玫瑰色至淡红色、紫色；子房5室。果卵圆形，密被棕色糙毛，花萼宿存。花期4～6月，果熟期7～9月。

生于丘陵山地或平地，疏灌丛中。分布于长江流域以南各地，冬至台湾，西至四川、云南、贵州等地。

【性味功效】甘、酸、平。和血，调经，止咳，祛风湿，解疮毒。

【常用配方】**1.治月经过多** 映山红、泥胡麻各10g，水煎服。**2.治肺热咳嗽** 映山红10g，虎杖20g，水煎服。**3.治湿疹瘙痒** 映山红、花椒各20g，醋泡外搽。**4.治跌打损伤肿痛** 映山红、花椒根或皮泡酒外搽。

【现代研究】药理研究显示有止咳祛痰和抗白内障等作用。现代临床用于治疗支气管炎咳嗽，湿疹、风疹瘙痒，跌打损伤和月经不调等。

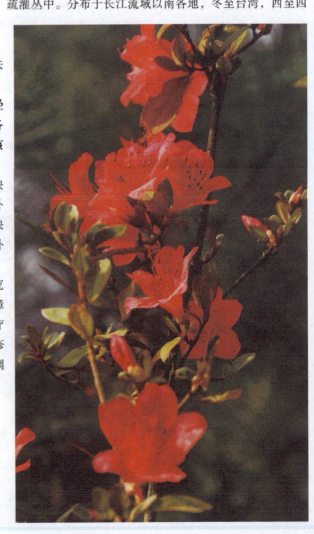

杜鹃根

【来源及药用部位】杜鹃花科植物杜鹃 *Rhododendron simsii* Planch. 的根。

【本草论述】《贵州民间方药集》："行血止痛,利湿止血。"

【形态特征】见"映山红"该项下。

【性味功效】甘、酸,温。和血止血,消肿止痛。

【常用配方】**1.治月经不调** 杜鹃根、香茶菜根、益母草、月季花各10～15g,水煎服。**2.治鼻衄** 杜鹃根15g,黄芩6g,青黛3g,水煎服。**3.治湿热痢疾便脓血** 杜鹃根12～15g,水煎服。**4.治跌打损伤肿痛** 杜鹃根皮适量,酒糟少许,捣烂外敷伤处。

【现代研究】现代临床用于治疗吐血,便血,痢疾,风湿关节疼痛,跌打损伤和月经不调等。

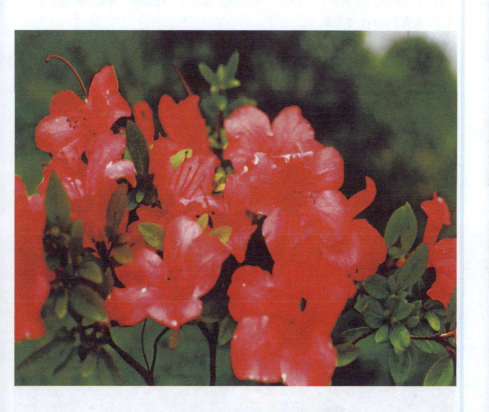

南烛子（乌饭果）

【来源及药用部位】杜鹃花科植物乌饭树 *Vaccinium bractetum* Thunb.的果实。

【本草论述】《本草纲目》："强筋骨，益力气，固精驻颜。"

【形态特征】常绿灌木或小乔木，高2～6m。幼枝被短柔毛，老枝紫褐色。叶柄无毛或被微毛。叶片薄革质，椭圆形、菱状椭圆形或披针状椭圆形，先端锐尖或渐尖，基部楔形、宽楔形，边缘有细锯齿。总状花序顶生或腋生，有花多数；苞片叶状，披针形；萼筒三角形，密被绒毛；花冠白色，筒状；雄蕊内藏，花丝细小；花盘密被短柔毛。浆果近球形，熟时紫褐色。花期6～7月，果熟期8～10月。

生于海拔400～1400m的山地、山坡林内或灌丛中。分布于华东、中南至西南和台湾等地。

【性味功效】酸、甘、平。补肝肾，强筋骨，益精气，止泻痢。

【常用配方】**1.治多梦遗精、头晕失眠** 南烛子、覆盆子、楮实子各30g，五味子4.5g，水煎服。**2.治体弱带下** 南烛子、金樱子、芡实各9g，水煎服。**3.治鼻衄、牙龈出血** 南烛子、旱莲草、女贞子各20g，水煎服。

【主要化学成分】果实含糖类，苹果酸，枸橼酸和酒石酸等。

【现代研究】现代临床用于治疗肾虚体弱，须发早白，筋骨无力，久泻遗精和带下病等。

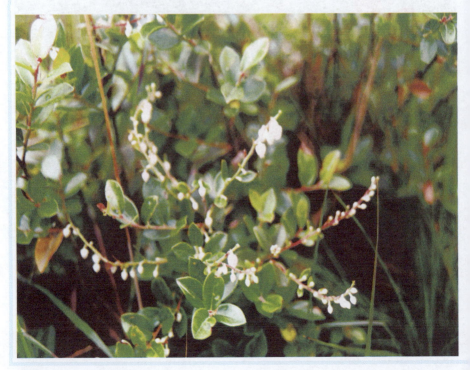

越 橘

【来源及药用部位】杜鹃花科植物越橘 *Vaccinium vitis-idaea* L.的成熟果实或叶。

【本草论述】《吉林中草药》: "止痛。治痢疾。"

【形态特征】常绿矮小灌木。地下部分有细长匍匐的根茎,地上部分植株高10~30cm,茎纤细,直立或下部平卧。单叶互生;叶片革质,椭圆形或倒卵形。短总状花序,生于去年生枝顶,稍下垂,有2~8朵花;苞片红色;小苞片2,卵形;萼筒短钟状无毛,萼片4;花冠白色或淡红色,钟状,4裂;雄蕊8;花柱丝状,稍超出花冠。浆果近球形,熟时紫红色。花期6~7月,果熟期8~9月。

生于海拔900~3 200m的落叶松林下、白桦林下、高山草原。分布于新疆、黑龙江、吉林、内蒙古等地。

【性味功效】苦、涩,温。利尿,解毒,止痛。

【常用配方】**1.治热淋小便涩痛** 越橘叶60g,水煎服。**2.治湿热泄泻** 越橘60g,水煎服。

【主要化学成分】果实含熊果酸,洋梨苷,毛柳苷,金丝桃苷,萹蓄苷,异槲皮苷,l-表儿茶精和维生素等。

【现代研究】药理研究显示越橘叶有抗菌和抗性激素样作用。现代临床用于治疗尿道炎,膀胱炎,急性肠炎和细菌性痢疾等。

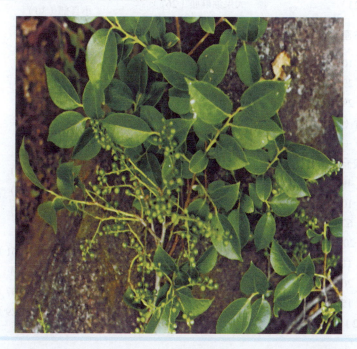

中文名笔画索引

拉丁学名索引

Gleditsia sinensis Lam. 皂荚（247）（248）

Glochidion eriocarpum Champ. ex Benth. 毛果算盘子（174）

Glochidion puberum （L.）Hutch. 算盘子（175）（176）

Glycine max(L.) Merr. 大豆（249）（250）（251）

Glycyrrhizo uralensis Fisch 甘草（252）

H

Hemerocallis crtrina Baroni萱草（42）（43）

Hericium coralloides (Scop.ex Fr.)Pers.ex Gray珊瑚状猴头菌

Hericium erinaceus (Bull.ex Fr.)Pers. 猴头菌（98）

Hosta plantaginea (Lam.) Ascherson玉簪（44）

Hosta ventricosa (Salisb.) Stearn紫萼（45）

Hydnocarpus anthelmintica Pierre. 大风子（151）

I

Ilex chinensis Sims四季青叶

Ilex cornuta Lindl. ex Paxt. 枸骨（192）（193）

llex franchetiana Loes. 山枇杷（194）

Ilex latifolia Thunb. 大叶冬青（195）

Ilex pernyi Franch. 猫儿刺（196）

Ilex pubeseens Hook. et Arn. 毛冬青（197）

Ilex purpurea Hassk.冬青（198）

Ilex rotunda Thunb. 铁冬青（199）

Ilex triflora Bl. 三花冬青（200）

Indigofera bungeana Walp. 铁扫竹（253）

Indegofera stachyoides Lindl. 茸毛木蓝（254）

J

Jatropha curcas L. 麻疯树（177）

Juncus bufonius L. 小灯芯草（190）

Juncus effuses L. 灯芯草（191）

K

Kummerowia striata (Thunb.) Schindl. 鸡眼草（255）

L

Lamiophlomis ritata (Benth.) Kudo独一味

Lamium amplexicaule L. 宝盖草（114）

Lentinus edodes (Berk.) Sing. 香覃（97）

Leonurus japonicus Houtt. 益母草（115）（116）

Leonurus pseudomacranthus Kitag.錾菜（117）

Lespedeza bicolor Turcz.胡枝子（256）

Lespedeza cuneata (Dum.Cours.) G. Don铁扫帚（257）

Lespedeza formosa (Vog.) Goehne美丽胡枝子（258）

Lilium lancifolium Thunb. 山丹（47）

Lilium punilum DC. 细叶百合（48）

Lilium sulpharum Buker. 淡黄花百合（46）

Liriope platyphlla Wang et Tang. 阔叶山麦冬（49）

Liriopo spicata (Thunb.) Lour. 山麦冬（29）

Lotus corniculatus L. 百脉根（259）

Lycopus lucidus Turcz. var. *hirtus* Regel毛叶地瓜儿苗（118）

Lycopus lucidus Turcz.地笋（119）

Lyonia ovalifolia (Wall.) Drude. 珍珠花（298）

Lyonia ovalifolia (Wall.) Drude.var.*elliptica* (Sieb. et Zucc.) Hand.-Mazz. 小果珍珠花（299）

Lysimachia alfredii Hance广西过路黄

Lysimachia barystachys Bunge虎尾草（78）

Lysimachia capillipes Hemsl. 细梗香草（79）

Lysimachia christinae Hance过路黄（80）

Lysimachia clethroides Duby虎尾珍珠菜（81）

Lysimachia congestiflora Hemsl聚花过路黄（82）

Lysimachia decurrens Forst. 延叶珍珠菜（83）

Lysimachia deltoidea Wight. var. cinerascens Franch. 小寸金黄（84）

Lysimachia foenum-graecum Hance灵香草（85）

Lysimachia fortunei Maxim. 红根草（86）

Lysimachia grammica Hance金爪儿（87）

Lysimachia insignis Hemsl. 三叶香草

Lysimachia lobelioides Wall. 长蕊珍珠菜（88）

Lysimachia paridiformis Franch. 落地梅（89）

Lysimachia paridiformis Franch. var. *stenophylla* Franch. 狭叶落地梅（90）

M

Mallotus barbatus (Wall.) Muell.-Arg. 毛桐（178）

Mallotus philippinensis（Lam.）Muell.-Arg. 粗糠柴（179）

Mallotus repandus (Willd.) Muell.-Arg. 石岩枫（180）

Manihot esculenta Crantz木薯（181）

Mappianthus iodoides Hand. -Mazz. 甜果藤（93）

Medicago sativa L. 紫苜蓿（260）

Meehania fargesii (Lévl.) C. Y. Wu华西龙头草（120）

Melilotus indicus (L.) All. 小花草木犀（261）

Meliltus suaveoledeb Ledeb. 草木犀（261）

Melissa axillaris (Benth.) Bakh.f. 滇荆芥（143）

Mentha haplocalyx Briq. 薄荷（121）

Mentha rotundifolia （L.）Huds.圆叶薄荷（122）

Mentha spicata L. 留兰香（123）

Micromeria biflora (Ham.ex.D.Don) Benth. 姜味草（124）

Mimosa pudica L. 含羞草（266）

Mosla chinensis Maxim. 华荠苧（125）

Mosla scabra (Thunb.) C. Y. Wu et H. W. Li 石荠苧（126）

Millettia dielsiana Harms ex Diels 香花岩豆藤（263）

Millettia kueichowensis Hu. 亮叶崖豆藤（264）

Millettia pachycarpa Benth. 厚果崖豆藤

（265）

Mucuna macrocarpa Wall大果油麻藤 ll.（267）

Mucuna sempervirens Hemsl. 常春油麻藤（268）

Musa basjoo Sieb. et Zucc. 芭蕉（6）

Musella lasiocarpa (Franch.) C. Y. Wu ex H. W.Li 地涌金莲（7）

N

Nardostachys chinensis Batal. 甘松（71）

Nardostachys jatamansi DC. 匙叶甘松（71）

O

Ocimum basilicum L. 罗勒（127）

Omphalia lapidescens Schroet. 雷丸（12）

Ophiopogon bodinieri Léve. 沿阶草（51）

Ophiopogon japonicus (L.f.) Ker-Gawl. 麦冬（50）

Origanum vulgare L. 土香薷（128）

Ormosia hosiei Hemsl. et Wils. 红豆树（269）

P

Pachyrhizus erosus (L.) Urban地瓜榕（270）

Paraphlomis javanica (Bl.) Prain var. *coronata* (Vaniot) C. Y. Wu et H. W. Li小叶假糙苏（129）

Parochetus communis Buch.-Ham.ex D.Don 金雀花（271）

Paris polyphylla Smith. var. *chinensis* (Franch.) Hara华重楼（52）

Paris polyphylla Smith. var. *yunnanensisi* (Franch.) Hand. –Mazz. 云南重楼(54)

Paris polyphylla Smith. 重楼（55）

Patrinia heterophylla Bunge异叶败酱（72）

Patrinia rupestris (Pall.) Juss. subsp. *scabra* (Bunge) H. J. Wang.糙叶败酱（72）

Patrinia scubiosaefolia Fisch.黄花败酱（73）

Patrinia scabiosaefolia Fisch.ex.Trev 败酱

Patrinia villosa (Thunb.) Juss. 白花败酱（74）

Perilla frutescens (L.) Britt. 白苏（130）

Perilla frutescens (L.) Britt. var. *arguta* (Benth.) Hand.-Mazz. 紫苏（131）（132）（133）

Phyllanthus emblica L. 余甘子（182）

Phyllanthus urinaria L. 叶下珠（183）

Phaseolus radiatus L. 绿豆（272）

Phaseolus calcalatus Roxb. 赤小豆（273）

Pieris japonica (Thunb.) D. don ex G. Don 马醉木（300）

Pisum sativum L. 豌豆（274）

Platycladus orientalis (L.) Franco侧柏（69）（70）

Plantago asiatica L. 车前（94）（95）

Plantago depressa Willd. 平车前（96）

Plumbago zeylanica L. 白花丹（10）

Pleurotus ostreatus (Jacq.ex Fr.) Quél侧耳（13）

Pogostemon cablin (Blanco) Benth. 广藿香（134）

Polygonatum odoratum (Mill.) Druce玉竹（35）

Polygonatum sibiricum Laxm黄精（56）

Polygonatum crytonema Hua多花黄精（56）